清华大学第一附属医院妇产科主任
夏颖丽 主编

完美孕胎方案

怀孕胎教

U0278320

中国人口出版社
China Population Publishing House
全国百佳出版单位

图书在版编目（CIP）数据

完美怀孕胎教方案 / 夏颖丽主编. -- 北京 : 中国
人口出版社, 2018.2
ISBN 978-7-5101-4993-1

Ⅰ. ①完… Ⅱ. ①夏… Ⅲ. ①妊娠期 – 妇幼保健 – 基
本知识②胎教 – 基本知识 Ⅳ. ①R715.3②G610.8

中国版本图书馆CIP数据核字(2017)第061461号

完美怀孕胎教方案

夏颖丽　主编

出版发行：	中国人口出版社
印　　刷：	定州市新华印刷有限公司
开　　本：	710毫米×1000毫米　1 / 16
印　　张：	27
字　　数：	380千字
版　　次：	2018年2月第1版
印　　次：	2018年2月第1次印刷
书　　号：	ISBN 978-7-5101-4993-1
定　　价：	42.00元

出　版　人：邱立
网　　　址：www.rkcbs.net
电 子 信 箱：rkcbs@126.com
总编室电话：(010)83519392
发行部电话：(010)83514662
传　　　真：(010)83515922
地　　　址：北京市西城区广安门南街80号中加大厦
邮　　　编：100054

版权所有　侵权必究　质量问题　随时退换

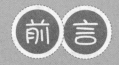

PREFACE

确认怀孕的那一刻，是女性一生中最难忘的瞬间！欣喜若狂、激动不已，还伴随着一些忐忑不安。毕竟，你将从为人女、为人妻的角色，转换成为人母的角色。一个全新的小生命从此以后会天天伴随着自己。

人常说，做母亲，令女性的生命历程更精彩。然而，女人要知道，在这精彩的生命历程中，会考验自己的耐受能力。当然，随之而来、与日俱增的幸福感，也会充盈在今后每一天的生活中。通过本书图文并茂、细致周到的讲解，相信孕妇会更有信心面对孕期出现的各种情况，孕育一个聪明健康的宝宝。

本书按照怀孕、分娩的顺序分为四大部分。第一部分讲述的是孕前做好怀孕的准备，详细讲解了学习一点遗传与优生的知识、做好最佳的怀孕准备、孕前做一次身体检查、积极面对孕前疾病、怎样合理避孕、做好孕前营养储备、学习一点胎教知识；第二部分讲述的是十月怀胎，内容包换十月怀胎准妈妈和胎儿的变化、每月必知的优生知识、怎样做好科学起居、每月膳食营养、准妈妈的心情与"孕"动、完美胎教方案的实施，着重介绍了孕期胎教方案的科学实施；第三部分讲述了如何科学面对分娩，内容包含了分娩必知的那些事、产后科学调养的方法、产后饮食的科学指导、产后的塑身计划等；第四部分讲述了新生宝宝的呵护，主要讲述了新生宝宝的科学喂养、新生宝宝的科学护理以及怎样应对新生宝宝的常见问题。

本书通过对孕产及胎教知识图文并茂地详细讲述，希望给女性朋友带来平和、安定、愉悦的孕期，使胎儿在生长过程中得到良性刺激，帮助每一个家庭孕育出聪明、健康的孩子！

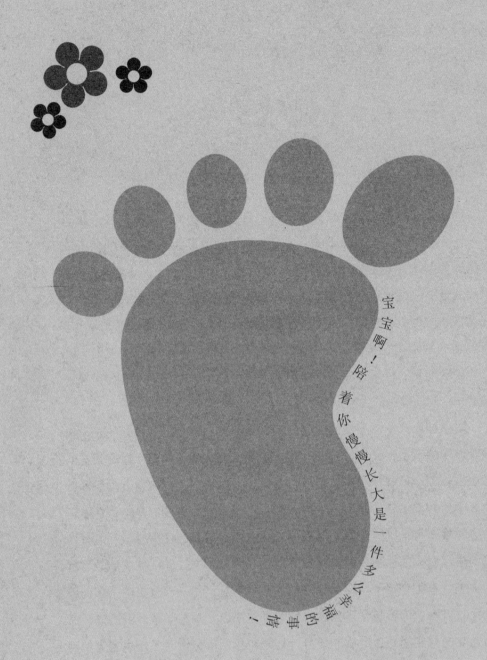

宝宝呀！陪着你慢慢长大是一件多么幸福的事情！

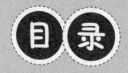

目 录

C O N T E N T S

第一章
未雨绸缪，做好怀孕这件事

第二章
十月怀胎，让爱伴随胎儿成长

怀孕第一个月

怀孕第十个月

第一节　胎儿和母体的变化

第二节　本月优生知识

第三节　舒适家居生活

第四节　每月膳食营养要平衡

第五节　准妈妈心情与"孕"动

第六节　本月胎教实施方案

第三章

专家指导，教您正确面对分娩与产后

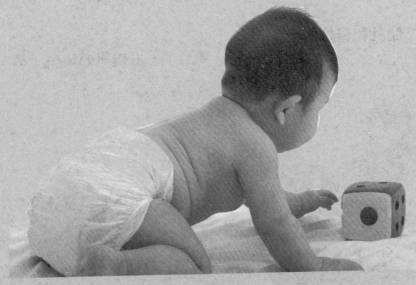

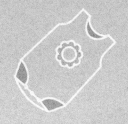

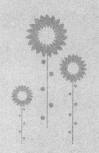

第四章
点滴关爱，用心呵护新生宝宝

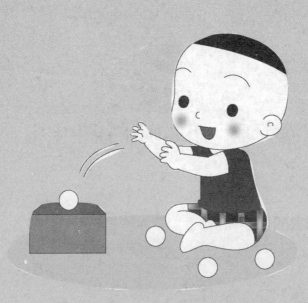

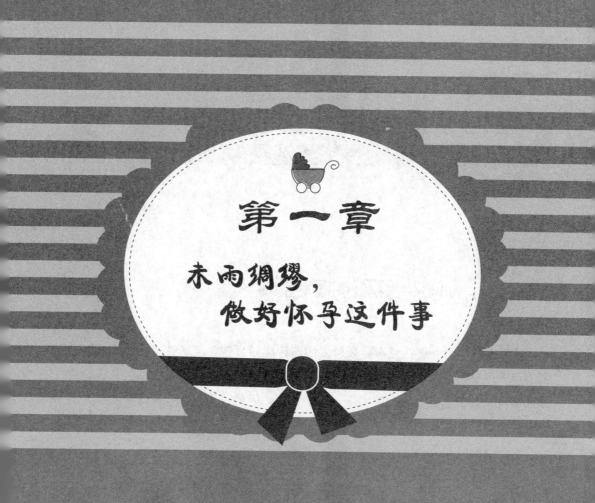

第一章

未雨绸缪，做好怀孕这件事

夫妻双方商量妥当，便可开始实施家庭孕育计划，需要停止避孕，做孕前检查，调整作息时间和规律，补充必需的蛋白质、脂肪、糖类（碳水化合物）、维生素和矿物质等营养物质，并且尽早学习孕、产、育必备知识，以及掌握科学的胎教方法。

学习一点遗传与优生知识

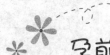 孕前做一次遗传咨询

医学遗传学的发展，使得越来越多的遗传病被发现。虽然有些遗传病能够得到治疗，但是，仍然有众多的遗传病尚无有效的治疗方法。随着优生优育观念的深入普及，众多的夫妻十分关心下一代的健康。因此，夫妻双方在备孕前做一次遗传咨询非常有必要。

* 遗传咨询的定义

遗传咨询又称遗传询问、遗传指导，是指有关专家通过对患者家族调查、实验室检查及结合临床特点，对患者的疾病作出准确诊断，并分析解答遗传病患者提出的有关疾病的病因、遗传方式、诊断、预防或预后等问题，以及对同胞、子女发病风险进行估计，提出建议和指导，供咨询者和亲属参考。

* 遗传咨询的必要性

遗传咨询通常可以让咨询者了解到：什么是遗传病；遗传方式是什么；如果有遗传病家族史是否会影响子女或咨询者本人；以往曾生育过患儿，现在再怀孕，能否测出胎儿有无异常状况；对患儿的出生与发病的预防治疗措施是什么；等等。

* 遗传咨询的分类

遗传咨询的过程，是通过调查病史、家族史而绘制系谱图，根据患者体征、

实验室结果，确定遗传方式，然后再分析发病风险，并提出指导性意见，分为婚前咨询、生育咨询和一般遗传咨询等。

❶ 婚前咨询：男女双方或一方亲属中有遗传病患者的，担心婚后是否会生出患有同样遗传病的患儿；男女双方存在一定亲缘关系，咨询他们能否结婚，结婚后后果是否严重；双方中一方患有某种疾病，但不知是否会遗传给后代。医生一般会对此作出明确诊断，评估风险，并且告知产前诊断的可能性。

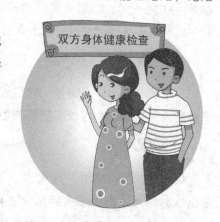

双方身体健康检查

❷ 生育咨询：是指已婚男女在孕前或孕期进行的咨询。夫妻或亲属中有某种遗传病，生育该病患儿的概率有多大，能否预防；曾经生育过智能低下或残疾儿，或患儿因病早亡，再生育是否会出现同样的情况；女方是习惯性流产者，是否可以再生育，如何预防；女性在孕期患过病、服过某些药物、接触过某些化学毒物或在有放射线污染的岗位上工作过，是否会影响胎儿等。

❸ 一般遗传咨询：这种咨询是针对遗传学中的一般问题进行咨询，如双方或一方亲属所患的疾病是否为遗传病，能否结婚，是否影响生育等。人体内的基因是从父母那里遗传下来的，它在人们未来的健康中起着关键作用。基因一旦在数目和结构上发生异常就会导致胎儿先天畸形。遗传疾病可能由基因（显性遗传、隐性遗传或性连锁遗传）、染色体异常及多因素遗传 3 种原因之一而形成。因此，直系亲属中有人患有某种疾病时，应当向医生咨询，避免胎儿患遗传性疾病，给家庭造成巨大痛苦。

父母的哪些特征易遗传

宝宝降临人世间后，亲朋好友都会送上祝福的话语，并会饶有兴致地议论宝宝像爸爸或者像妈妈，这不仅指的是外形，还指宝宝的体形、骨骼等身体特征，甚至连性格都会与父母有很多地方相似。

那么，从遗传学的角度来讲，父母外貌的哪些"精华"将留给孩子？

* 肤色

遵循父母"中和"色的自然法则。比如，父母皮肤较黑，则一般不会生出有白嫩肌肤的子女；如果一方白、一方黑，那么，在胚胎"平均"后大部分会给子女一个不白不黑的"中性"肤色，也有像一方肤然的情况出现。

* 下颌

下颌形态是不容"商量"的显性遗传，比如父母任何一方有突出的下颌形态，子女们通常毫无例外地长成酷似的下颌。

* 双眼皮

双眼皮也属"绝对"性遗传。父亲是双眼皮，大多数会留给子女们。有些儿童出生时是单眼皮，成人后又会"补"上父亲那样的双眼皮。另外，大眼睛、大耳垂、高鼻梁、长睫毛，都是五官从父母那里最能得到的特征性遗传。

* 身高

决定身高的因素 35% 来自父亲，35% 来自母亲。遗传虽然占了身高的 70%，但并不是说就是不可改变的，后天营养、运动、睡眠等对增高起到了很重要的作用。

* 肥胖

父母若肥胖，子女将有 53% 的概率成为肥胖者；若一方肥胖，概率下降到 40%。

* 秃顶

秃顶只会遗传给男性。比如，父亲是秃顶，遗传给儿子的概率则有 50%，就连母亲的父亲也会有 25% 的概率把自己的秃顶遗传给外孙。

温馨提示

染色体有它的特殊功能，上面布满了像电报密码一样的基因，这些密码就把遗传信息一代一代传承下去，一旦在传递中发生差错，人体就会出现异常的形态和疾病。

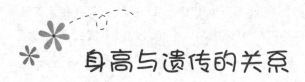

身高与遗传的关系

父母高，儿女的身材往往也较高；父母矮，儿女的个头也大多较矮。科学家将此现象归结于遗传。不过，遗传因素的影响最多只占 70%，只要养育方法科学，矮夫妻也能养出高儿女。

* 挑选出生时间

科学家发现，人的身高与出生季节有关。在先天与后天因素相同的情况下，春天出生的婴儿长大成人后比其他季节出生者个头高一些，这与婴儿出生后所受到的日照长短有关。阳光能刺激脑内的松果体，产生更多的褪黑素，激发人体的生长发育。

* 强化断奶期营养

孩子刚刚断奶，对新的食物很不适应，进食少，致使营养物质摄取大幅度减少。育儿专家提供的方法是：要保证孩子优质蛋白质的摄入。

* 抓住快速长高期

人一生之中长高的关键时期是青春早期。就我国而言，男孩子为 13 ~ 15 岁，女孩子为 11 ~ 13 岁。运动医学专家建议：幼儿的活动应增强平衡性、敏捷性、柔韧性和灵活性的调节力，如过独木桥、舞蹈，并进行适当的跑、跳；少儿应以室外活动为主，如打球、跑步、体操、日光浴等；青春期孩子应以弹跳运动为主，如跳高、跳绳、引体向上等。

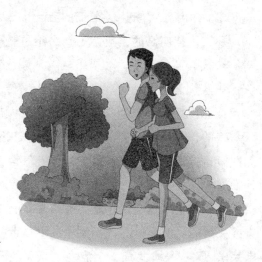

* 睡足、睡好

入睡后 1 小时是人体内生长激素

分泌的高峰期，要让孩子睡足睡好，每天不得少于 9 ~ 11 小时；养成每天午睡
1 小时的习惯，此外，不妨让孩子在睡前喝 1 杯牛奶。牛奶可提供丰富的钙质与维
生素 D，有利于孩子的骨骼发育。

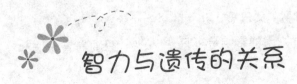

智力与遗传的关系

　　人的智力发育包含着许多复杂的因素。智力是以脑组织正常发育为物质基础，
大脑的生长发育又离不开先天遗传和后天教育因素的双重影响。

　　父母智力有缺陷，孩子有可能表现为智力发育不全。

　　遗传与后天因素共同决定未来宝宝的智商。

　　智力的形成，不是一个简单的问题，它的产生、发展、扩充、完善都离不开
大脑的发育。大脑是智力形成的物质基础，而大脑的生长发育又受先天遗传因素
的影响。

　　遗传提供了智力的基本素质，后天因素则影响其发展的可能性。因此，要想
使后代智力超群，就必须在优生和优育上一起下工夫，使宝宝的智能潜力得到最
充分的发挥。

　　要想生一个健康聪明的宝宝，首先要保证胎儿大脑的健康发育，这才能在后天教
育因素的作用下，培养出高智商的宝宝。

　　那么，智商高的夫妻，子女是不是就一定聪明机智呢？其实不一定。因为培
养一个高智商的宝宝，如果不从胎儿期、新生儿期、幼儿期就开始教育，那么先
天的一些优势也会消失。既不能夸大遗传的
作用而忽视后天因素的作用，也不能强调后
天教育的作用而否认先天遗传的影响，只有
同时具备这两个条件，宝宝才能向高智商方
面发展。

　　有不少遗传病是和儿童的智力发育有着
直接关系的。例如，先天愚型（又称伸舌样
痴呆），属于大脑发育不全症中最常见的一

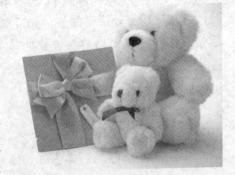

种，患有这种病的儿童面部与寻常人不同：眼裂较小、两眼距离宽、塌鼻梁、流涎水、常伸出舌头傻笑等，并常常伴有其他先天畸形病症，尤其以先天性心脏病最为普遍。患者对疾病的抵抗能力很弱。另外，呆小症、小头畸形和巨脑症患者也会表现为智力低下。造成智力低下还有另外的原因，就是准妈妈在怀孕期间患有风疹、水痘等病毒性疾病；怀孕期间受到过放射线的照射；有妊娠毒血症及其他全身性的疾病，都可能影响到胎儿的正常发育。这些因素一方面造成胎儿发育的障碍，使大脑细胞发育不完善；另一方面影响骨髓、内分泌等系统的发育，反过来又影响大脑的发育。

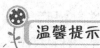

温馨提示

　　遗传是智力发育的基础，因此，要想使后代智力超群，就必须在优生和优育上一起下工夫，使宝宝的智能潜力得到最充分发挥。

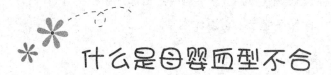

什么是母婴血型不合

　　每一个人的血型，在妈妈怀孕的时候就已经决定，是父母基因遗传的结果，而且终生不变、代代相传。

　　人类血型体系有两种，ABO 体系和 Rh 体系两种。

　　ABO 体系又分为 A、B、AB 与 O 四种血型。血型的形成，取决于细胞膜上的抗原类型。例如，红细胞上是 A 抗原，其血型就是 A 型血；红细胞膜上是 B 抗原，血型就是 B 型；如果既有 A 抗原又有 B 抗原，那么血型即为 AB 型。如果红细胞上既无 A 抗原，也无 B 抗原，血型即为 O 型。

　　Rh 体系包括两种类型，即 Rh 阳性和 Rh 阴性，是根据红细胞膜上有无 Rh 抗原来分的。红细胞膜上有 Rh 抗原即为 Rh 阳性，相反，没有 Rh 抗原的就是 Rh 阴性。Rh 系产生溶血的道理与 ABO 体系一样。这种血型在中国分布比较少，中国人多见为 ABO 类型。

不同血型之间的人不能进行输血，即使是相同血型的人，在输血前也要进行血液凝集反应试验。如果无反应才能进行，否则，就有血液凝固的可能，危及生命。

女性了解血型体系知识，是为了了解怀孕后可能出现的血型不合。一般血型不合分为 ABO 血型不合和 Rh 血型不合。母婴血型不合易导致胎儿溶血性疾病。

ABO 血型不合溶血主要发生在准妈妈血型为 O 型、胎儿血型为 A 型或 B 型的准妈妈。

Rh 血型不合溶血是指准妈妈是 Rh 阴性血型而胎儿是 Rh 阳性血型所致的溶血。这种情况下，母亲的血遇上胎儿的 Rh 阳性血，就像遇到异物一样，母体内会产生对抗胎儿血液的抗体。

为防止这类情况发生，女性怀孕前最好了解自己的血型情况。如果男女双方有 Rh 血型不合的可能，可以对准妈妈早、中、晚期进行血液抗体数值的监测。如果有必要，婴儿出生后尽早给予换血，防止核黄疸的发生，效果很好。

对于第二次怀孕引起的 Rh 血型不合，也有预防方法。可在第一次分娩后，做血液抗体测定，如果有抗体产生，最好在产后 72 小时内给母体注射抗 D 球蛋白，以防母体产生抗体，为第二次怀孕所生宝宝的健康作准备。

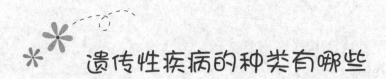

遗传性疾病的种类有哪些

遗传性疾病是由遗传物质（包括染色体和基因）发生异常改变而引起的疾病，常见的有：

* 常染色体显性遗传病

常染色体显性遗传病是指由位于常染色体上的显性致病基因引起的疾病，在单基因遗传病中最常见。

常染色体显性遗传病主要有多指、多趾，并指、并趾，多发性家族性结肠息肉，胃肠息肉病，膀胱外翻，软骨发育不全，先天性成骨发育不全，进行性肌营养不良（面肩肱型），先天性肌强直，强直性肌萎缩，家族性周期性四肢瘫痪，先天非溶血性黄疸，阵发性心动过速，心脏神经官能症，家族性心肌病，直立性低血压，肢端动脉痉挛症，遗传性出血性毛细血管扩张症，海洋性贫血，遗传性球形红细胞增多症，血管性假血友病 A 型及 B 型，血小板无力症，结节性脑硬化症，遗传性小脑运动失调，遗传性舞蹈病，遗传性震颤症，多发性神经纤维瘤，原发性家族性高脂蛋白血症，先天性耳前瘘管，先天性外耳道闭锁，遗传性神经性耳聋，过敏性鼻炎，先天性眼睑下垂，先天性虹膜缺损，晶状体异位，视网膜母细胞瘤，先天性黄斑变性，遗传性掌跖角化症，汗管角化症及毛囊角化症及无汗症，牛皮癣，瘢痕疙瘩，多发性神经纤维瘤等。

＊ 常染色体隐性遗传病

常染色体隐性遗传病有进行性肌营养不良（肢带型），先天性肌弛缓，婴儿型进行性肌萎缩，先天性非溶血性脑核黄素脑病，胰腺囊性纤维变，镰状细胞贫血，先天性再生障碍性贫血，低凝血酶原血症，先天性肾病综合征，多发性肾近曲小管功能不全，直立性蛋白尿，变形性肌张力障碍，家族性痉挛性下肢瘫痪，肝豆状核变性，小头畸形，特发性低血糖症，原发性甲状旁腺功能亢进，甲状腺功能低下，垂体性侏儒症，先天性肾上腺性异常综合征，半乳糖血症，丙酮酸激酶缺乏症，糖原累积病，黏多糖病 I 型及 IV 型，先天性免疫球蛋白异位症及无 P 脂蛋白血症，苯丙酮尿症，白化症，黑尿症，原发性糖尿病，遗传性糙皮病，同型胱氨酸尿症，甘氨酸尿症，黑蒙性痴呆，先天性聋哑，先天性白内障，肥胖性生殖无能，着色性干皮病。

＊ 伴性遗传病

伴性遗传病是指由性染色体上的致病基因所引起的遗传病。致病基因大都在 X 染色体上，男性患者远多于女性患者。例如，红绿色盲患者对红绿色的辨别力缺乏或降低；抗维生素 D 佝偻病，患者身材矮小，用维生素 D 治疗无效。

＊ 多基因遗传病

多基因遗传病是指由多对致病基因控制的遗传病，发病率较低，常见的有先天性髋关节脱位、脊柱裂、唇腭裂和无脑儿等。

✳ 染色体病

染色体病是指因先天性染色体数目异常或结构畸变而引起的疾病。例如，21-三体性先天愚型（唐氏综合征）是因有三条 21 号染色体而引起，主要表现为智力发育不全、眼距宽、眼裂外眦上斜，口伸舌、流涎等。染色体遗传病通常分为显性遗传病和隐性遗传病，如果有患病的亲代，即患者父母之一是患者，那么再生育时每胎都有 1/2 机会发病，因为再发风险太高，所以这种情况不能生育第 2 胎。

✳ 生活中常见的几种遗传病

随着科学技术的发展，人们逐渐认识到，为了保护和提高人口质量，阻断某些对素质影响较大的遗传病，控制性别是一种必须采取的有效措施。

有的遗传病种与性别有着相当密切的关系，称为伴性遗传病。如血友病，患者多是男性，女性带有致病基因，可以把致病基因传给她的子女，使她的儿子发病，女儿成为又一代致病基因的携带者。如果胎儿是男性，最好做人工流产，女性则可保留。女性的后代也只能生女孩，因为女性只是致病基因的携带者，不会发病。

✳ 血友病

患者因血液中缺少凝血因子，导致受伤后出血不止而死亡的疾病。

✳ 蚕豆病

蚕豆病是因进食蚕豆而引起的一种急性溶血性贫血。蚕豆病可发生于任何年龄，但 9 岁以下儿童多见。一般食用蚕豆后 1 ~ 2 天发病。轻者只要不再吃蚕豆，1 周内即能自愈；重者表现为严重贫血、皮肤变黄、肝脾肿大、尿呈酱油色；

更严重者会死亡。

* 假肥大型进行性肌营养不良症

该病多在 4 岁左右发病，一般不超过 7 岁。主要表现为大腿肌肉萎缩，小腿变粗而无力，走路姿态似鸭子，几年后逐渐瘫痪。多数患者在 20 岁左右死亡。

* 红绿色盲

红绿色盲的遗传方式是伴 X 染色体隐性遗传。因男性性染色体为 XY，仅有一条 X 染色体，所以只需一个色盲基因就表现出色盲；而女性性染色体为 XX，所以那一对控制色盲与否的等位基因，必须同时是隐性的才会表现出色盲，因而色盲患者中男性远多于女性。

* 脆性 X 综合征

脆性 X 综合征特征为中度到重度的智力障碍、巨睾丸（50% 患者睾丸体积达 30 ~ 50 毫升，正常值为 20 毫升）、大耳朵、语言障碍、智力低下，智商（IQ）为 0 ~ 50。由于女性有两条 X 染色体，多为携带者，其中 2/3 智力正常，1/3 有轻度智力低下。

此症的遗传模式比较特殊。一般正常女性染色体为 XX，男性则为 XY，若 1 个 X 染色体异常，女性可以在另一个正常 X 染色体保护下变成隐性，而男性会因为缺乏保护而显现症状，这也就是为何女性携带率高，症状却更容易反映在男性身上。

* 其他疾病

先天性无丙种球蛋白血症、遗传性耳聋、遗传性视神经萎缩等都是 X 连锁隐性遗传病。

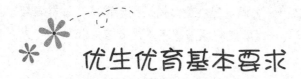

优生优育基本要求

优生优育，就是在生育阶段采用科学、合理的方法，指导家庭的养、育过程，尽最大可能地保证孕育夫妻能生育、培养出健康聪明的下一代。

优生，是指生出一个体格健壮、智力发达的宝宝。优育，是根据新生儿和婴幼儿的特点，用科学的知识与方法抚育宝宝，使宝宝能够身体强健、智能卓越，将来成为社会素质较高的人才。

通过优生、优育，能避免和减少有缺陷和残疾的宝宝出生，培养高素质、高智能的下一代，让每一个家庭所养育的后代更加聪明健康，从而提高人口总体素质，使家庭美满幸福、民族昌盛繁荣、国家兴旺发达。

优生优育是基本国策。国家对于宏观指导计划生育，提高人口素质采取了相应的措施，包括从法律上对婚姻、生育年龄作出了明确法规界定。

《中华人民共和国婚姻法》中规定，以下两种情况禁止结婚：

❶ 直系血亲和三代以内旁系血亲禁止结婚。

❷ 患有医学上认为不应当结婚的疾病。

以下几种人不能结婚或暂时不宜结婚：

❶ 未经治愈的麻风病人禁止结婚。

❷ 患有病毒、淋病等性病未彻底治愈者不能结婚，以免危及配偶。

❸ 严重的遗传性疾病和先天性畸形患者不能结婚，如患进行性肌营养不良症、肌紧张病、克汀病、视网膜母细胞瘤、遗传性运动失调症的人。

❹ 遗传性精神病患者禁止结婚，如患精神分裂症、狂躁或抑郁性精神病、癫痫病未治愈者。

❺ 遗传性或先天性畸形患者禁止结婚，如患有生殖器官畸形、严重的性功能障碍等疾病的人。这些患者在其病治愈之前不宜结婚。

❻ 各种重度智能低下者，如某些代谢性疾病或大脑炎后遗症患者。

❼ 如患有某些急性传染病、血液病以及严重的心、肝、肾等重要器官疾病，在未治愈或病情未缓解前（包括刚刚稳定者），暂时不宜结婚。

❽ 近亲不能结婚，更不能生育。

❾ 患有常染色体显性遗传病者不宜结婚。显性遗传就是代代遗传，且发病与性别无关，如原发性癫痫、成骨不全、视网膜细胞瘤、多发性家族性肠息肉、先天性肌强直、进行性肌营养不良等。

❿ 患有常染色体伴性遗传病者不宜生育。伴性遗传，就是与子代性别有关的遗传病，如血友病、红绿色盲、肾源性尿崩症、维生素 D 性佝偻病、遗传性肾炎

等。

⓫ 患有常染色体隐性遗传病者不宜结婚。隐性遗传，就是这类患者与正常人所生子女全是病态基因携带者，如先天性聋哑、全身白化病、全色盲体位性蛋白尿、特发性低血糖、高度近视等。

⓬ 患染色体平衡易位者不宜结婚，如先天缺陷和呆傻等。

⓭ 患有多基因遗传病者不宜结婚，如精神分裂症、狂躁或抑郁性精神病、重症先天性心脏病和原发性癫痫等。

⓮ 患有严重的心脏病、肾脏病和高血压疾病的女性，不宜生育。

⓯ 结婚后的女性若患了以下疾病，怀孕应慎重或不宜怀孕：①心脏病；②慢性肾炎；③地方性甲状腺肿；④糖尿病；⑤严重营养不良；⑥精神病；⑦急性传染病；⑧结核病；⑨系统性红斑狼疮；⑩性病。

为了保证孕育出健康、高素质的下一代，备孕夫妻最好能接受孕前健康检查，并在整个妊娠期间，按照国内妇幼保健的相关惯例，按时、定期遵照医嘱进行例行的产前检查，为胎儿健康保驾护航。

生物节律优生法

孕育前的夫妻双方，应根据科学的生物节律，调养好身体，寻找到双方最佳健康状态，为孕育下一代提供最好的基础条件。

什么是生物节律？它与优生有什么联系呢？

生物节律指生物活动的内在节奏性。每种生物的生命活动、生活习性都有一定的周期性变化。生物的内在节奏常与环境周期变化相对应，几乎都在固定的一段时间里循环变化，呈现同种周期性生活节律，调节着生物的行为和生理的变化。

例如，候鸟在春秋季节迁徙、南北极动物按季节换毛、蝶类大多在白天活动、蛾类多在夜晚活动、雄鸡清晨啼叫、猫头鹰白天在树丛休息、蝙蝠到黄昏后飞出捕捉昆虫、牵牛花清晨盛开、夜来香傍晚花香扑鼻、中午鲜花迎着烈日怒放的现象，都有一定节律的变化。

生物节律是生物在漫长的进化历程中，在体内形成的一种近似于时钟的结构，它能够随着时间的变化调节本身生理活动，使生理运动在一定的时期开始、进行和结束。

生物节律的产生，是一种复杂的生理过程，是生物体内化学变化和物理变化的结果。据分析，帮助生物体校正时间的因素可能很多，温度、光线、生物酶的化学活性、神经系统的调控、激素等都与之有关。

备孕夫妻了解生物节律知识，并且应用在优生优育方面，帮助掌握和控制自己的最佳生理状态，寻找到最佳受孕时机，为家庭孕育计划提供健康基础。

要实现优生，需要注意的内容很多。生物节律优生法，就是实现优生的重要措施之一。

生物节律优生法，是应用人的体力、智力和情绪三种人体生物节律（我国学界有称为人体生物钟）的周期运行理论，通过测算夫妻的生物节律运行对应状况，选择最佳时机怀孕生育，以实现生育优良素质的下一代的愿望。

生命科学研究者们对人体三大节律的研究发现，当人的各种生物节律到高潮期时，人的精力最旺盛、办事效率高、智力超过平常；相反，当人的各种生物节律运行到临界期（由高潮期转入低潮期或由低潮期转入高潮期的两三天时间）和低潮期时，人的体力、精力下降，情绪低落、办事效率低，工作易出现差错。

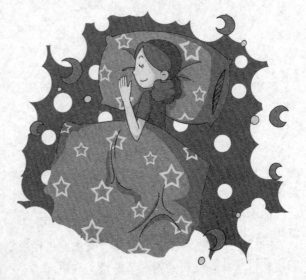

制约人情绪的生物周期是28天，制约人体力的生物周期是23天，制约人智力的生物周期是33天。人的这三种生物节律，相互影响、密切相关。人的三种生物节律都处于周期线以上时，就会情绪高昂、精力充沛、智力水平高，是最理想的状态。

因此，实行生物节律优生法，选择生物节律运行到最佳时机怀孕生育，是提高下一代人口素质的一项重要的措施。

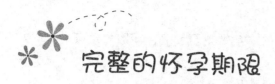

完整的怀孕期限

在国家法律的指导和规范下，优生成为生育阶段家庭的自觉行为。健康、无遗传性疾病隐患和影响生育健康的疾病的夫妻，为了做好家庭孕育，需要适当地了解相关优孕知识，让家庭的孕育计划能科学、完美地实施。

家庭优孕，包括选择最佳生育年龄来生育、在健康的身体状况下生育和拥有健康的生活方式几个方面的内容。

按照传统观念，人们只是强调女性怀孕期间的身心健康。近年来，随着人们生活质量提高、相应的生殖健康观念更新、优生优育的研究拓展，医学研究与健康新观念普遍认为，要维持整个孕期的健康，就不能仅限于怀孕期间的10个月。根据世界卫生组织报告抽检结果表明，准妈妈即使在各种检查、诊断结果全部正常的情况下，仍有2%的胎儿出生后会出现某些方面的异常。因此，对于准备怀孕的女性来说，如何在怀孕前做好优生准备，实在是关系到众多家庭幸福与人生的大事。

完整的怀孕期限，应该扩充到13个月，其中应当包括至少3个月的怀孕准备期。夫妻双方在这个准备期内，把自己的身心健康调整到最佳状态，这样对于拥有一个健康顺利的孕程，孕育一个健康的宝宝来说，绝对帮助良多。

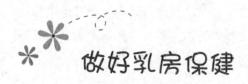

做好乳房保健

乳房不仅是女性的第二性征，更是女性整体形象的重要组成部分。当代女性普遍把乳房看得越来越重要，除了用心呵护，也更注重保养。

怀孕的女性，乳房会明显增大，发育会更成熟，这是为哺乳作准备，因为母乳是婴儿的最理想食品。孕期的乳房随着胎儿的增长而不断增大，分泌乳汁的乳腺管增多，脂肪也相应增多。

不少年轻的妈妈，历经十月怀胎的艰辛生下了宝宝，却因为没有足够的奶水，不得不放弃母乳喂养，不得不说是一件让人遗憾的事情。所以，为了能让宝宝吃到充足的母乳，准妈妈从现在开始就应该做一些准备，了解乳房，懂得相应保健措施这不仅有利于自身健康和健美，也能为未来宝宝准备充足的"口粮"。

乳房主要由乳房腺体、乳腺导管、脂肪组织和纤维组织等构成。乳房腺体由15～20个腺叶组成，每一腺叶分成若干个腺小叶，每一腺小叶又由10～100个腺泡组成。乳腺导管开口处为复层鳞状上皮细胞，狭窄处为移形上皮，壶腹以下各级导管为双层柱状上皮或单层柱状上皮、终末导管近腺泡处是立方上皮，腺泡内衬立方上皮。乳房内的脂肪组织呈囊状包于乳腺周围，形成一个半球形的整体，这层囊状的脂肪组织称为脂肪囊。脂肪囊的厚薄会因年龄、生育等原因，导致个体差异很大。

乳头由致密的结缔组织及平滑肌组成。平滑肌呈环行或放射状排列，当有机械刺激时，平滑肌收缩，可使乳头勃起，并挤压导管及输乳窦排出其内容物。乳晕部皮肤有毛发和腺体。腺体有汗腺、皮脂腺及乳腺。皮脂腺又称乳晕腺，较大而表浅，分泌物具有保护皮肤、润滑乳头及婴儿口唇的作用。

乳腺位于皮下浅筋膜的浅层和深层之间。浅筋膜伸向乳腺组织内形成小叶间隔，一端连于胸肌筋膜，另一端连于皮肤，将乳腺腺体固定在胸部的皮下组织之中。这些起支持作用和固定乳房位置的纤维结缔组织称为乳房悬韧带。浅筋膜深层位于乳腺的深面，与胸大肌筋膜浅层之间有疏松结缔组织相连。它能使乳房既相对固定，又能在胸壁上有一定的移动性。

女性怀孕前要做乳房检查，如有肿块应先治疗，然后再怀孕；最好选用棉织品的胸罩，切勿将胸罩与其他衣服放进洗衣机内混洗；每次换用胸罩前要将其内侧的灰尘、纤维清洗干净；不要戴过紧的胸罩；要坚持擦洗、按摩乳房，注意乳头卫生。

日常生活中乳房的保健，其实并不需要多花费时间和精力。女性平时睡觉时不要戴胸罩；调整站姿、坐姿，不要含胸、驼背，要挺胸、抬头，做到肩平、背直；放松地将手自然垂放于腿两侧，或伸伸懒腰，才有助于乳房血液循环更畅通。趴着睡觉会严重压迫乳房，阻碍血液循环。仰卧并稍微偏向右侧，才是最好的睡姿。

做好经期卫生

月经是女性一生中相伴甚久的"好朋友"，它代表着女性的性征、生育能力和魅力，但是注意月经期的卫生，并非每一个女性都能做到、做好。

月经期间注意卫生，有利于女性身体健康，更有利于受孕，不注意经期卫生会引发疾病，甚至影响生育能力。

做好经期卫生要注意以下几点：

＊ 注意会阴卫生防感染

女性生殖道的外口距肛门较近，一般大便中又含有很多致病菌，所以容易引起生殖器感染。特别是月经期，如果生殖道下部不清洁，很容易造成上行性感染而引起盆腔炎，影响生育。所以，女性平时要经常洗外阴和会阴处，内裤要消毒并勤换。月经期应禁止性生活，以免带入细菌引起炎症。

＊ 避免过度疲劳

女性月经期容易疲劳，适当休息和轻微劳动可促进盆腔血液循环，使月经血流通畅，还可减轻或消除腹胀、腰酸等不适，对身体有利。

＊ 避免受凉

女性月经期间，由于全身抵抗力减弱，容易感冒，所以要注意保暖，避免寒冷刺激，特别要防止下半身受凉；避免淋雨、用冷水洗脚、洗冷水澡、坐凉地、光脚等。这些细节容易引起盆腔脏器的血管收缩，使经血过少甚至出现月经不调，从而影响生育。

＊ 忌口，远离刺激性食物

女性月经期间要吃新鲜、易消化的食物，禁止食用生、冷、酸、辣等刺激性食物；要多饮水，保持大便通畅。

✳ 避免情绪波动

女性月经期情绪容易波动。如果情绪波动大，中枢神经系统功能紊乱，会引起月经失调，甚至发生闭经而影响生育。女性如果曾经被经期综合征困扰，那么，受孕前的 3 ~ 6 个月之内，就应当特别注意保持经期卫生和心理健康，才能有利于妊娠。

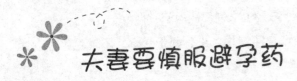

夫妻要慎服避孕药

受孕之前的 6 个月，夫妻双方都要慎服药物。由于部分药物会对受孕和胎儿的形成与发育产生影响，并且在体内停留和发生作用的时间较长。因此，夫妻双方孕前 6 个月需要服用药物时，最好能向医生咨询并选择适当的药物。

夫妻双方停止服用长期口服避孕药后，最好配合使用避孕套、子宫帽等器具避孕措施，等到月经周期恢复正常几个月后，再试行怀孕。停用口服避孕药以后立即怀孕，就不容易估算正确的怀孕日期，更不利于正确估算预产期，这对怀孕后期影响很大。宫内节育器的最佳取出时间，是在月经干净后 3 ~ 8 天。如果有妇科炎症，一定要先治疗痊愈后再怀孕。皮下植入缓释避孕药物的，取出药物后，要过几个月才能恢复正常的月经周期。因此，不管采用哪一种避孕措施，最好都在停止避孕 3 ~ 6 个月以后再受孕。当然，不包括使用避孕套措施。

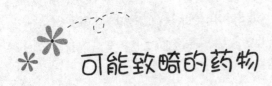

可能致畸的药物

女性如果因某种疾病需服用药物的话，孕前应向医生咨询此药是否影响生育能力，是否会影响胎儿发育、是否会导致流产等。准妈妈唯有了解药物使用的安

全性，才能保障自己与胎儿安全。通常可能致畸的
药物有以下几种：

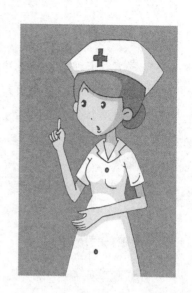

＊ 抗癌药

抗癌药会阻碍 DNA、RNA 及蛋白质合成，使胎
儿器官发育异常；也可能会造成骨骼发育异常、唇
腭裂、角膜不透明等，如甲氨蝶呤、6- 巯基嘌呤、5-
氟尿嘧啶等。

＊ 性激素

雄激素可能使女性胎儿阴蒂增生，出现阴唇融
合的男性化倾向，生殖器官不能明确分辨。

＊ 抗癫痫药

扑痫酮和三甲双酮会引起胎儿头面畸形、心脏畸形、早产、身体和智力发育
迟缓。苯妥英钠除了引起上述畸形外，还会引起外生殖器异常，以及唇腭裂、鞍
鼻和指萎缩等畸形。

＊ 镇静药

地西泮（安定）会导致胎儿唇腭裂。氯氮䓬（利眠宁）会引起死胎、胎儿四
肢畸形及发育迟缓。氯丙嗪引起胎儿视网膜病变。

＊ 降血糖药

准妈妈妊娠期间服用甲苯磺丁脲、氯磺丙脲、格列本脲会导致胎儿流产、死
胎、多发性畸形（如先天性心脏病、唇腭裂、骨骼畸形及血小板下降）。

＊ 抗甲状腺药

丙硫氧嘧啶、甲巯咪唑、卡比马唑会引起先天性甲状腺肿大、甲状腺功能不
全、呆小病和死胎。放射性碘剂也会使胎儿甲状腺功能低下。

＊ 抗疟药

奎宁可使胎儿流产、耳聋、视力缺陷、肾损伤、脑积水、心脏及四肢畸形。

✳ 抗生素

链霉素、卡那霉素及新霉素在妊娠全期都不宜应用，以免使胎儿患先天性耳聋或内耳前庭损伤。氯霉素在妊娠期会使肝损伤、血小板减少，新生儿患灰婴综合征。四环素族包括四环素、土霉素、金霉素、多西环素，妊娠早期服用会使胎儿患先天性白内障、手指畸形及死胎；妊娠4个月后服用会使胎儿骨发育不良、溶血型黄疸和急性脂肪肝。新生霉素在临近产期应用易致新生儿黄疸加重，有时出现胆红素脑病。喹诺酮类如诺氟沙星、氧氟沙星在妊娠期间使用，会使胎儿发生关节病变。

✳ 糖皮质激素

在妊娠早期使用可的松、泼尼松、泼尼龙等会引起死胎、早产、唇腭裂。在妊娠早期使用阿司匹林和水杨酸钠会引起脑及肾畸形、易出血，妊娠晚期使用会引起肝损伤、黄疸及出血。

✳ 利尿剂

在妊娠晚期使用氢氯噻嗪（双氢克尿塞）、环戊噻嗪、氯噻酮，会引起血小板减少及内出血。

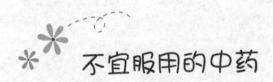

不少中成药可能会导致胎儿畸形、流产或胎死腹中。

一般来说，下列中成药孕期不宜使用。

✳ 清热类

此类药具有清热解毒、泻火、祛湿等功效，如六神丸，女性在孕早期服用可能引发胎儿畸形，孕后期服用易影响胎儿神经系统的发育。含有牛黄等成分的中成药，如牛黄解毒丸、败毒膏、消炎解毒丸等，因其攻下、泻下之力较强，易致

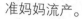

准妈妈流产。

＊ 祛风湿类

此类药以祛风、散寒、除湿止痛为主要功效，如虎骨木瓜丸。类似的中成药还有大活络丸、天麻丸、华佗再造丸、伤湿祛痛膏等。抗栓再造丸则因大黄攻下、水蛭破血，故孕期禁用。

＊ 消导类

消导类药即有消食、导滞、化积作用的一类中成药，如槟榔四消丸、清胃和中丸、九制大黄丸、香砂养胃丸、大山楂丸等。这些药物具有活血行气、攻下之效，易致流产。

＊ 泻下类

此类药指有通导大便、排除肠胃积滞或攻逐水饮、润肠通便的中成药，如十枣丸、舟车丸、麻仁丸、润肠丸等。这类药因攻下力甚强，有损胎气。

＊ 理气类

此类药指具有疏通气机、降气行气之功效的中成药，如木香顺气丸、十香止痛丸、气滞胃痛冲剂等。这类药多为下气破气药，行气解郁力强而被列为准妈妈的禁忌药。

＊ 理血类

此类药指具有活血化瘀、理气通络、止血功能的中成药，如七厘散、小金丹、虎杖片、脑血栓片、云南白药、三七片等。这类药因化瘀活血力过强，易致流产。

＊ 开窍类

此类药指具有开窍醒脑的中成药，如冠心苏合丸、苏冰滴丸、安宫牛黄丸等。这类药因内含辛香走窜的麝香，易损伤胎儿之气，准妈妈用易致流产。

＊ 驱虫类

此类药指具有驱虫、消炎、止痛功能，能够驱除肠道寄生虫的中成药。此类药为攻伐有毒之品，易致准妈妈流产、胎儿畸形等，如囊虫丸、驱虫片、化虫丸等。

＊ 利湿类

此类药指治疗水肿、泄泻、痰饮、黄疸、淋浊、湿泻等的中成药，如利胆排石片、胆石通等，皆具有化湿利水、通淋泻浊之功效，准妈妈不宜服用。

＊ 疮疡剂

此类药指以解毒消肿、排脓、生肌为主要功能的中成药，如祛腐生肌散、疮疡膏、败毒膏等，含大黄、红花、当归，为活血通经之品，对准妈妈不利。

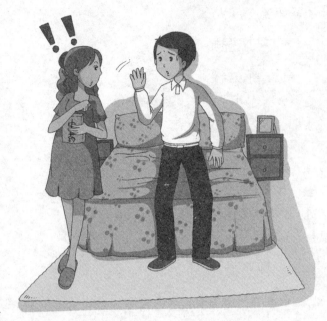

确定围生期保健医院

女性要想健康平安度过孕期须事先确定自己整个围生期保健的医院。

女性要根据自己的健康情况、需求、经济条件、居住区地点及医院所能提供的医疗服务水平，为自己选择一家做孕期检查、保健和分娩的医院。注意一定要去规模大的医院或正规专科医院，还要注意了解医院妇产科的医疗和服务水平，确定是否能为自己提供人性化的孕产期和围生期医疗保健服务及相关指导。

一般规模较大的医院和正规妇幼保健机构，不仅能提供生殖健康咨询服务、妇幼保健信息，还会不定期地举办孕、产、育知识培训班或胎教学校，对准妈妈及丈夫进行相关知识的全面科普教育。准妈妈为自己找好定点医院以后，可以做相关咨询，报名参加孕产、围生知识学习，对自己和准爸爸来说，都会受益匪浅。

温馨提示

　　准备怀孕的夫妻，应该在身心健康的良好状态下受孕。这里要特别提醒的是，身体健康状况不能只凭自我感觉。准备要宝宝的夫妻应去医院进行一次系统的健康检查。

做好最佳的怀孕准备

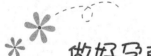

做好孕前心理准备

　　孕育宝宝虽是人生大事，但夫妻双方也不要因为刻意追求而自我徒增压力，不如放松心情，设想一下未来生活。双方多沟通，谈谈有宝宝后的具体生活，如家务劳动、教育抚养宝宝、经济开支等，把具体情况设想得多一些，到时候就不会手足无措。

　　准备受孕时，夫妻双方感情要融洽，工作要顺心，近期内避免经受较大的精神创伤，预计在未来一段时间内也不会有太大的烦恼、忧愁和引起家庭生活变故的事件发生，不会产生如职务升降、工作调动、失业下岗、临考等令人精神紧张、产生焦虑情绪的状况。情绪过度紧张会影响胎盘和子宫的供血，使胎儿发育受到影响。

女性消极的心理状态会影响自身的生理功能。长期的心理刺激还会影响胚胎和胎儿发育。男性的消极心理状态会影响自身生殖功能，使妻子产生思想负担，间接影响胎儿生长与发育。

育儿的过程虽说疲劳，辛苦加倍，但随着小生命一天一天长大，这分欣喜和愉悦足以回报做父母的劳累。这一分天伦之乐，只有亲身经历者，才能体会得到。

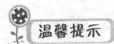

温馨提示

未来的妈妈在怀孕前了解一些孕产方面的知识，对增强信心、平安顺利度过整个孕期会有很大帮助。因此，备孕女性应该弄清楚自己适宜在什么情况下受孕，什么情况下不宜受孕，怎样受孕有利于优生，受孕后怎样才能早发现、早确诊，以及如何做好孕期保健，怎样才能保护好自身健康才有利于胎儿的生长发育，如何配合助产人员顺利分娩等孕育知识。

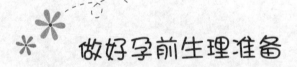

做好孕前生理准备

实际上，优生优育的概念，首要的是"优身"。夫妻如果能在身体最优状态下实施生育，就是具体优生优育的措施。

✳ 生理功能全面调适

怀孕生宝宝绝非只是单纯生殖系统的事，这涉及准备养育宝宝的夫妻双方的健康。夫妻双方要时刻注意卫生，采取必要可行的保健措施，使身体保持最佳健康状态。准备怀孕前，双方都要进行身体检查，及时发现有关疾病和生理功能问题，及时进行治疗、调养和功能锻炼。为保证精液的正常分泌和卵子的质量以及生殖器官的健康状况，必要时可以主动前往孕产科门诊接受优生指导，确保双方在生理功能正常的状况下怀孕。

＊ 身体素质全面调养

准备怀孕前，男女双方都应当注意锻炼身体，使身体健康、精力充沛，夫妻双方和谐的性生活，会使精子和卵子处在最佳性状，使新生命获得优良的基因。

＊ 讲究衣食住行

在准备受孕前一段时间内，男女双方均不宜穿紧身衣裤。这类衣服透气性差，影响男女外生殖器的清洁卫生，男性则会使睾丸压紧到腹部，增加睾丸的局部温度，使生精功能减退。

温馨提示

受孕生理准备，主要包括生理功能调适、身体素质调养、饮食的调理、性生活的和谐和性器官的卫生等，可以说是一次身体的全面调整。

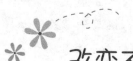

改变不良生活方式

决定生一个宝宝，夫妻双方需要留出 3 个月到半年时间调整身体，包括营养调整、养成良好的生活习惯和适度运动。

或许，已经习惯快节奏、忙忙碌碌城市生活的人们，并没有意识到自己的生活习惯中有很多不利于健康生育的内容，很多人身体都处于"亚健康"状态。

年轻夫妻在决定怀孕以后，就要做好优生的准备，改变自己不良的生活方式。

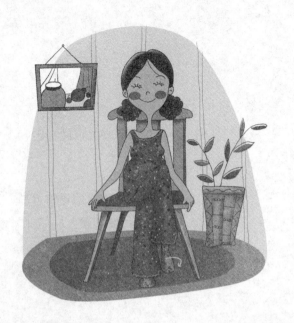

✽ 戒烟

烟草中含有多种有毒物质，其中以尼古丁、氰化物和一氧化碳等对胎儿影响较大。尼古丁能导致血管收缩、心率增快，孕早期会使准妈妈体内黄体酮分泌减少、子宫内膜发育受影响，造成流产。同时，准妈妈血中一氧化碳含量增加，氧含量减少，一氧化碳很容易通过胎盘，使胎儿得不到充足的氧气，致胎儿生长发育受阻，易发生流产、早产及胎儿宫内窒息和死亡。备孕丈夫如果经常吸烟，会影响精子质量，甚至导致精子异常。由此可见，吸烟对母子健康均有影响，所以在准备妊娠前，夫妻双方均应戒烟，也要避免在烟雾弥漫的环境中生活，从而做到优生。

✽ 禁酒

男性婚后经常饮酒，不仅影响精子的发育，还会造成精子的畸形，影响未来受精卵的顺利着床。女性饮酒可使生殖细胞受到损害，影响受精卵的质量不健全，甚至导致胚胎发育畸形。因此，夫妻双方在计划怀孕前6个月甚至1年就应该停止饮酒。

✽ 避免经常熬夜

男女双方若在孕前长时间熬夜，会出现精神萎靡、生物钟紊乱，整天处于昏沉状态，甚至出现呼吸困难、四肢乏力等情况。夫妻双方在这种状态下受孕，可能会影响胎儿的生长发育，严重的会导致流产。所以，备孕夫妻双方要早睡早起、作息规律并加强体育锻炼。

✽ 少洗桑拿浴

医学专家警告说，男性频繁出入桑拿房可能成为不育症的元凶。精子对温度的要求比较严格，必须在略低于体温的条件下才能正常发育。睾丸的温度一般比机体温度低 3 ~ 4℃，而桑拿浴的温度却比体温高出许多，不利于精子生长或造成精子活力下降，从而导致不育。

＊ 纠正不良饮食习惯

年轻夫妻尤其是女性多有偏食、挑食的坏习惯，只吃想吃的食物，却不管它的营养成分是什么。女性不良的饮食习惯会使营养素缺乏，身体素质下降，所以孕前饮食要搭配合理，不挑食、偏食，多吃水果、蔬菜，增加维生素摄入量，并注意尽量不饮咖啡、浓茶。

＊ 调整起居

备孕夫妻起床、运动、上班、睡觉等日常生活起居要有规律，这样才容易使心情平静，增加受孕概率。睡眠时间保证 8 小时以上，最好在晚上 10 时以前睡觉。

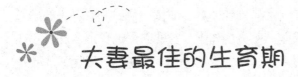

夫妻最佳的生育期

＊ 女性最佳生育期

优生学研究认为，女性最佳的受孕年龄为 24 ~ 30 岁。这个年龄段的女性，身体已经发育成熟，体质最为健壮，精力最旺盛，卵巢功能最活跃，排出的卵子质量最高。此年龄段的女性发生妊娠合并症概率低，胎儿发育好，早产、畸形胎、痴呆儿的发生率低，分娩也会顺利。此外，这个年龄段的夫妻精力充沛，有利于抚养好婴儿。

女性如果年龄过小怀孕，胎儿会与正在发育中的母亲争夺营养，对母子身体健康都不利。女性过晚生育，特别是在 35 岁以后才怀孕，患妊娠期高血压疾病、妊娠期糖尿病、巨大儿、难产、手术产的机会都会增加。新生儿发生窒息、损伤和死亡的概率也会加大。另外，如果准妈妈年龄偏大，卵巢功能会开始衰退，卵子出现老化现象，不利于受孕。

✳ 男性最佳生育期

生殖学研究证明，男性在 30～35 岁，身体、心理和智力都趋于完善，性欲也比较旺盛，这个阶段中产生的精子质量最高，拥有最强的生命力，可以给下一代遗传最好的基因，其中包括智力和体格。男性如果生育年龄过大，所生宝宝先天性畸形和遗传病的发病率也相应增加。遗传优生学研究者们普遍认为，男性的最佳生育年龄应当比女性晚 5 岁。

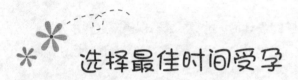

选择最佳时间受孕

准备受孕的前几天，夫妻双方一定要好好休息、放松心情。夫妻双方在感觉到身体不疲劳，保持情绪愉快时受孕，双方的体力、智能处于最良好的状态。在这种状态下，夫妻双方的性生活最和谐，非常容易进入性高潮，形成优良的受精卵；反之，夫妻双方或一方身体疲惫或者心情欠佳，都会影响精子或卵子的活力，不利于形成优良的受精卵，会影响受精卵着床和生长，导致流产，影响胎儿发育。

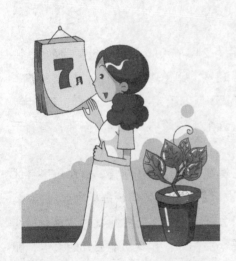

夫妻双方准备受孕前，性生活既不要过于频繁，也不要过于疏落，过频或过疏都不利于受孕。性生活过频会造成精液稀薄，精子数量减少；过疏则会使精子老化，活力不佳。女性如果在性生活时达不到性高潮，也不利于形成优良的受精卵。

女性最好避免人体处于生理节律的低潮期，或高潮与低潮期的临界日时受孕。此时人的身体易疲倦，情绪不稳，做事效率低下，注意力难以集中，身体抵抗力下降，容易受到病菌侵扰，感染疾病的概率增加。

随着生殖健康概念的推广、优生学的研究深入，很多备孕夫妻能掌握相关知识，选择最佳时间受孕。

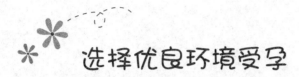

选择优良环境受孕

受孕环境不仅包括夫妻双方生活的外部环境，还包括男女双方身体健康状况和心理因素共同构成的内部环境。为了孕育具有优秀素质的下一代，夫妻双方只需要稍加注意，适度调整，就能做得更好。

受孕时的良好环境是优生优育不可缺少的条件。

受孕效果与性生活时间的关系是极其密切的。女性在排卵期，阴道分泌物激增，这是排卵的征兆。卵子离开卵巢后，寿命一般为 1 ~ 2 天。精子在阴道酸性环境中，至多能生存 8 小时，而进入子宫之后，能生存 2 ~ 3 天。所以，夫妻双方在排卵前后两天内过性生活，最有可能受孕。如果性生活次数太少，就可能失去受孕机会，且精子在男性生殖道内积存过久、活力衰退也会影响受孕。

一般认为，精子成熟后可存活 28 天左右，性生活次数较少的夫妻，死精数目往往会增多，影响受孕；反之，性生活过频也会使精子数量减少或精子发育不全而影响生育。

我国古代传统医学极其重视客观环境与优生的关系，要求选择天气受孕。大风、大雨、大雾、大寒、大暑不孕，雷电霹雳、地震海啸等自然灾害类天气不孕，甚至严格到没有明月的阴沉天气也不孕。这些其实并非没有科学道理，因为恶劣的自然环境会给男女双方的心理带来不利影响。现代医学与科学的研究成果显示，人体自身生物场与自然环境磁场的关联很大。

传统医学还认为，性欲亢奋，甚至纵欲无度，精气妄泄，会导致肾虚，造成疾病。肾虚的人精气不足，生成的精子数量少、质量差、活动能力弱，不容易受孕。女性性欲太强，同样耗泄阴气，使阴血受损，后果也是一样的。因此，要提倡节欲健身，以养精蓄锐，增加精子和卵子的生命活力。

　　良好的环境，能使怀孕女性有一个较好的心情。在这期间受孕，更有利于优生。环境因素包括气候、周围整洁清爽、空气清新等。好的环境有利于精卵结合、着床和胎儿的生长发育。夫妻双方还要感情融洽、思想统一、步调一致，并且兼顾工作、学习等，在经济和物质方面也能协调一致。

温馨提示

　　人的智力、情绪、体力均处于高峰期的时候，就能感觉到精力集中、情绪高涨、精神焕发、思维活跃、办事得心应手，细胞的各种功能和代谢活动均处于最佳状态。因此，夫妻双方选择情绪高涨、精力饱满、体力充沛的最佳时机受孕，有可能创造高质量的胚胎，生出漂亮、健康、聪慧的宝宝。

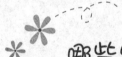

哪些情况不宜怀孕

　　谁都希望拥有健康聪明的后代。孕前的准备和受孕时的选择，相对比孕期保健更为重要。夫妻双方尽量避开一些不利胎儿的因素，用科学方法指导受孕，能更好地保护准妈妈和胎儿的健康，有利于优生。这就要求夫妻双方在受孕前和受孕时的心理和生理必须处于健康状态，有适宜的环境和利于生育的条件。

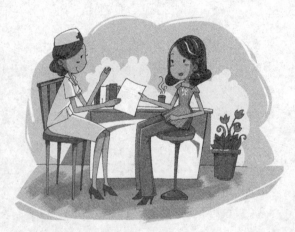

＊ 避免旅途中怀孕

一般来说，人在旅游途中生活起居往往没有规律，饮食无常，睡眠不足，大脑皮质经常处于兴奋状态，加上过度疲劳和旅途颠簸，可能会影响卵子质量或子宫状态。

＊ 避免高龄怀孕

现代城市生活节奏快、压力大，很多人会晚婚晚育，但太晚生育并不好，因为 35 岁以上的女性发生染色体畸变而导致畸形胎儿的概率较高。

＊ 孕前避免与放射线和剧毒物质接触

生殖细胞对 X 线和剧毒物品的反应最为敏感。女性如果照射过 X 线，特别是腹部经过照射，需 4 周后受孕才比较安全。如果反复接触剧毒农药和化学品，也需 1 个月后受孕较为妥当，否则易造成胎儿畸形。

＊ 患病期间避免受孕

疾病可影响受精卵的质量及宫内着床环境。患病期间服用的药物也可能对精子和卵子的结合产生不利影响。所以，夫妻双方如有一方患急性病，须痊愈 1 个月后再考虑受孕；患慢性病须康复停药并征求医生意见后，再考虑是否受孕。

＊ 避免早产、流产或清除葡萄胎后立即受孕

早产、流产后子宫内膜受到创伤，如果立即受孕，容易再度流产而形成习惯性流产。所以，发生流产、早产后，至少要过半年以后再受孕，让子宫内环境有一个完全修复的过程。葡萄胎手术后的患者，为防止发展成恶性葡萄胎或绒毛膜上皮癌，至少要医学观察和定期随访 2 年，在这段时期内是绝对不能受孕的。

＊ 避免情绪抑郁时受孕

焦虑抑郁的精神状态和沉重的思想负担也会影响精子或卵子的质量，即使受孕也会因为情绪的刺激而影响母体的激素分泌，使胎儿躁动不安影响发育，甚至流产。因此，夫妻双方在工作和家庭环境中有不愉快的事件发生时，最好暂时避免受孕。

第三节
孕前做一次身体检查

孕前身体检查包括哪些

从母婴安全保健角度出发，夫妻双方身体检查包括以下5方面：

❶ 一般检查。

❷ 男女生殖系统的专科检查。

❸ 血常规、尿常规、肝功能和乙肝病毒标志物检查。

❹ 引起胎儿畸形的特殊病原体检查：弓形虫、风疹病毒、巨细胞病毒、单纯疱疹病毒和梅毒螺旋体等。

❺ 既往疾病目前情况分析，如一方患有结核病、肾炎、性病等尚未治愈者不宜怀孕。

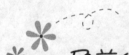
孕前做一次彻底的牙齿检查

女性在妊娠期间身体产生了一系列生理变化，个别牙或全口牙的牙龈容易充血、水肿，牙龈乳头会明显增生，牙齿容易出现状况，例如易患妊娠牙龈炎、妊娠牙瘤等。因此，女性最好能在怀孕前做一次彻底的牙齿检查和治疗，因为孕期不宜做牙齿治疗，即使牙齿出现紧急状况，也只能做暂时性的症状治疗，拔牙或任何侵入性治疗应延至产后再进行。

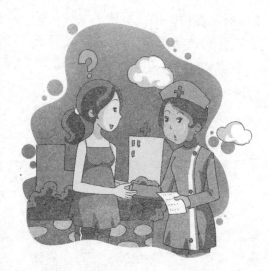

有习惯性流产、早产的准妈妈更要严禁拔牙。对于妊娠期间必须拔牙的准妈妈，拔牙的时间要选择在妊娠3～7个月，并要在拔牙前做好充分的准备工作。准妈妈要保证有足够的睡眠，避免精神紧张。在拔牙前一天和拔牙当天可肌内注射黄体酮10毫克，拔牙麻醉剂中不可加入肾上腺素；麻醉要完全，以防止因疼痛而反射性引起子宫收缩导致流产。

医生会提醒准妈妈注意以下牙科问题：

怀孕前期（第1～3个月）：这个时期是胚胎器官发育与形成的关键时期，如服用药物不当或经X线照射，就可能会导致流产或胎儿畸形。所以，若非紧急状况，医师不建议进行牙科治疗。

怀孕中期（第4～7个月）：若一定要治疗牙病，此时期是比较适当且安全的治疗时机，建议只做一些暂时性的治疗，如龋齿填补等。

怀孕后期（第8～10个月）：此时准妈妈不适合进行长时间的牙科治疗，因为敏感的子宫容易因外界刺激而引发早期收缩，再加上治疗时长时间采取卧姿，胎儿会压迫母体下腔静脉，使血液回流减少，引发仰卧位低血压，同时使心脏输出量下降，产生脑缺氧，从而有发生晕厥、丧失意识的可能。

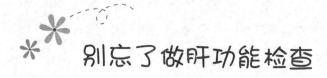

别忘了做肝功能检查

急性病毒性肝炎患者不宜妊娠，否则会危及母儿生命安全。

肝功能检查可了解备孕女性是否是乙肝病毒携带者，如乙肝表面抗原（HBsAg）呈阳性，则表明是乙肝病毒携带者；如果同时伴有e抗原（HBeAg）、核心抗原（HBcAg）阳性，则提示将来胎儿被感染的机会增加，新生儿出生后应及时给予主动免疫和被动免疫。

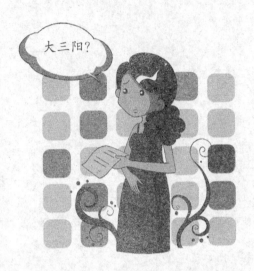

患急性乙肝的女性经适当治疗和合理调养后，几个月内即可痊愈，等所有指标正常后，再经过一段时间的休养生息，待到体力完全恢复，就可考虑怀孕。

慢性乙肝患者首先应弄清自己病情的轻重程度，再决定是否怀孕。如果是乙肝病毒携带者，经长期随访检查肝功能始终正常，B超检查不提示肝硬化，可以考虑怀孕。暂时不能怀孕的乙肝患者如果正处于活动阶段，检查肝功异常，自觉疲乏、食欲不振、腹胀等，这时应该避免怀孕。肝脏炎症活动阶段怀孕，会加重身体负担，容易导致重型肝炎，危及准妈妈生命，也不利于胎儿的生长发育。

因此，处于活动期的乙肝患者，应该首先接受正规的治疗，包括抗病毒和免疫调节治疗等，待肝功恢复正常、病毒复制指标转阴或复制能力降低时再怀孕，这样对于母子均有利。B超检查如果发现肝炎已经发展到肝硬化程度，最好不要怀孕。活动性肝炎患者经治疗后，病情稳定，肝功能正常半年以上，怀孕较为安全。

乙肝患者一旦怀孕，应该终止使用各种具有肝毒性的药物，如抗生素、抗结核药物、治疗糖尿病药物等。乙肝准妈妈，尤其是乙肝"大三阳"的准妈妈，发现怀孕后应该立即停药，等到怀孕的第7、8、9个月，分别注射1支高效价乙肝免疫球蛋白，以预防乙肝病毒的宫内感染，使新生儿健康出生。

第四节 积极面对孕前疾病

 拒绝亚健康要记得经常运动

* 亚健康的主要症状

亚健康通常会有下列症状：容易脱发，性冷淡，爱忘事，敏感，爱发火，注意力不集中，失眠，对什么事都不感兴趣，老想上厕所，体力下降。对照一下自己，如果少于两种则无须担心；如果具有 3 ~ 5 种表现则红灯预警，需要调理纠正；如超过 6 种以上则为危险信号，有人称此为"疲劳综合征"，此时应该立即休息或看医生了。

* 亚健康可导致不孕

女性亚健康状态的好发人群是 30 岁以上的知识女性。经常会听到这部分人说，我的月经周期不规律了，半年也不来一次，性欲下降，怀孕困难，临床上有不少这样的病人。如果对这部分人进行检查也许不会发现明显异常，在这种情况下，我们说这位朋友可能身体正处于亚健康状态，需要通过调理心情、改变生活状态、多做户外活动来纠正亚健康状态。

近年来，临床发现一种叫多囊卵巢综合征的病症有发病率增高的趋势。多囊卵巢综合征的主要表现是内分泌功能紊乱，女性的双侧卵巢增大，都各有十多个

小小的发育不成熟的卵泡，但不能按月排出，因此得名多囊卵巢综合征。另外，还会表现为月经周期延长、怀孕困难及体重增加等一系列异常，是现代女性常见的不孕症之一。尽管这种疾病的确切病因目前尚不清楚，但该病与工作压力大、生活及饮食不规律确有一定关系。有些人通过增加运动量、减轻体重、彻底改变生活方式而收到了良好的疗效，甚至有人不用吃任何药物就怀上了自己的宝宝。

＊ 亚健康影响胎儿发育

从宝宝健康的角度来看，当人体处于亚健康状态时，身体的抗病能力必然下降。人人都明白"乘虚而入"的道理，当一场流行病袭来时，首先倒下的是那些抵抗力弱的人。孕早期的胚胎停止发育，其中 50％ 以上是各种感染所致。在已婚女性的生殖道中容易有一些致病菌，如支原体、衣原体和人乳头瘤病毒等，它们也会在人体抵抗力弱的时候繁殖，损伤细胞，引起盆腔炎、宫颈糜烂并感染早期的胚胎。胚胎感染严重当然会停止发育，或造成个别细胞变异及基因的突变从而导致胚胎的畸形发育。

＊ 运动改善亚健康状态

生命在于运动，这是人所共知的道理。人的机体好比汽车的发动机，经常保持快速运转，可以使发动机的各个部件充分运转。润滑油润滑着每一个角落，就会始终保持发动机的良好性能，延长汽车的寿命。如果汽车不经常使用或经常低速运转，则油路不畅、零件锈蚀，就会小毛病不断，发动机的寿命就会缩短。

人体经常运动可使全身的血流顺畅，血液对人体有一个冲刷的作用，血液会及时带走身体的代谢废物和二氧化碳，更新组织细胞，也可以及时带走入侵的细菌和毒素。血液对人体还有一个运输养料的作用，能快速地将营养成分运送给每一个细胞，保持全身器官强壮，同时也保证着生殖器官的清洁和鲜活，在这种状态下的生育能力是优质的。

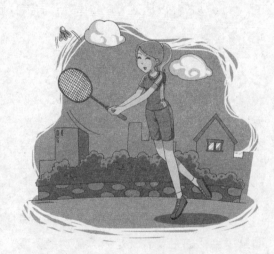

临床上经常有 20 多岁的女性因腰痛和月经紊乱来看病，外观一看身体消瘦，面无血色，说话声音细小。再一问是办公室白领，没时间运动已经很久了，检查时发现大毛病没有，只是轻度盆腔炎和腰肌劳损。医生一般开的处方就是劳逸结合、运动加睡眠，过不了多久病准好。而我们所见到的体力工作者或户外工作者，则很少有亚健康所带来的身体不适，不孕症患病率也较低。所以强烈建议，为了健康、为了宝宝坚持户外运动，每日抽出 30 分钟的时间做做有氧运动，持之以恒，必有益处。

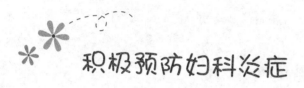

积极预防妇科炎症

细菌、病毒感染女性生殖器官后，患者会出现下腹持续性疼痛、坠胀、白带增多并有异味、经期腹痛及月经量增多等症状。急性炎症还会出现全身感染症状，如持续性高热和盆腔脓肿。盆腔炎如未得到及时治疗容易转为慢性盆腔炎，出现盆腔包块、久治不愈的下腹痛，使治疗变得十分困难。慢性盆腔炎还会导致输卵管因炎症而堵塞，引发不孕症。

准备怀孕前的妇科检查及宫颈分泌物的检测十分重要，为的是孕前给子宫生殖道来一次大扫除，干干净净、安安全全地迎接宝宝的到来，给宝宝一个安全的宫内环境。

* 积极消除诱发因素

及时治疗生殖器官的各种炎症。瘙痒处应避免过度搔抓、摩擦、热水洗烫，不用碱性强的肥皂洗浴，避免经常使用洗液或冲洗阴道，而引起阴道 pH 值改变，导致阴道正常菌群失调，从而破坏阴道酸性抗菌屏障；不滥用刺激性强的激素类外用药物；避免大量长期使用广谱抗生素，引起阴道正常菌群失调；如果长期口服避孕药而导致阴道炎反复发作应停用避孕药，改用其他方法避孕；在妇科炎症治疗期间尽量避免性交，或采用避孕套以防止交叉感染，如果炎症反复发作丈夫也要一起治疗。

＊ 注意个人卫生

避免不洁性交，勤换洗内裤，平时注意保持外阴部位的清洁干爽，特别是在月经期间更要注意及时更换卫生巾；不用盆浴或是坐浴，选择淋浴，防止病原体进入体内；内衣应柔软宽松，以纯棉制品为好，不穿化纤内裤及牛仔裤，避免内裤与袜子同洗；不与他人共用浴巾、浴盆，患病期间用过的浴巾、内裤等均应煮沸消毒；男性平时洗澡时，应将包皮翻转，洗净包皮囊内的包皮垢，是预防妇科炎症最简单而又行之有效的办法。

＊ 学习一些医学知识

多阅读一些有关妇科炎症防病治病的科普读物，提高个人疾病防范意识。定期接受妇科检查，消灭传染源。

＊ 日常生活中应养成良好的习惯

第一，不要长期使用护垫，要让外阴"呼吸"到新鲜的空气，如果外阴一直处于"闷热"的状态，就会引起细菌滋生，进而导致白带异常，引发阴道炎、宫颈糜烂等疾病；第二，内衣裤一定要单独清洗，不能和袜子一起洗，因为寄生在各个地方的细菌很容易互相传染；此外，患者应稳定情绪，注意饮食营养，加强锻炼，增强体质，提高自身免疫功能。

停药多长时间可以怀孕

很多人可能过度地估计了药物的作用，停药以后迟迟不敢怀孕，总觉得药物还会伤害胎儿。也有很多人又太不在乎药物的存在了，稀里糊涂就怀孕了。

到底怎样做才会合适又合理呢？

❶ 常见的感冒、发烧、嗓子痛一般用药不会超过 7 天，停止用药后 1 个月就可以怀孕了，或者来一次月经后就可以怀孕。

❷ 常见的妇科病，如阴道炎用药时间不定，但多是阴道局部用药，可以停药后来一次月经，月经血可以起到冲刷阴道的作用，经期结束后再怀孕较好。

❸ 慢性病的治疗，如结核、癫痫、精神病等疾病患者停止用药后需要较长的时间才可以怀孕，因为长期的用药体内会有药物的蓄积，为安全性考虑，建议停止用药半年后再怀孕。

并不是所有的药物怀孕前都要停止服用，必须根据病情需要来决定。在保证母婴都健康的前提下可以继续治疗，如甲状腺功能低下需要补充甲状腺素，患有高血压病需要降压，患有糖尿病需要使用胰岛素等。

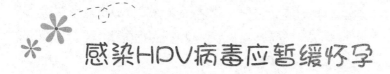

感染HPV病毒应暂缓怀孕

医学研究证明，宫颈癌的发生与HPV（人乳头瘤病毒）的感染有着密切的关系，一旦发现宫颈HPV感染，特别是高危型病毒感染时，医生必然要高度重视。

医生进行病毒HPV的筛查是在宫颈的外口刮取少许宫颈细胞，但并不说明HPV病毒只生存在子宫颈口。HPV病毒可以存在于女性的阴道、宫颈管，甚至子宫内膜等，它不仅会引起宫颈糜烂和宫颈癌，女性所患的生殖道疱疹及尖锐湿疣都是HPV感染所致，HPV时常影响着女性健康。

对于怀孕前的女性朋友，如果宫颈感染了HPV病毒，首先应该积极治疗，并暂缓怀孕。因为HPV病毒不仅威胁女性健康，而且影响胚胎。宫颈是精子进入女性生殖道的必经之路，存在于宫颈上皮细胞的HPV病毒，有机会与精子密切接触，并伤害到精子。特别是在受精卵形成的最初阶段，对病毒感染十分敏感，伤害严重的受精卵就会停止发育，导致不孕和早期自然流产。由于病毒本身就是一种核糖核酸，有可能影响到生殖细胞核的核糖核酸，即DNA，从而引起基因突变。

目前药物治疗宫颈HPV还没有十分肯定的方法，大多是通过使用药物提高局部抵抗力，从而抑制病毒生长、繁殖，但疗效时间还不很确定。人体感染病毒后多数可以自己恢复，使病毒消失，为了加快病毒消失的速度、缩短感染时间，增强身体抵抗力、配合抗病毒药物治疗也是可行的。身体的抵抗力越强感染后的恢复就越快，这也体现出科学的生活方式和提高机体抗病能力的重要性。

人工流产后如何怀孕

怀孕本身是女性正常的生理过程，一旦怀孕后卵巢功能会顺势依从于怀孕，分泌怀孕所需要的激素来维持怀孕，同时大脑中枢神经也会相应地调节身体的新陈代谢和免疫系统以支持怀孕，来完成整个怀孕的全过程。人工流产手术是一种阻断生理过程的手术，它阻止了怀孕过程，会使卵巢的功能受到影响，手术对子宫更是一次伤害，手术本身对子宫内膜可能会造成较大的创伤，有时还会出现炎性反应。

从医学的角度是不提倡随意做人工流产的。做人工流产手术前，医生都会告知手术可能发生的风险，可能会造成生殖器官的炎症、内分泌紊乱、月经不调，甚至会造成不孕不育及习惯性流产。临床上我们经常见到有人因急于怀孕，人工流产后未采取适当避孕措施，流产手术后一两个月再次怀孕，故再次发生流产和不完全流产而不得不再次刮宫，给子宫造成二次创伤。

人工流产术后几个月内做好避孕很重要。开始阶段不要同房，月经恢复后最好采用工具方法避孕，这样有利于子宫和卵巢的恢复，让子宫内膜在卵巢激素的作用下反复脱落几次，使子宫内膜恢复得足够丰厚、滋润，以承受下一次的怀孕。所以，一般认为，人工流产后经过 6 个月经周期再怀孕是比较适宜的。

当然人与人的体质是有很大差异的，身体恢复的时间会有长有短，但一定得调养适当。建议术后逐渐增加运动量，进行身体的积极恢复，增加身体的抵抗力，保持生殖功能的正常，在下次怀孕前要做一次身体的检查，做好再次怀孕的准备。

阴道炎治愈后再怀孕

* 阴道炎很可能会成为胚胎杀手

阴道炎与怀孕会有关系吗？要回答这个问题就得了解阴道炎的发生原因。多种微生物的感染都可以引起阴道炎，不同的微生物引起的阴道炎会有不同的表现。由念珠菌感染引起的阴道炎称为真菌性阴道炎，由滴虫感染引起的阴道炎称为滴虫性阴道炎。细菌性阴道炎是最常见的阴道炎症，又称非特异性阴道炎，在怀孕女性中细菌性阴道炎发病率为 6.8% ~ 12.5%。

阴道炎说起来不是什么大病，一般用药后疗效都很显著，但常常反复发作，不仅是许多严重的妇科炎症的导火索，还可以造成不孕和流产，上行到内生殖器官的感染可造成输卵管堵塞，怀孕后造成绒毛膜炎会引起胎膜早破和早产。

* 怀孕前应做阴道炎检查

对想要怀孕的女性来说，阴道炎的孕前诊查很有必要。因为阴道的炎症有时是生殖道炎症的一种表象，往往在阴道炎症时，整个生殖系统都可能处于带菌状态，阴道黏膜、子宫颈表面以及子宫的内膜会带有多种致病细菌。阴道的分泌物中也会混杂致病菌，这样进入阴道的精子也会受到细菌的感染，致病细菌就会伤害受精卵。另外，当出现炎症时，生殖道会产生大量的杀灭细菌、病毒的白细胞，这些人体自我产生的白细胞对进入人体的异类如细菌会毫不留情地杀灭吞噬，起到保护人体的作用。不幸的是，受精卵对于白细胞来说有时也是一种异类，它们也可能会

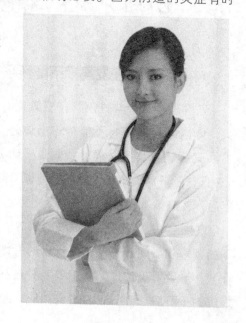

受到白细胞的进攻。

孕前准备的其中一项是治疗阴道炎症。诊疗中常见的是阴道炎反复发作，其原因大多是治疗未彻底或再次感染细菌造成的，特别是真菌性阴道炎，经常困扰着许多女性朋友。给大家几条建议：

❶ 防止反复感染，如性生活、洗浴、游泳时注意清洁和隔离。

❷ 患了阴道炎要彻底治疗，避免用药见好就收，用药量要足够，治疗时间要够长。

❸ 用药期间要避孕，停止用药后再怀孕。

在阴道用药期间，精子进入阴道直接与药物接触，或与药物相混合，此时的精子难免不受伤害。而且，在药物的作用下还可能死掉很多精子。所以，阴道炎治疗期间应采取避孕措施，夫妻同房最好使用安全套，不能让精子进入子宫内，用物理方法阻隔精子与卵子相遇。如果希望近期怀孕，一定要经过一次月经期，让经血彻底冲刷干净阴道中的残留药物，而且月经后不再用药，这样对精子才是安全的。

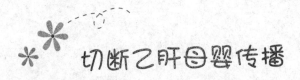

切断乙肝母婴传播

* 乙肝患者在发病期不能怀孕

乙肝是一种传染性疾病，感染乙肝病毒后可造成肝脏功能损伤，出现肝脏肿大，体内的代谢废物不能被排出体外，积存于体内造成人体中毒，日久逐渐会发展成肝硬化甚至肝癌。我国是一个乙肝感染大国，慢性乙肝病毒携带者超过1.2亿，乙肝病毒感染人体后极难被清除。乙肝患者在发病期不能怀孕，必须经治疗后，在病情基本稳定的情况下才可以在医生的严密观察下怀孕。

妊娠合并乙肝对准妈妈威胁较大。妊娠后肝脏的负担明显加重，而且肝脏得到的营养物质明显降低，使受损的肝细胞不能修复，同时怀孕还会加速肝细胞的坏死，导致肝炎加重，引起重症肝炎甚至急性肝萎缩，危及准妈妈生命。乙肝准妈妈由于肝脏功能异常，出现黄疸、腹水和凝血功能下降，在分娩时还会发生因凝血障碍导致的产妇大出血。

* 乙肝病毒携带者如何保护胎儿不受传染

需要指出的是，乙肝病毒的携带者与乙肝患者是不一样的。携带者仅为病毒携带，本人的肝脏并没有受到损害。携带者作为病毒的传播者，对其他人群存在潜在的传染性，女性携带者危害的是自己的后代。那么，我们应该怎样防范呢？

乙肝病毒的传播方式有血液传播、母婴传播、性传播和医源性传播。据调查资料显示，约50％的乙肝病毒携带者是由母婴传播而来的。

乙肝病毒的母婴传播有三种方式：一是产前经胎盘传播而来；二是分娩时经产道与母亲带毒血液、分泌物接触而传染；三是产后母亲哺乳传染。后两者是传播的主要方式，胎儿的吞咽、母亲乳汁的分泌、脐带血的污染以及羊水感染都可以使宝宝感染乙肝病毒。

根据乙肝的母婴传播方式，医生们设法从不同的渠道来设法阻断传播途径，防止胎儿感染。阻断母婴之间的乙肝病毒传播是降低我国乙肝患病人数的重要手段，可以大大降低乙肝病毒携带者人数。目前采取的方法多是对人群普遍进行乙肝疫苗接种，提高人群抵抗乙肝病毒感染的能力；在孕前筛出乙肝病毒携带者，并检测携带者体内乙肝病毒的含量；针对携带者的带毒状况进行孕中期的多次免疫阻断治疗，并在婴儿一出生就注射乙肝疫苗，经过这种阻断治疗后，一般阻断率可达85％～95％。出生后还需定期检测婴儿血清抗乙肝病毒抗体水平，及时补种乙肝疫苗，保持抵抗力。

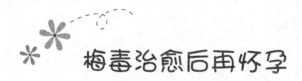

梅毒治愈后再怀孕

* 梅毒感染期间不能怀孕

梅毒是一种性传播疾病，一旦感染不仅对自身器官造成很大伤害，也会严重影响后代，造成先天出生缺陷。需要提醒注意的是，近年来梅毒的发病又有抬头的趋势，但是人们对梅毒的认识却远远不够。有些人则是明知可能感染，却因某种原因而不敢面对，自欺欺人，宁肯信其无。甚至有些人都不知道自己已经患了性病，无任何防护地让宝宝暴露于性病感染之中，以至于宝宝一出生就是原发性梅毒感染者，造成出生缺陷。

现已有明确的结论，梅毒病患者感染期怀孕可对胎儿造成严重影响，所以在感染期间不能怀孕。梅毒螺旋体是引起梅毒的致病菌，在怀孕早期，母体血液中的梅毒螺旋体就可以通过胎盘传染给胎儿，使胎儿中毒故而导致自然流产和胚胎停育；怀孕中晚期的感染可造成胎儿宫内发育迟缓或早产，胎儿出生后表现为婴儿瘦小、面如老人，还可出现低热、口周、肛周及手足的红肿及浸润，婴儿的淋巴结和脾脏肿大，血清梅毒反应呈阳性。

✳ 孕前应做梅毒筛查

我们知道梅毒的感染是有潜伏期的，而潜伏期的感染多无症状，所以常常有些人是在根本不知道自己已经感染了梅毒的情况下怀孕的。孕前做性病筛查是一种很好的防护方法，特别对潜伏期的梅毒感染筛查极为有利。快速血浆反应试验，即 RPR，可用于初步筛查；梅毒螺旋体血凝试验，即 TPHA，可作为确诊检查。我们国家现已推行的孕前检查和孕期筛查，都包括了对性传播疾病的筛查，这一措施可以十分有效地防止性传播疾病对下一代的伤害。

就现代医学水平而言，梅毒是完全可以治疗的，传统的药物青霉素对梅毒螺旋体有特效。治疗时要注意，用药量要足够，治疗要彻底，治愈的标准为血清检测 TPHA 转阴。

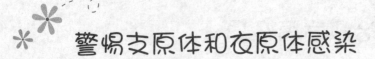

警惕支原体和衣原体感染

衣原体是可以感染人的泌尿道、生殖道、眼结膜等黏膜组织的细胞内的微生物；支原体是一种能自我复制、体积小、结构简单的微生物，寄生在人体的呼吸道和生殖道的黏膜上。1998 年以来，全世界感染衣原体的人数从 1992 年的 5 000 万人上升到了 9 000 万人，北京地区的调查，也证实了衣原体感染有逐年上升的趋势。调查数据显示，支原体的感染还高于衣原体的感染。所以近10年来支原体和衣原体对人体的感染越来越被关注，它是以往许多不明原因的流产和早产的罪魁祸首。

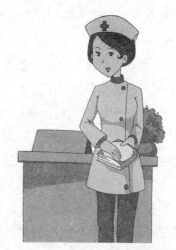

支原体往往呈现一种与人体共生存的状态，也就是感染人体后多不引起感染的症状，只是在做专项检查时发现它们的存在。有时可与其他致病细菌共同作用引起尿道炎、阴道炎或盆腔炎。怀孕合并支原体感染时，可以造成胎儿发育停止、胎死宫内等不良后果，从而引起一些不明原因的流产和死胎；生殖道的支原体常与其他致病细菌共同作用引起女性盆腔炎、不孕症及宫外孕，还可以通过性接触感染性伴侣，引起泌尿系感染。

衣原体的感染可以引起宫颈管炎、子宫内膜炎、急性输卵管炎，在发展中国家支原体感染还是不孕症的主要原因。某些医院近年开展对孕前女性的检查发现，宫颈黏液支原体检测的阳性率可达50%～60%。

现在的孕前检查已将生殖道支原体和衣原体感染作为检查项目之一。取少量宫颈黏液进行分析便可以很快作出诊断，其目的就是防止孕期感染胚胎，防止流产、早产及胎死宫内的发生。如果孕前发现感染，应口服敏感的抗生素，也可以配合使用中药，改善生殖道血液循环，以利于炎症的消除。

孕期的支原体和衣原体感染也需要进行药物治疗，可以起到防止自然流产和胎死宫内的作用，但要选择对胎儿毒性小、安全性好的药物。

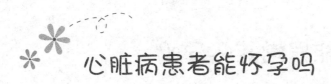

心脏病患者能怀孕吗

心脏病合并怀孕是产科中严重的并发症。准妈妈怀孕后心脏耗氧量、心排血量和全身血容量都会增加，怀孕期的血容量可增加40%～50%。正常的心脏有很大的储备能量，可以承受怀孕所带来的负担，而心脏病患者由于心功能降低，而不宜承受如此大的负担，心脏负担的增大是随怀孕的进展而逐渐加重的。

心功能不良常常使胎儿供血不足导致胎儿发育不良，体重过低。同时，怀孕期由于心脏功能衰弱而不堪重负导致心功能衰竭，重者可导致孕妇、产妇死亡。

心脏病患者怀孕前先要确定心功能如何，当心脏功能Ⅲ级和Ⅳ级时不能怀孕，甚至不宜结婚，因为这颗脆弱的心脏是没有能力负担怀孕和分娩的，甚至会危及母婴的生命。

心功能Ⅰ级和Ⅱ级时，怀孕后在医生严密的观察下，多数人是可以生育成功的。随着怀孕月份的增加，心脏的负担也在增加，怀孕后要注意饮食量不能过多，饮食不宜过咸，防止血容量突然增加而心脏的负荷增加，引起心力衰竭；要食入多纤维性食物，避免大便干燥，防止排便时因用力而瞬间增加心脏负担，导致发生急性心力衰竭；怀孕期防止感冒，适当增减衣服；限制活动量，必要时住院治疗及卧床休息等。

当心功能出现衰竭时可表现为心跳加快、咳嗽、疲乏无力、呼吸困难，此时要提高警惕，及时就医。必要时终止怀孕，来保全母亲的生命。

患有心脏病的准妈妈分娩时多采用人工助产方式，以减少心脏的负担，是否给宝宝母乳喂养，应根据身体情况请医生诊断决定。

近年由于医疗水平的提高，一些先天性心脏病的患者，经手术治愈后，心功能与正常人无异，故可以承受怀孕分娩。但有些先天性心脏病是家族遗传的，其后代再次发生先天性心脏病的概率高于正常人，所以孕期对胎儿的产前筛查十分必要，怀孕中期后可以进行彩超或超声心动的检查。

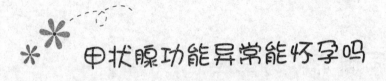

甲状腺功能异常能怀孕吗

甲状腺功能异常有亢进与减退之分。甲状腺分泌的甲状腺素可以调节我们身体新陈代谢的速度，甲状腺素分泌过多或过少都是身体的一种功能障碍，对于女性可以引起生殖功能紊乱，造成不孕和不育。

* 甲亢患者病情未得到很好控制时不宜怀孕

甲状腺素分泌过多会使人体新陈代谢加速，人就会吃得很多但身体消瘦、脾气急躁、心慌，也就是俗称的"甲亢"。血液测定甲状腺激素 T3 和 T4 值出现异常增高，促甲状腺素（TSH）值下降。过多分泌的甲状腺素对人体还可产生其他毒性作用，它可影响女性激素的正常分泌，患者会出现闭经、月经失调，引起不孕或怀孕困难，一旦甲亢患者怀孕，还会出现流产、早产、子痫、胎盘早剥等情况。

甲亢尽管不属于遗传性疾病，但考虑到甲亢病本身对怀孕的不利影响，以及甲亢的治疗用药可能对胚胎的致畸作用，故甲亢患者在病情未得到很好控制时是不宜怀孕的。怀孕前不仅甲状腺素水平要调整到正常，还需要维持半年后才可以怀孕。

一些甲亢患者因病情控制不稳定而长时间不能停药，建议尽量选择最小的有效药量维持，还要选择毒性相对较小的抗甲状腺素药物，如丙硫氧嘧啶。尽管药物毒性相对较小，但对胎儿仍然不是 100% 的安全。

* 甲减患者最好待甲状腺激素水平稳定后再怀孕

对于甲状腺功能来说，有亢进就一定会有减退，甲状腺功能减退就是俗称的"甲减"。甲状腺素分泌过少，人体的新陈代谢速度减慢，就会出现黏液性水肿、神情淡漠。近年甲减的发病率有所升高，由于很多人症状轻微，常常是体格检查时才发现，有的则是甲状腺炎所致。临床多无明显症状，有时可有倦怠、情绪低沉等表现。甲减的甲状腺激素值与甲亢恰好相反，甲状腺素 T3 和 T4 值降低，TSH 值则升高，孕前发现甲减可适当服用药物，改善身体代谢状况，最好待甲状腺激素水平稳定后再怀孕。如必须孕期服药，可在孕期定时检测甲状腺激素水平，随时调整药物用量。

艾滋病患者能怀孕吗

艾滋病即 AIDS，是当今世界严重危害人类健康的烈性传染病，是由人类免疫缺陷病毒 HIV 感染所致。我们国家的母婴健康也面临着 HIV 病毒的威胁。现在的人们是谈"艾滋"色变。一旦感染了 HIV 还能怀孕吗？该怎么办呢？

我们都知道，母婴传染是艾滋病的传染途径之一。那么，用什么办法来阻断这一传播途径呢？

❶ 制止怀孕。一定要采用有防护措施的性行为方式，使用安全套是较好的方法。一旦怀孕最好进行终止。

❷ 如果男方是 HIV 阳性者，女方可采用他人人工授精的方法怀孕，但供精者的 HIV 应为阴性。

❸ HIV 感染者女性怀孕后可采用干预性治疗，可使用特异性抗 HIV 药物，但药物对胎儿的安全性值得注意。有调查报告显示，部分准妈妈孕期使用了抗艾滋病的药物，孩子出生后正常，且无 HIV 感染。

❹ HIV 阳性母亲产后应人工喂养，不能哺乳。

目前，防止 HIV 母婴之间的传播仍是医学界的一个难题，阻断传播的有效方式一直在不停地研究之中。

第五节 避孕你了解多少

 避孕节育的方法有哪些

所谓避孕，就是用科学的方法阻断受孕过程中的某些环节。目前，各种避孕方法的原理主要有抑制排卵、抑制精子的正常发育、阻止精子和卵子结合、阻止

受精卵着床、错开排卵期避孕等。

　　避孕节育的方法种类较多，各有优点，每对夫妻可以根据具体情况选择不同的避孕方法。

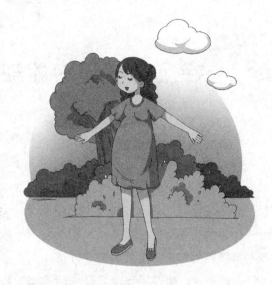

＊ 避孕套

　　避孕套分阴茎套和阴道套两种，既能避孕，又不损害身体，还能防止性病，适用于新婚及所有育龄夫妻。如果正确使用的话，避孕效果比较可靠。

＊ 宫内节育器

　　宫内节育器又称节育环，是目前应用最广泛的一种长效避孕工具，具有安全、经济等特点。放置后长期有效，需要妊娠时可取出而不影响生育。

＊ 避孕药物

　　口服避孕药，方法简单、安全、高效。身体健康的女性都可服用。口服避孕药又分为短效避孕药、长效避孕药和速效避孕药。

＊ 体外射精避孕法

　　体外射精法是指在性高潮来临前，男性将阴茎抽出阴道外射精，这种方法实施起来较困难，而且在射精之前可能有一些精子已经漏入阴道。因此，此法较不可靠，长期使用可能严重影响男性身心健康。

＊ 安全期避孕法

　　安全期避孕法是在女性排卵期避免性生活，从而达到避孕目的的方法。此法的优点是可免除避孕器械和工具避孕法的不良反应以及对手术的顾虑等，缺点是失败率高。

安全期避孕的优缺点

正常育龄女性每个月来一次月经，从本次月经来潮开始到下次月经来潮第一天，称为一个月经周期。如从避孕方面考虑，可以将女性的每个月经周期分为月经期、排卵期和安全期。

安全期避孕法是一种传统的避孕方法，是根据女性排卵期和精子、卵子在女性生殖道里存活时间，推算出不能受孕的一段时期，把性生活安排在这段时间里，而在排卵期内停止性生活的避孕方法。

一般来说，生育期女性月经周期规则，排卵时间则在下次月经前 14 天左右。卵子排出后可在输卵管内存活 1 ~ 2 天，最多 3 ~ 4 天。卵子的受精能力一般在排卵后的 24 小时以内。精子能在女性生殖器官内存活 3 ~ 4 天，但一般超过 2 ~ 3 天就失去了和卵子结合的能力。因此女性在排卵前 1 ~ 3 天，排卵后 1 ~ 2 天最容易怀孕。此时为易受孕期，除了这段时间则为安全期，也就是每次月经来后的 10 天内和月经来前的 10 天内，这段时间，精子不易与卵子相遇，所以叫安全期。利用安全期避孕，叫安全期避孕法。安全期避孕法的优点是不需要使用任何避孕工具，也不影响男女双方的性快感，适用于月经周期正常的女性。但是，月经周期正常的女性，有时也会因为环境的改变、情绪的变化或性刺激等因素，出现提前排卵或额外排卵现象，致使受孕。

安全期避孕与其他药物、器具、手术等方法相比，有自然、经济、实用、无害等优点，更易被人们接受。但它的成功取决于对排卵期的认识，如果缺乏这方面的知识，安全则无从谈起。

采用安全期避孕，首先要准确地测定排卵期。目前用于测定排卵期的 3 种方法各有其优缺点：

日历法可用来推算排卵期及排卵前、排卵后安全期，但只适用于月经正常的女性。即使月经正常的女性，有时也会因环境改变和情绪变化使排卵提前或推迟，所以不够准确。

测量基础体温法可以测定排卵日期及排卵后安全期，不能预先测定排卵前安全期，比较麻烦，要求又严格，如不按照规定测量体温，就不能准确测定排卵日期。

宫颈黏液观察法能测定排卵期及排卵前、排卵后安全期，正确性较高，但使用者必须经过培训，完全掌握后才能使用。

如将这3种方法结合起来使用，就能扬长避短，收效更大。

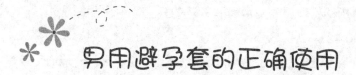

男用避孕套的正确使用

男用避孕套又叫安全套，也称阴茎套，是一种简便、有效的避孕工具。男性把薄薄的避孕套套在阴茎上进行性生活，精液只能排在避孕套内而不能进入女性的阴道内，阻断了精子和卵子相遇的机会，使卵子不能受精怀孕，从而达到避孕目的。但是，避孕套如果使用不当，则容易造成避孕失败。

* 男用避孕套的正确使用方法是：

第一步：拿到避孕套，首先要看清包装盒上印的出厂批号。出厂批号通常用6～8位数表示，从左至右分别代表年、月、日和当日的第几批。据此可得知生产日期，以推算有效期。在常温下储藏期不宜超过一年半。如果储藏期过久或储藏条件太差，都对套的张力、强度有影响。

第二步：性生活前、阴茎勃起后，轻轻捏挤避孕套顶端的储精囊，使囊内空气排出，然后再套入龟头，用示指、中指和拇指的指腹将卷折部分向阴茎根部推展，在这个过程之中，避孕套容易被指甲牵扯划破。因此，男性使用避孕套之前一定要剪修指甲。

第三步：性高潮结束、射精后，勃起的阴茎很快会软缩，男性应当在阴茎软缩前捏住避孕套的套口，顺着阴茎慢慢抽出，以防避孕套滑落在阴道内，导致避孕失败。

第四步：如果发生避孕套破裂或者滑脱，女性要立即下蹲，迅速排出阴道内的精液，第2天口服紧急避孕药，避免不需要的妊娠发生。

女用避孕套的优点有哪些

女用避孕套问世的时间不久，用法简单，对女性外生殖器的保护更好，对于性传播疾病是一种很有价值的保护措施。

女用避孕套是由聚氨酯特殊材料制成的柔软、透明且坚固耐磨的鞘状套，长度约为17厘米，厚度为0.42 ~ 0.53毫米，最大直径为7.8厘米。避孕套的两端各有一个易弯曲的环，套底完全封闭，使用时将其紧贴阴道的末端，外端的环较大且较薄，使用时，始终置于阴道口外部以阻隔男性阴茎根部与女性外阴在性生活时的直接接触，较男用避孕套更能有效地防止病菌的传播。

女用避孕套内涂有以二甲聚硅氧烷为主要原料的、惰性的、对精子无杀伤性的润滑剂，在性生活时，能使男性的阴茎在套中活动自如。与男用避孕套不同，由于使用聚氨酯超薄材料制造，在使用女用避孕套时，性伴侣双方都能达到最大的敏感度，以得到最大的欢愉感。

女用避孕套由手工放入阴道，可在行性生活前数小时放入，也可即时使用。与男用避孕套不同的是，无须男性勃起的阴茎作为避孕套置入取出的辅助，从而不会使性生活过程产生停顿或中断，同时也能缓解男性对戴套的抵触情绪；并且由于独特的设计与特殊的材料，最大限度地防止了各种性病病源体和艾滋病病毒的传播。

女用避孕套的优点有：

❶ 在性生活前已置入，对性快感的影响小于男用避孕套。

❷ 对男性与女性生殖器官的覆盖面积较大，因此对预防性传播疾病，特别是艾滋病提供极为有效的屏障。

❸ 对男性来说，比男用避孕套

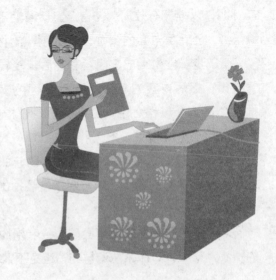

更为敏感和舒适——它可以与阴道自然地相吻合，又能有效传导体温。性生活时不易出现滑脱和破裂。

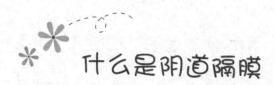

什么是阴道隔膜

阴道隔膜俗称"子宫帽"，一般用优质乳胶薄膜制成，外形像圆顶帽子，边缘有一个合金的弹簧圈，富有弹性，便于放取。性生活前将阴道隔膜放在阴道内盖住子宫颈，使精子不能进入子宫腔，从而起到避孕作用。阴道隔膜如果能正确使用，避孕成功率可达 98%，且没有不良反应，长期使用对身体健康无影响，也不影响性生活质量。

＊ 阴道隔膜的型号

阴道隔膜按弹簧圈外圆直径大小分为 7 个型号，依次是 50、55、60、65、70、75、80 等，弹簧圈外圆直径 50 毫米为 50 号，以此类推。根据我国女性身形特点，一般选用 65、70 和 75 三种型号。

＊ 选用合适的型号

阴道隔膜在使用前，最好经医生做妇科检查，根据阴道大小选择适当型号的阴道隔膜试行放入，然后在医生指导下掌握放入和取出的方法，直到能完全熟练使用为止。如果选用的型号合适，放入后站立、走动、蹲、坐都没有不舒服的感觉，且阴道隔膜在阴道内的位置不会改变。

＊ 做好准备工作

一般来说，在放置阴道隔膜前必须把尿排净，把手洗干净，并检查阴道隔膜有无破损现象，然后在阴道隔膜上及弹簧圈上涂上避孕药膏，这样从阴道隔膜边缘进入隔膜内的精子就能被避孕药膏杀死。

* 采取的姿势

放置阴道隔膜时，多数采取站立弯腰的姿势，并且一只脚踩在凳子上；也可采用坐式、蹲式或平卧式。

* 正确放置

放置阴道隔膜时，应先将两腿分开，用右手拇指、示指和中指将阴道隔膜捏成狭长形，左手分开阴唇，然后将其沿阴道后壁送入阴道内。弹簧圈的后缘一直顶到阴道后上部，用示指将弹簧圈紧紧托住阴道顶部，恰好把子宫颈盖住，再把阴道隔膜的弹簧圈前缘向上顶在耻骨后面，最后用手指进入阴道内检查阴道隔膜是否将子宫颈盖好，如果没有盖好，应取出重放。

* 应注意的问题

❶ 要选择型号合适的阴道隔膜，如果阴道隔膜过大或过小，子宫颈就会因为遮盖不严而导致避孕失败。

❷ 使用前要检查乳胶膜，发现有漏孔、裂缝、发黏及弹簧圈变形，则不宜使用。

❸ 阴道隔膜的位置一定要放置正确，放入后还要检查是否确实盖住了子宫颈，如没有盖严应取出重放。

❹ 在阴道隔膜上涂避孕药膏可以提高避孕效果，同时还可以使阴道隔膜容易放入阴道。

❺ 性生活后 8～12 小时才能取出阴道隔膜，若取出过早，精子还没有死亡，仍有怀孕可能；但也不能取出过晚，最迟不超过 24 小时，因为放置时间过长，阴道隔膜刺激阴道壁使阴道内分泌物增多，容易引起感染。

❻ 女性生育以后，阴道长度、松弛度都会发生变化，最好于产后 3 个月重新选配阴道隔膜的型号。

❼ 患有阴道炎、重度子宫颈糜烂等生殖器官炎症的女性不宜使用，否则会加重病情。

❽ 患有子宫脱垂、阴道过紧、阴道壁松弛的女性，因阴道隔膜不能放到合适的位置，故不宜使用。

❾ 有习惯性便秘的女性，因直肠内充满粪便，可使阴道后穹隆的形状发生改变，影响阴道隔膜的正确安放，故也不宜使用。

⑩ 对橡胶过敏的女性以及不能正确掌握阴道隔膜放置技术的女性也不宜使用。

使用阴道避孕环的优缺点

阴道避孕环是一种新型阴道避孕工具，是由医用硅橡胶管制成的圆形环，环内放入甲地孕酮、炔诺酮或18－诺孕酮等孕激素，也有少数环内加入雌激素。

* 阴道避孕环的种类

按含药种类、释放量及环在阴道内的留置时间，阴道避孕环分为3类：释放大量孕激素、间断使用的阴道避孕环；释放大量雌激素、孕激素，间断使用的阴道避孕环；释放少量孕激素，连续使用的阴道避孕环。

* 阴道避孕环的使用方法

初次使用者在月经来潮第5天，由医务人员将其放置在阴道深处。由于阴道前后壁平时相贴呈闭合状态，所以阴道避孕环在阴道深部一般不易脱出，为了保险起见，使用者可定期到医院进行检查。

* 阴道避孕环的优点

使用方便，对性生活无影响；能学会自取自放，性生活时可将环取出，性生活后再放入，并不影响避孕效果。

阴道避孕环对身体无影响，尤其适用于身体较差，或有心、肝、肾疾病以及不能耐受其他避孕措施的女性。

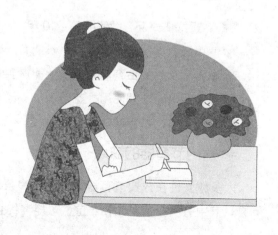

哺乳期女性使用不影响婴儿健康，因为阴道避孕环不抑制乳汁分泌，从乳汁中排出的孕或雌激素量微不足道，因此，哺乳期女性可放心使用。

＊ 阴道避孕环的缺点

有时会发生不规则阴道流血、月经周期延长等，但随着使用时间的延长，会逐渐减轻；也有少数女性出现白带增多或阴道避孕环脱落的现象。

一般育龄女性均能使用阴道避孕环，但患有严重贫血、阴道壁松弛、膀胱膨出、直肠膨出、子宫脱垂以及可疑或确诊为生殖器肿瘤者不宜使用。滴虫性阴道炎、真菌性阴道炎及重度宫颈慢性炎症患者，待疾病治愈后再使用。

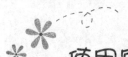

使用宫内节育器的优缺点

宫内节育器（简称 IUD）是一种放置在子宫腔内的避孕器具，是我国育龄女性使用最广泛的长效避孕方法。

宫内节育器又名子宫环，一般是采用防腐塑料或金属制成，有的加上一些药物，通过改变宫内环境，而不利于受精卵着床，影响精子活动力和卵子在输卵管的移动速度而达到避孕的目的。

＊ 宫内节育器的优点

❶有效时间长，可连续使用5～10年。
❷使用简捷方便，一次放置，长期有效，便于检查，对性生活无影响。
❸取出后女性的生育能力很快就能得到恢复。
❹非常经济，长期使用，花费少。
❺安全可靠，不影响哺乳婴儿。

＊ 宫内节育器的缺点

大多数女性在放置节育器后均无不良反应，但有些女性也可能会出现不同的问题，其中有少数情况比较严重，可能需终止使用节育器。

放置宫内节育器可能出现的问题包括：

❶ 意外妊娠率相对较高：使用宫内性节育器女性的妊娠率为 1% ～ 3%，其中有两种情况：一种是怀孕发生在未注意到的节育器脱落之后，称为意外妊娠；另一种是节育器仍在宫腔内所发生的怀孕，称为带器妊娠。带器妊娠后自然流产率和妊娠并发症的发生率均明显增高，故应终止妊娠，宜采用手术人工流产。

❷ 脱落率较高：放置节育器后的脱落率为 3% ～ 5%，大多数的脱落发生于放置节育器后的头几个月。月经血量较多的女性，应在经期注意节育器有无脱出。年轻女性的脱落率也稍高。由于不能被女性察觉，应于放置节育器后定期检查，及时发现节育器脱落，减少意外妊娠的发生。

❸ 容易发生出血和疼痛：出血和疼痛是放置节育器后的常见不良反应，约有5% 的女性因出血和疼痛不良反应而终止使用节育器。放置节育器前充分的咨询可增加女性对出血和疼痛不良反应的耐受性，降低终止率。

不适合服用避孕药的女性

服用避孕药，是适合一般健康育龄女性的避孕方法之一，但有一些女性不适宜应用避孕药来避孕。有一些女性服用口服避孕药后，会出现一些不良反应，类似早孕反应，出现出血、闭经或经量减少、白带增多。这些症状会在 2 ～ 3 个月后自行消失，或在停药后自行恢复。

不适合服用避孕药来进行避孕的女性包括：

＊ 严重疾病患者

激素类药物要在肝脏代谢，自肾脏排出，用药会加重肝、肾负担，故急性或慢性肝炎、肾炎、恶性肿瘤、乳房肿块、糖尿病等患者均不宜使用避孕药。

＊ 血液疾病及高血压疾病患者

避孕药会使凝血功能亢进，增加血栓形成的危险还可使血糖升高，影响甲状腺功能，所以各种血液病、血栓性疾患者及内分泌疾病如糖尿病、甲状腺功能亢

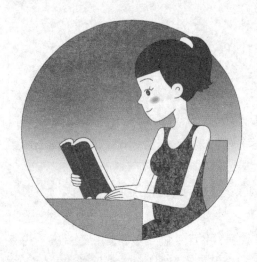

进患者均应避免应用。

＊ 妇科肿瘤患者

由于妇科肿瘤、乳房疾病大多为激素依赖的疾病，这些疾病的患者服用含有雌激素、孕激素的避孕药会加重病情，应当禁用。

＊ 精神病患者

生活不能自理的精神病患者，可能会发生误服、错服等情况，产生不良后果。

＊ 月经稀少者

避孕药可能会使月经进一步减少。

＊ 哺乳期女性

避孕药可抑制乳汁分泌，并可经乳汁分泌而影响新生儿的发育，因此，哺乳期女性不能使用。

育龄夫妻在几十年的生活中，有时难免会因为某种情况的影响，不得不更换避孕方法，一旦遇到这样的情况，请务必注意以下问题。

❶ 在更换避孕方法之前，必须对新的方法有充分的了解，掌握正确的使用方法。

❷ 不论服用哪一种避孕药，要改用其他避孕方法，必须坚持服完一个月经周期，绝不可中途更换，否则会造成月经紊乱或避孕失败。

❸ 使用长效避孕药的女性，如果要改用其他避孕方法，如放置宫内节育器、使用避孕套，应先改服短效避孕药 2～3 个周期，以减少月经紊乱的发生。

❹ 虽然宫内节育器产品不断更新，但各有其优缺点。只要已放置的宫内节育器确实适合自己，效果可靠无不良反应，就可继续用下去，不要盲目更换。通常宫内节育器可放置 10～20 年。

❺ 原先采用避孕工具的夫妻，若要改用口服避孕药，应在月经来潮的第 5 天开始服药，服药前必须坚持使用避孕工具。

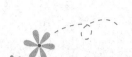

紧急避孕药不要经常使用

紧急避孕药，顾名思义，是在无保护性生活后，或觉察到避孕措施失败后采用的一种"紧急避孕"措施，包括避孕套破裂、滑落、漏服避孕药等，以预防非意愿妊娠的发生。

＊ 紧急避孕药的种类

一种是米非司酮片，在性生活后 72 小时内只需服用 1 片，避孕效果达 99%以上。低剂量米非司酮是国家药检局批准用于紧急避孕的药物。

另一种是左炔诺孕酮片，商品名为"毓婷""安婷"，在性生活后 72 小时内服用 1 片，间隔期为 12 小时，12 小时以后再服 1 片，避孕效果达 98% 以上。

＊ 紧急避孕药的不良反应

紧急避孕药是在用常规避孕方法失败后，采取的一种紧急的避孕措施，就是用大剂量的药物来抑制卵巢的功能，抑制排卵，产生一种比较好的避孕效果，因此，紧急避孕药只能是偶尔的、万一避孕失败了才采取的方法，如果要作为一种常规的方法，反复地吃这种避孕药，则会干扰女性卵巢的功能。

 温馨提示

　　紧急避孕是对本次无保护性活动起避孕作用，而且在一个月经周期中只能服药一次。本周期服药以后的性生活，仍需要采取其他可靠的避孕措施。它是一种临时性补救办法，绝对不能作为常规避孕方法反复使用。

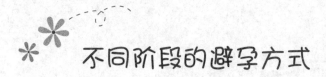

不同阶段的避孕方式

避孕的方法有多种，不同的时期，根据自己的生理条件，根据家庭生活的安排甚至可以根据自己的经济条件来选择不同的避孕方法。

* 新婚期

新婚夫妻宜选择对今后生育功能影响小和不易感染的避孕方法，如短效口服避孕药、男用避孕套、自然避孕方法等。新婚阶段一般不宜选择宫内节育器，特殊情况应当在医生指导下选用。新婚夫妻一般也不宜选用口服长效避孕药，因有些女性在停药后的恢复排卵时间要长一些。

* 哺乳期

哺乳期宜选择不影响泌乳、哺乳和婴儿生长发育的避孕方法。宫内节育器可于分娩后立即放置，也可在产后 42 天时放置。

单纯孕激素避孕法如皮下埋植剂、单纯孕激素长效避孕针，哺乳者产后 6 周可开始使用；非哺乳者产后 5 天便可应用。有资料表明，单纯孕激素避孕法对乳汁分泌无明显影响，对婴儿生长发育也无明显影响。

产后、哺乳期不宜使用复合型口服避孕制剂，因为雌激素可能影响乳汁分泌。哺乳期也不宜使用不易溶解的外用杀精剂，如避孕片、药膜等，因为哺乳期女性阴道分泌物较少而不易溶解。

* 更年期

更年期女性的特点是卵巢功能逐渐衰退，阴道分泌物相对较少，有时月经紊乱，但仍有可能意外怀孕。此阶段原来未使用宫内节育器

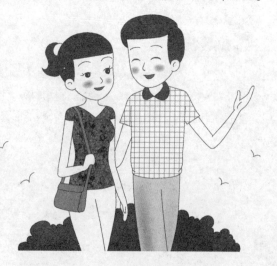

者，不主张放置宫内节育器，但如原使用宫内节育器且无不良反应者，可继续使用，至绝经后 1 年左右取出。此阶段也不宜使用不易溶解的外用杀精剂，但可以用胶冻剂，以增加生殖道润滑作用。复合型避孕制剂因含有雌激素，也不主张应用。屏障避孕法、阴道避孕药环等可供选择。

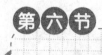

调适孕前生活

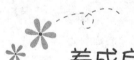

养成良好的作息规律

养成良好的作息规律有利于夫妻双方精神饱满、身体功能活跃，让健康状况达到良好的状态，为优生打下坚实的基础。

夫妻双方机体处于极度疲劳或患病的情况时，会使精子和卵子的质量受到影响，同时也干扰子宫的内环境而不利于受精卵着床和生长。

另外，长期久坐者容易出现血液循环不顺畅，同时也会患妇科方面的疾病。有些女性久坐会导致经血逆流入输卵管、卵巢，引起下腹痛、腰痛，甚至严重的痛经，从而影响受孕。此外，气滞血瘀也易导致淋巴或血行性的栓塞，使输卵管不通。

如果准妈妈的工作几乎离不开"坐"，那么最好每工作 40 分钟后休息 10 分钟，做一做伸展动作，或下班后进行散步、游泳、跳韵律操等运动，都能有效改善因久坐造成的机体血液循环障碍。

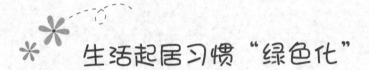

生活起居习惯"绿色化"

现代职场中的育龄夫妻，大多数已经习惯快节奏、忙忙碌碌的城市生活，并没有意识到自己的生活中有很多不利于健康生育的习惯。

要完成孕育、教养下一代的大事，夫妻双方需要保证身体处在最佳状态，从调整自己日常不良的生活习惯做起。

除了停服避孕药物、调整好心理状态，做好接受家庭新成员的心理准备之外，夫妻双方还应当做到以下几方面：

＊ 体重管理

女性怀孕前，体重过重和过轻都不利于受孕。体重轻应适当增加饮食，储备足够营养，为孕育胎儿打下良好基础。超重的最好适度减肥，接近标准体重后再怀孕。

＊ 饮食管理

减少人工甜味作料的摄入，选用新鲜天然食物，避免食用含食品添加剂、色素、防腐剂的食品。远离含咖啡因、酒精的饮品。停止服用各种兴奋剂及镇静剂。不要过量食用高糖类食物，少食火腿、香肠、咸肉、腌鱼等。

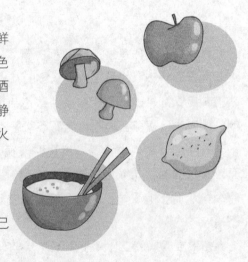

＊ 规律运动

养成规律的运动习惯，选择一种自己喜欢、能持续、适合任何季节的运动。

❋ 补充营养

女性备孕时要摄取营养均衡的天然食物。机体如果缺铁，可以进食牛肉、绿色蔬菜、葡萄干等，缺钙可进食虾皮、乳制品和豆制品等，用天然食物补充身体需要的营养素。

❋ 补充叶酸

红苋菜、菠菜、生菜、芦笋、龙须菜、豆类、酵母、动物肝脏及苹果、柑橘、橙汁等富含叶酸，准备怀孕和孕早期的女性可以多吃。

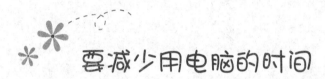

要减少用电脑的时间

随着科技水平的快速发展，电脑得到广泛应用，并逐渐成为人们日常生活中必不可少的工具。越来越多的人开始关注使用电脑是否影响身体健康，特别是电脑产生的电离辐射是否会对年轻女性孕育下一代产生影响。

电脑以及电视机中的显像管，都是由高电压的电子轰击荧光屏而产生的X射线。X射线对人体是有害的，特别是对于早期的胚胎有比较敏感的生物效应。所以，平时常使用电脑的女性，计划怀孕后应该适当减少使用电脑的时间。

如果必须在电脑前工作，室内要有良好的通风，并工作一段时间便站起来离开电脑活动一会儿。

有条件时，可在电脑荧光屏上附加一安全防护网或防护屏，以进一步吸收可能泄漏的X射线。有研究发现，这不但可以增加画面的清晰度，保持眼睛的舒适，并且能消除100%的静电和绝大部分的辐射。另外，备孕夫妻还要加强户外活动，注意体育锻炼，提高身体素质，这才是保持身体健康的根本。

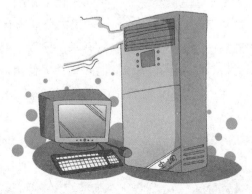

想怀孕就要慎养家庭宠物

现代有不少家庭喜欢养宠物，尤其是以养猫和狗居多。这些可爱的动物可以使人们放松身心，使心态更平和。备孕的女性最好不要与宠物密切接触，特别是不要清理宠物的粪便，以免感染弓形虫。备孕妈妈如果感染了弓形虫，会对未来胎儿不利。

弓形虫最容易寄生在猫的肠黏膜上，感染了弓形虫的猫所产生的粪便可以把弓形虫传染给人。虫卵被猫排出后，至少在 24 小时后才有可能有传染性，所以如果每天及时清理粪便，就能减少被感染的机会。建议饲养宠物的女性在怀孕前，要做一项叫做 TORCH 的检验，查一查有没有感染弓形虫。如果化验结果显示正在感染，则暂时不能怀孕。如果在怀孕 3 个月内，女主人的 TORCH 检验显示感染了弓形虫，应立即终止妊娠，因为感染弓形虫对胎儿的发育影响较为严重，可导致胎儿畸形。

正确使用电话的方法

电话是最容易在写字楼里传播疾病的办公用品。电话听筒上 2/3 的细菌可以传给下一个拿电话的人。如果办公室里有人患感冒，或是如厕后未把双手洗干净，疾病就会在办公室里蔓延开来。所以，备孕女性和准妈妈最好拥有一部独用的电话机。如果不得不和其他同事共同使用，至少应该减少打电话的次数；或者勤快一些，经常用酒精擦拭电话听筒和键盘。

空调使用的注意事项

夏天，写字楼里的中央空调给人提供一种凉爽宜人的环境，但在里面待久了，许多人会出现头昏、疲倦的感觉。国外一项研究显示，长期在空调环境里工作的人，50％以上有头痛和血液循环方面的问题，而且特别容易感冒。因此，准备怀孕的女性不要长时间待在空调房里，要注意经常开窗通风，夏天室内空调温度不要调得过低，以防感冒。

做好孕前营养储备

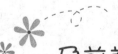

孕前养成良好的饮食习惯

准备生育的夫妻要注意蛋白质、脂肪、碳水化合物、维生素与矿物质等营养物质的补充，养成良好的饮食习惯。

＊ 养成良好的饮食习惯

不同食物中所含的营养成分不同，含量也不等。备孕夫妻膳食种类应多样化，不偏食，养成好的饮食习惯。

＊ 加强营养的摄入

各种豆类、蛋、瘦肉、鱼类等含有丰富的蛋白质；海带、紫菜、海蜇等食物含碘较多；动物性食物含锌、铜等元素较多；芝麻酱、猪肝、黄豆、豆腐乳中含有较多的铁；瓜果、蔬菜中含有丰富的维生素。备孕夫妻可以根据所处的地区、季节等情况，科学安排一日三餐，合理摄入。经过一段时间的调整，夫妻双方体内储存了充分的营养，身体健康，精力充沛，为优生打下坚实的基础。

＊ 避免各种食品污染

食物从原料生产、加工、包装、运输、储存、销售直至食用前的整个过程中，都有可能受到农药、重金属、真菌毒素和放射性核素等有害物质不同程度的污染，从而对人们的健康产生严重危害。因此，备孕夫妻在日常生活中尤其应当重视饮食卫生，应当选用新鲜的天然食品，避免吃含有食品添加剂、色素、防腐剂物质的食物。蔬菜要充分清洗干净，必要时可以浸泡一下；水果宜去皮后再食用；尽量饮用白开水，避免饮用含咖啡因的饮品。家庭炊具尽量使用铁锅或不锈钢炊具，避免使用铝制品及彩色搪瓷制品，防止铝元素、铅元素对人体的伤害。

强调营养并不代表吃得越多越好，多吃会造成妊娠期母体体重过重，胎儿生长过大会给分娩带来困难。营养过剩与糖尿病、慢性高血压、血栓性疾病的发病都有密切联系。

女性应当科学、合理地安排妊娠期的饮食，既满足孕产期的特殊需要，又不过量，以保证母婴健康。如不能掌握适量的营养物质的准确摄入和补充，最好找专业医生帮助。

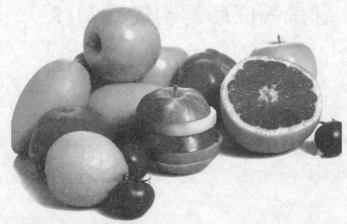

孕前3个月开始服用叶酸

叶酸是一种维生素，它对红细胞的分裂、生长及核酸的合成具有重要作用，是人体的必需物质。叶酸因存在于植物叶子中而得名。叶酸参与许多重要物质的代谢转变及合成，特别是对核糖核酸（RNA）、脱氧核糖核酸（DNA）以及蛋白质的合成有重要作用。

准妈妈缺乏叶酸有可能会导致胎儿发生神经管畸形，出现常见的无脑畸形和脊柱裂等。新生儿的唇腭裂畸形及先天性心脏病也与叶酸缺乏有关。中国妇婴保健中心和美国疾病预防控制中心从1991年起，进行了大范围人群干预研究，结果表明，从计划怀孕时起到孕后3个月每天服用小剂量叶酸，可以减少70%以上的神经管畸形病例的发生，可减少83.7%唇腭裂患儿的发生和35.5%的先天性心脏病。

据调查，我国育龄女性普遍存在叶酸缺乏，农村女性缺乏状况比城市女性严重；北方女性缺乏状况比南方女性严重。

＊ 计划怀孕的女性应在医生指导下服用叶酸

❶ 应在准备怀孕前3个月开始服用叶酸。

❷ 准妈妈的最佳补充剂量是每日400微克，如斯利安片，每日1片。

叶酸含量较高的食物有动物肝脏、肾脏、蛋类、鱼类等；植物性食物中的菠菜、芹菜、菜花、马铃薯、莴苣、蚕豆等；水果类如梨、柑橘、香蕉、柠檬等以及坚果类食物。

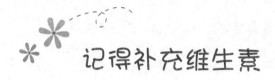

记得补充维生素

＊ 补充维生素A

维生素A又名视黄醇，主要存在于海产鱼类肝脏中。

女性在妊娠期，自身与胎儿均需要大量的维生素A。如果维生素A摄入不足，会导致胚胎发育不良，严重不足时可导致婴儿骨骼和其他器官的畸形，甚至流产，但摄入过量的维生素A同样有引起胎儿畸形和影响胎儿正常发育的可能。

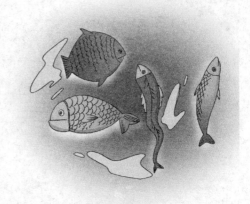

鉴于以上原因，我国营养学会推荐准妈妈维生素A的供给量标准与非准妈妈一致，皆为微克当量视黄醇，即3300国际单位。

因此，女性在备孕时就应防止体内维生素A的缺乏，多食富含维生素A的动物性食物和含有丰富胡萝卜素的食物，如肝脏、蛋类、奶类和胡萝卜、油菜、苋菜等。

＊ 补充维生素C

维生素C又名抗坏血酸，能维持牙齿、骨骼、血管、肌肉的正常功能，增强机体对疾病的抵抗力，促进伤口愈合。

人体如果缺乏维生素C，可引起坏血病，并易发生毛细血管脆弱、皮下出血、牙龈肿胀流血或溃烂等。女性在怀孕期间，胎儿必须从母体中获取大量维生素C来维持骨骼、牙齿的正常发育以及造血系统发挥正常功能。

含维生素C丰富的食物有柿椒(红、青)、菜花、雪里蕻、白菜、番茄、黄瓜、草莓、鸭梨、苹果等。备孕女性可适当多吃这些食物，以防止孕期维生素C缺乏。

＊ 补充维生素D

维生素D是类固醇的衍生物，具有抗佝偻病的作用，被称为抗佝偻病维生素。维生素D可增加钙和磷在肠内的吸收，是调节钙和磷正常代谢所必需的物质，对骨骼、牙齿的形成极为重要。

准妈妈缺乏维生素D时，可患骨质软化。该病最先而且最显著的发病部位是骨盆和下肢，后逐渐波及脊柱、胸骨及其他部位。严重者可出现骨盆畸形，由此可影响自然分娩。维生素D缺乏可使胎儿骨骼钙化以及牙齿萌出受影响，严重者可造成小儿先天性佝偻病。

因此，为了避免孕期体内缺乏维生素 D，备孕女性应多吃富含维生素 D 的食物，如鱼肝油、鸡蛋、鱼类、动物肝脏、小虾等；还应常到室外晒太阳，适当参加劳动，可促进维生素 D 的吸收。

＊ 补充维生素E

维生素 E 又名生育酚，能促进人体新陈代谢，增强机体耐力，维持正常循环功能；是高效抗氧化剂，能保护生物膜免遭氧化物的损害；能维持骨骼、心肌、平滑肌和心血管系统的正常功能。

维生素 E 广泛存在于绿色植物中，动物体内含量较少。准妈妈保证维生素 E 的摄入非常有必要。研究认为，维生素 E 缺乏与早产儿溶血性贫血有关。为了使胎儿储存一定量的维生素 E，准妈妈应每日多加 2 毫克摄入量。

维生素 E 广泛分布于植物性食物中，特别良好的来源为麦胚油、玉米油、菜籽油、花生油及芝麻油等。此外，猪肝、牛肉以及杏仁、马铃薯等食物中也含有维生素 E。因此，备孕女性要多吃这些富含维生素 E 的食物。

＊ 补充维生素B_1

维生素 B_1 又称硫胺素。人体若缺乏硫胺素，不仅使糖类代谢发生障碍，还将影响机体整个代谢过程，而且影响氨基酸与脂肪的合成。

人们如果长期大量食用精制的大米和面粉，又缺乏其他杂粮和多种副食品的补充，易造成硫胺素的缺乏。体内缺乏维生素 B_1 易患脚气病。

如果硫胺素摄入不足或缺乏严重，人体则易疲倦、乏力、小腿酸痛、心动过速等症状更加明显。备孕女性应适量摄入含维生素 B_1 较多的动物性食物，如猪肉和动物肾、肝、蛋类；含维生素 B_1 较多的植物性食物，如糙米、标准面、小米、玉米、豆类、花生仁、核桃以及葵花子等。

＊ 补充维生素B_2

维生素 B_2 又名核黄素。核黄素是机体中多种酶系统重要辅基的组成成分。这种辅基与特定蛋白质结合，形成黄素蛋白。黄素蛋白是组织呼吸过程中很重要的一类递氢体。

妊娠期由于母体代谢旺盛，核黄素需要量有明显增加。研究发现，妊娠后 4

个月母体尿核黄素排量明显下降，而分娩后就迅速回升。

准妈妈如果在妊娠期核黄素摄取不足或缺乏，可引起或促发孕早期妊娠呕吐、孕中期口角炎、舌炎、唇炎以及早产儿发生增加。因此，女性在备孕阶段就应该注意核黄素的补充。

核黄素存在于多种食物中。一般动物性食物含量比植物性含量高，以内脏最为丰富，如羊肝、牛肝、猪肝、猪心、羊肾、牛肾、猪肾、鸡肝、鸭肝等，鳝鱼、海蟹、鸡蛋、牛奶等食物其含量也较高。植物性食物如黄豆、菠菜、苋菜、空心菜、芥菜、金花菜、雪里蕻、韭菜、海带、黑木耳、紫菜、花生仁等，核黄素含量也是比较丰富的。

＊ 补充维生素B6

维生素 B6 是中枢神经系统活动、血红蛋白合成以及糖原代谢所必需的辅酶。它与蛋白质、脂肪代谢密切相关。

人体如果缺乏维生素 B6，可引起小细胞低色素性贫血、神经系统功能障碍、脂肪肝、脂溢性皮炎等。准妈妈在怀孕期间，由于雌激素增加、色氨酸代谢增加，维生素 B6 需要量也就增加。

此外，妊娠时血液稀释，准妈妈血中维生素 B6 水平可降至孕前水平的 25%。胎儿 5 个月时是其中枢神经系统增长的高峰，对维生素 B6 最为需要，因而必须重视维生素 B6 的摄入量。

含维生素 B6 的动物性食物有动物肝脏、鸡肉、牛肉、猪肉、鱼、蟹、鸡蛋、牛奶。含维生素 B6 的植物性食物有葵花子、花生仁、核桃、黄豆、扁豆、胡萝卜、菠菜、马铃薯、全麦粉、甜薯、香蕉、葡萄干、橘子。

＊ 补充维生素B12

维生素 B12 具有促进红细胞生成、维持神经髓鞘代谢功能的作用。

女性如果在妊娠期间维生素 B12 摄入不足常会发生巨幼红细胞性贫血。专家指出，准妈妈如果缺乏维生素 B12，胎儿的畸形发生率也有可能增加，所以维生素 B12 对准妈妈非常重要。

因此，备孕女性应多吃富含维生素 B12 的食物，如牛肾、牛肝、猪心、鸡肉、鸡蛋、牛奶、虾、干酪。另外，豆豉、黄酱等也含有较多的维生素 B12。

补充一些矿物质（碘、锌、铁）

碘对胎儿的影响在不同的孕期是不一样的。孕早期母体严重缺碘，可使胚胎形成和胎儿发育受到严重阻碍，以致发生流产或死胎。孕中、晚期母体中度缺碘，可造成胎儿发育不良，甚至可造成早产或发生先天性畸形。我国规定正常人每日碘的摄入量为150微克，备孕女性每月一定要保证符合规定量的碘的摄入。

含碘丰富的食物有海产品，如海带、紫菜、淡菜、海参等，还有鸡蛋、鸭蛋、豆类、香菇、黑木耳等。我国人口普遍缺碘，最有效的补碘措施是食用加碘的食盐。

如果膳食的碘供给不足，应在医生的指导下正确补碘，如果碘摄入过多对身体不利。

锌具有促进人体生长发育与组织再生、促进食欲、增强免疫功能、促进维生素A代谢、参与体内许多重要酶的组成等生理功能。

锌对于胎儿的生长发育有着重要影响。孕早期正是胚胎形成、器官分化、初具人形的时期，如果母体内锌含量不足可影响胚胎发育和形成，引起胎儿畸形，如神经管闭合不全、脊柱裂、无脑儿、脑积水等。母体缺锌时还可引起胎儿宫内发育迟缓、新生儿出生体重低下，给新生命的健康和生后哺育带来很大困难。

备孕女性要多吃富含锌的食物，如动物肝脏、肉类、海产品等，尤以牡蛎中含锌最高。如果膳食中的锌不能满足需要时，应在医生的监测和指导下服用锌制剂。

贫血是妊娠常见的并发症，部分原有的贫血情况因妊娠而加重，部分在妊娠后发生。贫血对母婴都会造成影响，重度贫血可增加母体妊娠期合并症如妊娠期高血压疾病、感染，甚至贫血性心力衰竭发病率，对胎儿影响较大，另外如早产、胎儿发育不良、胎儿宫内窘迫等发病率也会增加。

因此，女性在怀孕前如有贫血，应在孕前进行咨询，并查清贫血的原因和程度，作出评估和处理，以防妊娠后贫血加重，危及母婴安全。其中缺铁性贫血是较常见的贫血类型。缺铁性贫血诊断明确后，除了应积极祛除病因外，宜多食含铁丰富的食物，如瘦肉、鱼、肝脏等。此外，应在医生指导下补充铁剂。

铁的主要食物来源有动物肝脏、动物血、畜禽肉类、鱼类等。备孕女性可以适当吃这些食物。

补充优质蛋白质

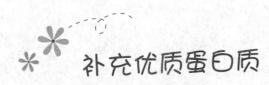

蛋白质是构成人的内脏、肌肉以及脑部的基本营养素，与胎儿的发育关系极大，准妈妈万万不可缺乏蛋白质。

准妈妈如果蛋白质摄入不足，不但会导致胎儿发育不良，而且母体产后也不容易恢复。有的准妈妈就是因为孕期蛋白质摄入不足，分娩后身体一直虚弱，还引起多种并发症，给身体带来极大的损害，同时对喂养婴儿也不利。

实验结果表明，准妈妈如果缺乏蛋白质，新生儿体重、身长、肝脏和肾脏重量就会降低，有的肾小球发育不良、结缔组织增多。

富含蛋白质的食物有牛肉、猪肉、鸡肉、鲤鱼、动物肝脏、蛋、牛奶、乳酪、豆类及豆制品等。备孕女性如果能把上述动物性食物、植物性食物结合食用，将是很好的补充蛋白质的方法。

多吃坚果对准妈妈的益处

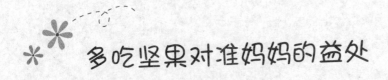

* 核桃仁

核桃仁含有丰富的不饱和脂肪酸、蛋白质，较多的磷、钙和各类维生素，还含有碳水化合物、铁、镁、硒等。中医学认为，核桃仁有补肾固精、温肺止咳、益气养血、补脑益智、润肠通便、润燥化痰等作用。备孕女性进食核桃仁可防病健身，为孕育新生命打下基础。

* 花生

花生是一种营养丰富的食物，有"长生果""植物肉""绿色牛奶"之称。中医学认为，花生具有醒脾开胃、理气补血、润肺利水和健脑抗衰等功效。吃花生时不要去掉红色仁皮，红皮是利血物质。

* 杏仁

杏仁有降气、止咳、平喘、润肠通便的功效，对于预防孕期便秘很有好处。但是，中医认为杏仁有小毒，不宜多食。

* 瓜子

平常我们常吃的瓜子有葵花子、番瓜子和西瓜子。多吃番瓜子可以防治肾结石病。中医学认为，西瓜子味甘性寒，具有利肺、润肠、止血、健胃等功效。葵花子所含的不饱和脂肪酸能起到降低胆固醇的作用。

* 松子

松子含有丰富的维生素 A 和维生素 E 以及人体必需的脂肪酸、油酸、亚油酸和亚麻酸。

* 榛子

榛子含有不饱和脂肪酸，并富含磷、铁、钾等矿物质，还含有维生素 A、维生素 B_1、维生素 B_2、叶酸，经常吃可以明目、健脑。

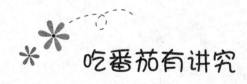

吃番茄有讲究

番茄中含有丰富的维生素 C。维生素 C 有增强机体抵抗力、防治坏血病、抗感染等作用。

吃番茄也是有讲究的，要注意以下几点：

首先，要选择圆润、丰满、外观漂亮的，不要吃长有赘生物的番茄。

其次，不要吃未成熟的番茄，因为青色的番茄含有大量的有毒物质番茄碱，食用后会出现恶心、呕吐、全身乏力等中毒症状。

最后，最好不要空腹吃番茄。番茄含有大量的胶质、果质、柿胶粉、可溶性收敛剂等成分。这些物质容易与胃酸发生化学反应，引起胃部不适。

马铃薯的科学食用

马铃薯是世界公认的营养丰富的食物。美国人认为，每餐只吃全脂奶粉和马铃薯，就可以得到人体所需的全部营养。马铃薯含有 18 种人体所需的氨基酸，其含有的黏蛋白能预防心血管系统疾病。

马铃薯中维生素 B_1 的含量也居常食蔬菜之冠。然而，人们在食用马铃薯时要小心。因为，马铃薯中含有龙葵素，其较集中地分布在发芽、变绿的部分。人们如果不慎食入发芽或腐烂的马铃薯，就会使龙葵素吸收进入血液。龙葵素不仅具有溶血作用，还会麻痹运动和呼吸中枢，刺激胃黏膜，最终因呼吸中枢麻痹而导致生命危险。更重要的是，龙葵素与雄激素、雌激素、孕激素等性激素结构相近。长期食用，其中大量的生物碱并不会因水浸、蒸、煮等烹调而减少，反而会蓄积体内，对人体产生不良反应。因此，不要食用发芽或外皮发绿的马铃薯。

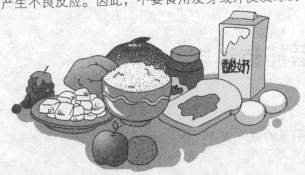

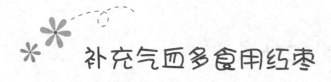

补充气血多食用红枣

红枣含有丰富的营养物质和多种微量元素。红枣含有的维生素 C 比苹果、梨、葡萄、桃、山楂、柑橘、橙子、柠檬等水果均高，还含有维生素 P、维生素 A、B 族维生和黄酮类物质环磷酸腺苷、环磷酸鸟苷等，故红枣又有"天然维生素"的美誉。

* 增强准妈妈免疫力

红枣是营养丰富的滋补品，它除含有丰富的糖类（碳水化合物）、蛋白质外，还含有丰富的维生素和矿物质。尤其是维生素 C，它可增强人体的抵抗力，还可促进人体对铁质的吸收。

* 健脾益胃

红枣能补益脾胃、补中益气。多吃红枣能显著改善肠胃功能，达到增强食欲的功效。

* 安神定志

有的女性会经常出现抑郁、心神不宁等情绪，多食红枣可起到养血安神、舒肝解郁的作用。备孕女性如果感到精神紧张和烦乱，甚至心悸失眠和食欲不振，不妨在平日的汤或粥中加点红枣同食，有养血安神、舒肝解郁的功效。

* 补 血

红枣除了可补中益气外，还有补血的作用。

* 降血压

红枣中含有芦丁，是软化血管、降低血压的物质，对于高血压疾病有一定的防治作用。

多食用豆类益处多

大豆中含有丰富的氨基酸和钙，可以弥补米、面中营养元素的不足。大豆还含有油酸、亚油酸、亚麻酸等优质多不饱和脂肪酸。

豆制品中，首先值得提倡吃的是发酵大豆，也叫豆豉，含有丰富的维生素 B_2，其含量比一般大豆约高 1 倍。维生素 B_2 在谷氨酸代谢中起着非常重要的作用，而谷氨酸是脑部的重要营养物质，多吃可提高人的记忆力。豆腐也是豆制品的一种，其蛋白质含量占 35.3%，脂肪含量占 19%。因此，豆腐是非常好的营养食品。你可以将冻豆腐、豆腐干、豆腐片（丝）等搭配食用。另外，豆浆营养也很丰富，可适量多喝。

 第八节

优生要从胎教做起

什么是胎教

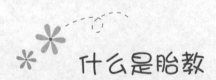

胎教理论和方法最早起源于中国古代。然而，西方发达国家的研究者们，近些年来越来越重视对胎教理论和实践方面的探索和研究，这是因为胎教已经成为

现代优生学的辅助性学科。

那么，究竟什么是胎教呢？

广义的胎教是集人类优生、优育、优教等多项理论和实践活动为一体的一门学问。现代生命科学的研究已经证明，婴儿在出生前形成的大脑皮质，是出生以后大脑新皮质层形成的基础。只有这个基础生长发育得好，出生以后大脑皮质的接收、存储知识，形成能力和智慧的功能才有可能发挥更好的作用。胎儿脑皮质发育得好，是出生以后婴儿能否形成良好的性格、优秀的个性、良好的心理和生理素质、正常的智力的决定因素。胎儿大脑的发育，必定要受到妊娠期间母亲的生理、心理环境的影响。

因此，为胎儿的生长发育创造良好的物质环境，是胎教的重要内容。父母在生育宝宝前和孕育胎儿的过程中，应具有健康的身心，创造优美、舒适、宁静、和谐的生活环境。妊娠期间母体保持平和、安定、愉悦的心境，使胎儿在生长过程中得到良性刺激，才能孕育出聪明、健康的宝宝。

总之，广义的胎教要求准妈妈除了重视自身健康和营养条件以外，还要重视周围生活环境的影响，努力保持积极的心理状态和情绪体验，从而让胎儿在母体环境中得到良好的生长发育。狭义的胎教或者说胎教的具体做法，则是指通过一定的手段、方式，包括对话、抚摸、音乐、适度锻炼等方法，对母腹中的胎儿施加良性刺激。

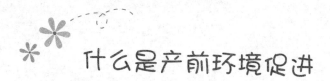

什么是产前环境促进

国内外医学、心理学的研究认为，人的知觉是在出生后建立的。

人对于客观事物的认识，哪怕最简单的认识，要通过感觉和知觉综合才能完成。感觉是知觉的基础，没有对事物的各种感觉，就不会引发进一步的知觉。没有知觉仅仅有感觉时，只能通过某个感觉器官感受到事物的某种属性，不能在大脑中建立事物的整体印象。

但是，在妊娠期，给胎儿适当的声、光、触摸刺激，用适度的良性刺激诱导和刺激胎儿相关的神经通路和大脑皮质中枢，使这些部位的锥体细胞增加更多的树突，以促进和周围锥体细胞建立传递信息的突触联系，使大脑与感觉、运动、思维、记忆等密切相关的网络更加丰富，有利于胎儿出生以后的智力开发。这就是人们所说的"直接胎教"的内容。实质上，胎教起着产前对胎儿大脑发育的一种环境促进作用，它与胎儿大脑剧增期所给予的营养促进组合起来，就形成了"产前环境促进"的内容。

现代医学研究发现，人的大脑皮质锥体细胞树突和树突棘发生、发展，以及锥体细胞之间突触建立的多少，与一个人一生中的行为、学习、记忆和能力有直接关系。

如果在胎儿大脑细胞分裂增殖的第一个高峰期，即妊娠 12 ~ 18 周，大脑皮质的多层结构将要全部形成时，给母体提供充足的热量、蛋白质、微量元素、维生素等必需营养素，就能促进大脑锥体细胞生长得更多。

因此，强调在孕期合理、充分的营养供给，是产前环境促进的主要内容，也是胎教的重要因素之一。

温馨提示

抓住胎儿大脑生长发育最快的时机，补充胎儿所需要的多种氨基酸、维生素、微量元素，帮助锥体细胞核蛋白的合成，能使细胞核迅速增长并分裂，细胞质增多并分裂，总体上使胎儿的大脑锥体细胞迅速增长。

音乐胎教的实施方法

音乐胎教是指通过给胎儿不断地传输优良的音乐性声波，促使胎儿大脑神经元的轴突、树突及突触的发育。

实施音乐胎教的方法多种多样。由于人们的文化水平、禀赋素质、欣赏水平、生活环境的不同，有的准妈妈可能喜爱音乐，有的则可能对音乐不很感兴趣。但是，有一点是能肯定的，绝对不喜欢音乐或者说丝毫没有音乐细胞的人很少，只是很多人没有尝试到音乐有益于身心、有益于健康的好处而已。有些人钟爱民歌、山歌或者地方戏曲和地方民间音乐。这一类音乐，一般具有很强的表演性和感染力，虽然地域性极强，对于熟悉和喜爱者来说，听起来会给人以十分亲切的感觉，同样可以起到音乐胎教的作用。

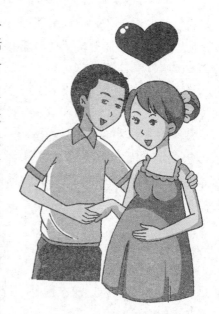

实施音乐胎教，并不一定局限在某一种方式或具体的形式上，最终目标在于能愉悦准妈妈情绪、陶冶性情，增加乐趣和生活信心。

＊ 音乐熏陶法

此法适宜于爱好音乐，并且善于欣赏音乐者采用。具有一定音乐修养的人，一旦听到优美的音乐，就能很快进入音乐世界，情绪和情感都会变得愉快、宁静和轻松。准妈妈每天都能欣赏几段音乐名曲，听几段轻音乐，在欣赏与倾听感受的过程中，借乐曲勾勒的意境和形象浮想联翩，让思绪飞往青山绿水之间，舞在蓝天白云之下，春水秋雨、花红柳绿，能任意遐想，悠然神往，让自己徜徉在美好的境界里，沉浸在美妙的音乐世界中，长期坚持下去，当然能达到很好的胎教效果。

＊ 吟唱谐振法

准妈妈经常用柔和的声调，吟唱、哼唱轻松的歌曲和音乐，唱的同时，想象着胎儿正在体内静静地聆听，以期达到母爱与胎儿心音的谐振，这种方法称为吟唱谐振法。

吟唱谐振法适合日常生活中随时随地进行，不必拘泥于时间、地点、环境的限制。只要有时间、心情好，随时就吟唱几句自己喜欢的曲子或者熟悉的旋律，让腹中的胎儿不断地感受到母亲温柔的声音。无论是做家务、打扫房间、做饭、晾洗衣服的时候，随时随地都可以吟唱或哼唱起来，既调整了自我的情绪，又向胎儿传递了母爱的信息，还能对胎儿产生艺术的潜在影响。当然，准妈妈无论吟唱还是哼唱，声音都不宜太大、音调不能太高。

＊ 朗诵抒情法

现代胎教音乐，正在朝着器乐、歌曲、朗读三位一体的方向发展。市面上出售的胎教音乐商品中，往往都有器乐演奏欣赏、歌曲吟唱和朗读、朗诵相结合的形式。准妈妈在朗诵的同时，自身情感得到抒发，也能让胎儿得到美的熏陶。

＊ 器物法

器物法是指利用一套微型扩音器，用扬声器置放在准妈妈腹部，让优美的乐曲、旋律的振动，通过母亲腹部，源源不断地灌输给胎儿，以达到谐振的目标。这种音乐胎教的实施方法，起源于英国心理学家奥尔基的实验和论证结果。

但是，使用器物法需要特别注意，扬声器播放的乐曲声一定要轻柔和缓，播放时间一般以 5 ～ 10 分钟为宜，不能过久，声音更不能过响，这样不但起不到音乐胎教的效果，反而会引起胎儿的烦躁。

温馨提示

在欣赏音乐的过程中，准妈妈最好能随着音乐的旋律，轻声吟唱或哼唱乐曲的主题旋律；并且尽可能地培养欣赏兴趣，随着节奏、旋律微微作出动作，以便于身心更加融入音乐欣赏之中，更好地发挥音乐胎教的作用。

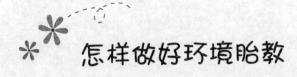

怎样做好环境胎教

环境胎教是指充分利用可以调整的物质环境，为胎儿的生长发育提供更好的生存空间。胎儿赖以生存发展的环境，可以分为内环境和外环境。

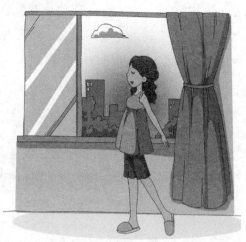

内环境一般包括子宫内的温度、压力和羊水代谢状况，以及母体的营养、健康情况等。外环境是指存在于母体外部，能对母体和胎儿形成一定影响的所有因素，包括怀孕时的季节、气候，准妈妈居住的生态环境和习惯的家庭生活方式，夫妻关系，甚至包括本人的工作条件和社会交往情况等。

胎儿在母体中，既要受到母亲体内环境的影响，也要受到母亲体外环境的作用。因此，运用环境胎教的方法，需要注意：保证孕期摄取充足、合理的营养，以保持母体内部生理、生化环境的稳定。尤其是在妊娠中期以后，一定要保证摄入足够的蛋白质，以保证胎儿的脑细胞和整个神经系统的正常发育。

家人还要尽可能为准妈妈提供安静、卫生的起居条件和工作环境，远离噪声、震动、高温、粉尘、放射线等有害因素，远离各种有毒、有害物品。

夫妻和家庭成员要通力合作，安排好家庭日常生活和人际关系。准妈妈本人需要正确对待和善于调整好社会关系，包括夫妻关系、婆媳关系、邻里关系、同事关系等人际关系，使自己处于一个良好、和谐、有利于胎教的环境中。

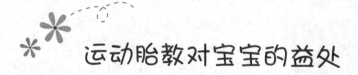

运动胎教对宝宝的益处

运动胎教，是指准妈妈进行适宜的体育锻炼和帮助胎儿活动，促进胎儿大脑及肌肉的健康发育。它有利于母亲正常妊娠及顺利分娩。早在怀孕第 7 周，胎儿就开始了自发的"体育运动"，从眯眼、吞咽、咂手、握拳，到抬手、蹬腿、转体、翻筋斗、游泳，胎儿的全身骨骼、肌肉和各器官在运动中得到锻炼和发展，胎儿在运动中逐渐长大。胎教理论主张适时、适当地对胎儿进行运动刺激和训练，以促进胎儿的身心发育。

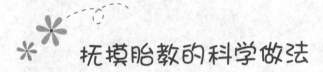

抚摸胎教的科学做法

　　抚摸胎教是指准妈妈或者丈夫用手在准妈妈的腹壁上轻轻地抚摸胎儿，对胎儿形成触觉上的刺激，以促进胎儿的感觉神经及大脑感受区的发育。

　　现代医学科学研究和实验证明，妊娠中期以后，胎儿的体表绝大部分表层细胞已经初步具有接收信息的能力，并且能通过触觉神经来感受母体外的刺激，反应渐渐灵敏。

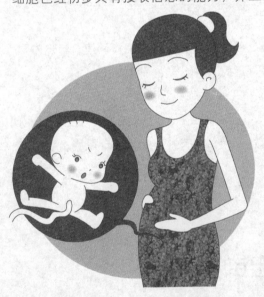

　　抚摸胎教可以在每晚临睡前施行，最好定时，并且注意胎儿的反应类型和反应速度。如果胎儿对抚摸的刺激不喜欢，就会用力挣扎或者用蹬腿来表示自己的不满，有了类似反应，应当停止抚摸。

　　如果胎儿接受到抚摸以后，过一会儿，再以轻轻的蠕动来作出反应，就可以继续进行抚摸。抚摸一般应当从胎头部位开始，然后沿着胎儿背部到臀部至肢体，动作要轻柔有序。抚摸时间不宜过长，一般以 5 ~ 10 分钟为宜。抚摸可以和计数胎动结合进行，并且注意记录胎儿反应情况，以便下一次按照胎儿的反应继续实施。抚摸胎教法，通过对胎儿进行皮肤触觉刺激，来激发胎儿运动的积极性和获得来自母体外的爱抚。

　　抚摸胎教如果与其他胎教一起进行，就会使胎宝宝神经系统活动旺盛，分泌出各种激素，让他们情绪放松、内心安定、更好地生长发育。

温馨提示

抚摸胎教也可以配合音乐进行，随着缓慢、轻柔的音乐节奏实施抚摸，效果会更好。

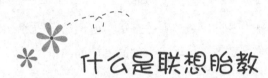

什么是联想胎教

作为未来的母亲，准妈妈会在心中描绘着自己所希望的宝宝的形象。这些美好的愿望能在准妈妈的言行举止中表现出来。正因为先有了愿望，然后才有了生命的实际，因此准妈妈完全可以强化"想要这样的宝宝"的愿望，盼望着他的到来，用自己的臆想塑造理想中的宝宝。

具体地说，从受孕开始，准妈妈就应该积极地想象宝宝的形象，把美好的愿望具体化、形象化，想象着宝宝应具有什么样的面貌、什么样的性格、什么样的气质，等等。

准妈妈可以常常看一些自己喜欢的儿童画和照片，在头脑中形成一个清晰的印象，并反复进行描绘。对于全面综合起来的具体形象，以"就是这样一个宝宝"的坚定信念在心底默默地呼唤，使之与腹内的胎儿同化。

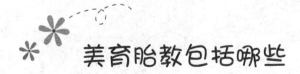

美育胎教包括哪些

美育胎教是根据准妈妈对美的感受，把美的意识信息传递给胎儿的胎教方法。人们通过视、听、感受，享受着世界上各种形式的美，而胎儿在母体内是无法看到、听到、感受到这些的。所以，准妈妈要通过自己的感受，把美感通过神经传导输送给胎儿。从这个意义上来说，美育胎教是指妊娠期间的母亲要多多欣赏美的东西，包括音乐、美术、文学艺术、自然景色和自身形体的审美。通过审美的愉悦感，在自身享受美的陶冶的同时，把良好的审美愉悦和情绪作为信息，传导给腹中的胎儿，让胎儿得到宁静、安详、和谐、愉悦的情绪熏陶。

美育胎教主要包括艺术欣赏、形体美育、自然美育等方面。

＊ 艺术欣赏

艺术创作是人类源于自然、社会资源的感觉，又加上各自审美解读的不同感受，用个体的灵性、才能加以归纳、概括、表达、再现出来的高度浓缩的审美成果。

进行艺术欣赏，是需要调动欣赏者身心、个人体验、感悟能力等多方面审美因素来进行的情感活动。无论是绘画、书法、雕塑还是戏剧、舞蹈、影视文艺作品，无不始终贯穿着创作者们竭尽全力的才华和努力。

欣赏艺术的过程，毫无疑问是极好的审美过程，对于准妈妈自身和胎儿来说，都属于良性的美育活动。在胎教过程当中，美育是通过母亲对于美的感受，审美愉悦的享受来实现的。欣赏艺术的过程，就是对于声音、形体、色彩、语言乃至想象力的综合调动，来完成审美信号的输入。

＊ 形体美育

形体美育主要是通过准妈妈本人在整个妊娠期间，保持自身完美的气质、风采，来完成对腹中胎儿的美育熏陶。

妊娠是一个特殊时期，怀孕的女性将要完成角色的转变，由为人之女转变成为人之母，在妊娠期间会逐渐显露出越来越强烈的母性，使自身形成一种独特的美感。

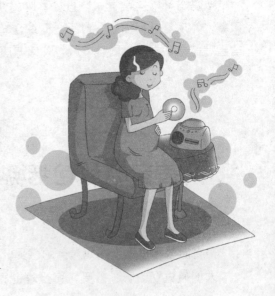

随着怀孕日期的推移，准妈妈会逐渐显现出母性之美。举手投足之间，无不体现出人类最高尚、最伟大的情感——

母爱。这种美正是千百年以来，艺术大师们竞相追求和表现的一种永恒的美的境界。

当然，形体美育也包括准妈妈自身在整个妊娠期间的自身举止和行为表现。第一，准妈妈需要让自己保持良好的道德修养和高雅的情趣，争取做到知识广博、举止文雅，充分展现自己的内在美。第二，准妈妈为自己搭配合适得体的装束能让自己心情愉快，精神焕发，给他人以美的形象。

✳ 自然美育

大自然之美是世间美的最高境界。准妈妈要多到大自然中去，欣赏美丽的自然景色，有利于胎儿的身心发育。

无论是苍茫辽阔的草原，还是浩瀚无际的大海；无论是挺拔峻峭的山岭，还是幽静宜人的谷地；无论是春花秋月，还是鸟啼莺鸣，大自然毫无疑问是人类生存最和谐的环境，是人类审美意识的根源。自然中的一切美景，能开阔人们的眼界，启迪人们的审美意识，给人带来审美享受，让人们得到精神上的升华。

在大自然中感受的审美情趣，通过自身的感受传递给胎儿，使胎儿也间接地得到自然美的陶冶。同时，在欣赏大自然景色的同时，准妈妈呼吸到新鲜空气，感受到良性刺激，也会对胎儿有利。

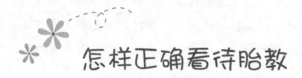

怎样正确看待胎教

天下所有的父母都会对自己的宝宝充满期许，但也要明白，胎教的目的只是使未来出生的宝宝具有良好的遗传和先天素质，为出生后的发展提供良好的条件。因此，需要从自身和家庭环境的具体情况出发，实事求是地对待胎教，从给宝宝创造良好的先天条件出发去实施胎教，而并非要通过胎教创造出"神童"或"天才"。

胎教的实施和效果，受到众多因素的影响和控制。每一个人的身体状况不同，自身修养水平不同，所处的环境也不同，因此，实施胎教的程度不同。

　　胎教的实施者，对于胎教应当采取科学的态度，相信科学的胎教，绝不能神化胎教；肯定胎教的成果，绝不夸大胎教的作用。这样，才是正确对待胎教的态度。

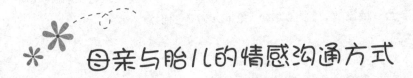

母亲与胎儿的情感沟通方式

　　母体和胎儿之间，不仅仅是血脉相通的关系，还具备心灵、情感相通的联系。母体和胎儿能够分别通过不同的途径，彼此之间传递生理、行为、情感信息，这正是进行胎教的先决条件，也是进行胎教的基本依据。

　　一方面，胎儿开始在母体内生存，促进母体分泌维持妊娠所需的激素，使母体产生孕育胎儿必需的生理变化，如子宫变大、变软，乳腺增生、乳房增大，基础代谢加快、激素分泌增多，全身各器官的生理功能增强等。来自胎盘分泌的一系列激素不断输送给母体，刺激母体作出相应反应，维持妊娠的进行。

　　另一方面，母体也在积极地向胎儿传递各种生理信息。准妈妈如果情绪不安，也会影响到胎儿。如果准妈妈有嗜烟、酗酒、滥用药物、暴饮暴食甚至遭受外界伤害等情况，胎儿会产生反应，表现出胎动异常、胎儿心动过速等。

　　迄今，人类科学研究还不能完全破译母亲与胎儿之间是如何进行情感沟通的方式之谜。然而，无数事实已经证明，凡生活幸福美满的母亲，所生的宝宝大都聪明伶俐，而孕期遭受不幸的母亲所生的宝宝，将来在生理或心理上都可能有一定的缺陷。

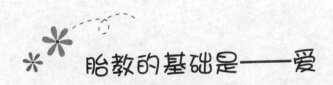

胎教的基础是——爱

　　人们通常说，宝宝是父母爱情的结晶。从这个意义上说，胎教的基础源于爱。

父母在实施胎教的时候，必须充满爱心。准妈妈只有用充满爱的心灵来孕育胎儿，才能做到时时刻刻关注胎儿的成长，与胎儿进行充分的交流和沟通。在这样一个充满爱心的孕育过程中，母亲才能用细腻的情感体验，深切感受到胎儿的点滴变化和成长，体验到从无到有、日渐强烈的母爱。情感逐步在妊娠期间得到充分的升华，从而缓解和转移自己烦躁不安的情绪，通过自己日渐增加的母爱和母子亲情，对胎儿产生的正在萌芽中的意识给予良性的刺激并传递爱的信息。

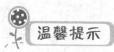

温馨提示

父母的关爱、能否充分与胎儿沟通和交流，是胎教最终是否能够成功的关键所在。因此，从这个意义上看，父母在实施胎教的过程中，爱心越强烈，胎教的效果也就会越好。

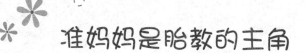

准妈妈是胎教的主角

准妈妈毫无疑问是胎教的主角。但是，家庭所有成员都应当齐心合力，为胎儿的生长发育创造一个温馨、和谐的外部环境。

胎儿是由母亲孕育的，母体既是胎儿赖以生存的物质基础，又是胎教的主体。母体要为胎儿的生长发育提供一切必要的条件，母亲的身体素质和营养状况直接影响到胎儿的体质健康。同时，母亲自身的文化修养、精神健康情况，又不可避免地影响到胎儿。

因此，即将做妈妈的女性，应当充分认识到自己的责任，主动增强体质、加强个人修养，才能很好地承担起自己的责任。

当然，并不是说准妈妈文化水平不高，就承担不了对胎儿胎教的任务。在胎教过程中，最关键的因素是要倾注自己全部的爱意。

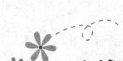

准爸爸在胎教中的作用

在胎教的实施过程中，准爸爸的作用也很重要。确定妻子怀孕以后，作为胎教最主要辅助者的准爸爸，要和妻子一起制订胎教计划，掌握胎教知识，安排胎教活动。夫妻双方从受孕前的健康检查、孕前健康准备和营养储备做起，调整好生活作息，商定和选择最佳受孕的时机，以各自的最佳状态孕育新生命，奠定胎教的优生优育基础。其次，丈夫还要为妻子制造有益的胎教氛围，创造良好的胎教环境，帮助怀孕妻子调整妊娠中的情绪。

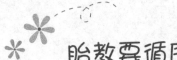

胎教要循序渐进

胎教是一门科学，实施胎教需要遵循科学的原则，以科学的教育、心理、生理、优生学等理论为指导；根据胎儿生长发育过程中的规律，因地制宜、因人而异、因势利导地选择正确合理的胎教方法，引导胎儿在母体内顺利、健康地生长。

胎教是一个循序渐进的过程，需要作为准父母的实施者具有充分的耐心和恒心，既不能操之过急、拔苗助长，更不能三天打鱼、两天晒网；需要坚持每天都怀着轻松愉快的心情，定时和胎儿进行交流，给胎儿以良性刺激。

温馨提示

胎教不能创造奇迹，却可能激发胎儿的内在潜能，让胎儿在生命之初接受到良好有益的刺激。

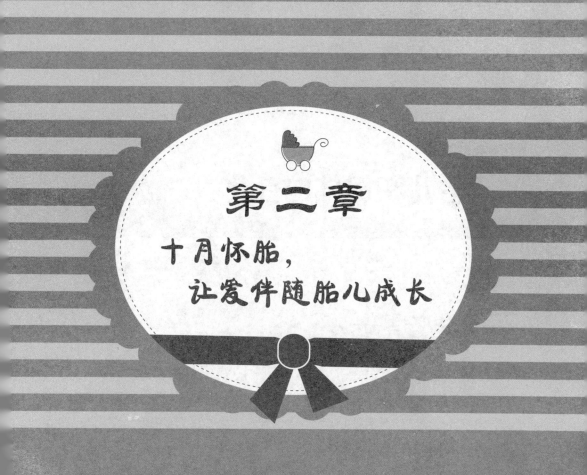

第二章
十月怀胎，
让爱伴随胎儿成长

怀孕阶段是女性的幸福时光，然而也充满了许多的艰辛。然而，令人惊喜的是，孕期生活每一天都感觉有所不同，那是因为宝宝每一日都在悄悄长大，妈妈每天都是全新的体验。

为了能够解答准妈妈孕期所遇到的疑惑，这一章节将以专业的孕期知识，通俗易懂的语言详细介绍十月怀胎的每个生活细节。不但让准妈妈感觉每一日的美好，更要把握孕期的方方面面，在意的点点滴滴。它将会呵护您在十个月里面生活的每一天。

怀孕第一个月

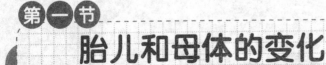
胎儿和母体的变化

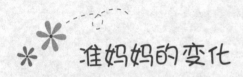
胎宝宝的变化

卵子在输卵管壶腹部受精后，由于输卵管中纤毛及肌肉的运动，使受精卵渐渐向子宫方向移动，使它在受精后4~5天到达子宫腔，然后在子宫内停留3~4天。这时，受精卵分泌出分解蛋白质的酶在子宫内膜表面造成一个缺口，并逐渐向里层侵蚀。受精卵进入子宫内膜以后，子宫内膜上的缺口会迅速修复，把受精卵包围在子宫内膜之中，受精卵便完成着床。着床发生在受精后的第7~8天，这时的胚胎称为囊胚。囊胚植入子宫内膜后，会迅速发育。到第1个月末时，胚胎长度约5毫米。

准妈妈的变化

受孕2周之内，母体一般没什么明显变化。也就是说，在妊娠第1个月，母体一般不会出现任何反应。

确定是否已经妊娠，现在就应当对怀孕的表现有所了解。

＊ 月经到期没来

如果月经一直很规律，近期有过性生活，在应当来潮的日期没有来月经，应该想到是怀孕了。

＊ 乳房变化

在妊娠第1个月末，乳房会有轻微的胀痛感。

＊ 身体变化

在妊娠第4~5周，早期供给胎儿营养的胎盘、绒毛和脐带开始工作。多数人还没有出现孕早期的妊娠反应，有个别人会出现全身乏力，发冷、发热等类似感冒的症状。

妊娠第1个月，是指准妈妈从上一次月经的第1天算起，4周以内的时间。如果月经周期为28~30天，则妊娠第2周末精卵结合。受精后约4天，分裂成细胞团的受精卵沿着输卵管到达子宫。第3周，细胞团脱去外膜，为着床作准备。第4周，受精卵已牢固地植入母体的子宫里。

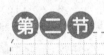

本月优生知识

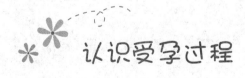

认识受孕过程

女性一生中虽然拥有几万个卵泡，但能成熟并且排出的卵子只有400~500个。女性从12~14岁卵巢发育成熟后开始排卵。一般情况下，每月排出一个成熟卵子，如果这个卵子与精子结合，就成为受精卵。受精卵如果在子宫内着床，便发育成胚胎。如果卵子没有受精，则会随月经排出体外。到下一个月经周期，卵巢又会排出一个成熟的卵子。

女性排出的卵子在输卵管壶腹部与精子结合，就是受精的过程。受精卵会渐渐向子宫移动，经过四五天时间到达子宫腔。受精卵会分泌分解蛋白酶，能在内膜表面形成一个缺口，逐渐向内层侵蚀植入，而内膜上的缺口很快就得到修复，并很快地把受精卵包裹在子宫内膜之中，这就是受精卵的着床过程。

＊ 精子

人们知道，人体是由数亿万个细胞组成。担负着繁衍生命功能的细胞被称作性细胞，又叫作生殖细胞。男性的生殖细胞是精子，女性的生殖细胞是卵子。

精子作为男性生殖细胞，最早被人类发现的时间是17世纪末。荷兰学者雷文虎克发明显微镜之后，其助手哈姆用显微镜在精液中发现。

精子诞生在男性的生殖器官——睾丸中的精曲小管中，形如蝌蚪，体积极小，长度约4.6微米，宽2.6微米，厚1.5微米，拖着一条40微米长的尾巴，全长约60微米。精子依靠尾部有节律的摆动，每秒钟能运动前进50～60微米。精子的头部有一个叫作顶体的结构和核细胞，内含酶类物质，有助于穿透卵子的细胞膜进入卵子内。

决定下一代新生命男女性别的关键，取决于精子细胞核中携带的染色体种类。精子在男性性器官睾丸中的形成，是经由原始的精原细胞，经历初级精母细胞、次级精母细胞、精子细胞最终分裂。一个精原细胞会分裂成为4个成熟的精子，性染色体随之分裂。精原细胞中含有的46条染色体中原本有一条X染色体和一条Y染色体，4个精子中分别有2个仅有X染色体，2个仅有Y染色体，而女性的卵子细胞分裂后，所含的染色体全部是X染色体。于是，决定新生命的细胞核中染色体的组成为：

X精子+X卵子=XX合子（女性）　　　Y精子+X卵子=YX合子（男性）

男性的生殖器官中，睾丸总重量为20～40克，每1克睾丸组织每天能产生精子1 000万个，成年男性每天能生产出1亿～2亿个精子，数量相当大。睾丸内部有数千条弯弯曲曲的小管子，叫曲细精管，每一条就是一个生产精子的组织。曲细精管管壁内有许多精原细胞，在男性性发育成熟之后，精原细胞能通过分裂、发育的复杂过程，生成精子。

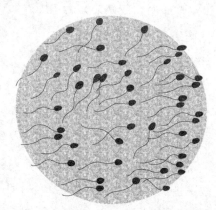

精子在睾丸内诞生，大约需要90天的过程，其中74天在睾丸中形成，16天左右进入附睾中成长，而只有经过附睾中生长的精子，才具有生殖能力。

在男性的性器官前列腺和精囊中，会产生精浆，含有营养物质，能为精子提供能量和营养，也是精子活动的必需介质。精浆是男性精液的主要成分，功能在于保证精子的活力和输送作用。

* 卵子

人类对于卵子的研究活动始于1827年，德国生理学家贝尔首先发现了哺乳动物的卵子细胞。

卵子是人体内最大的细胞，呈圆球形，直径约有149微米，内有细胞核与细胞质，外层是透明带和放射冠组成的卵外壳，起保护卵核的作用。

卵子诞生在女性的卵巢中。成年女性的两个卵巢中，约有4万个卵泡，每一个卵泡中有一个卵细胞，随着卵泡的不断发育成熟，卵细胞会成熟为卵子，最终冲破卵泡排出，形成女性排卵机制。

卵子在女性卵巢中，本为原始的卵原细胞，含有44条常染色体和2条性染色体X。卵原细胞由初级的卵母细胞、次级卵母细胞阶段变化成熟，成为含22条常染色体和一条X染色体的卵子。在生殖活动中，与X或Y类精子结合，成为XX合子或XY合子，最终发育成为女性或男性后代。

* 排卵

卵子成熟后，从卵巢中破裂而出的过程，称为女性的排卵过程。排卵持续时间为80～90秒，排卵前30秒左右，卵巢上的卵泡会显著向外凸出，然后出现爆发式的破裂。排出卵巢的卵子会被输卵管伞部捕获进输卵管，缓慢向输卵管较宽大的壶腹部移动，停留下来等待精子。

排出的卵子平均能存活12~24小时，最长能达到34~48小时。卵子成熟排出后存活的时间，即为女性受孕期。

排卵后，成熟的卵泡中因为已经没有了卵子，会变化成为一种黄体组织，能分泌孕激素。随着卵子的死亡，黄体会逐渐退化，最后被吸收掉。卵子受精成为合子，孕激素能发挥作用，刺激整个机体进入妊娠状态。

＊ 射精

男女双方经过性爱活动，引起男性射精。男性每次射精能射出2.5毫升左右的精液，其中包含1~2亿个精子。

精液被射入女性阴道后，数以亿计的精子靠着尾部的摆动，在女性生殖器内快速前进，争先恐后地争着去与卵子相会。射入女性生殖器的精子，要通过整个阴道、穿过子宫颈、越过子宫腔后，最后进入输卵管壶腹部与卵子结合。在这个过程中，数以亿计的精子会在中途夭折掉，只有数千个质量较强的能到达输卵管部位，淘汰率极高。质量较差的精子，会因为不能尽快抵达子宫腔失去活力，较多数量的精子会被子宫颈阻碍在外而夭折。

一般来说，精子进入女性生殖器内后，最长寿命为1~3天。

＊ 受精

女性在排卵期，体内雌激素分泌水平增高，子宫黏液会变得很薄很稀，清澈透明得像蛋清一般，分泌量也会增多，且富含糖类、维生素和有机盐等营养物质，能为进入宫腔的精子提供所需的营养和热量，维持精子继续活动，有利于精子继续前进。

进入女性体内的精子，要进入子宫颈口原本就是一道关口。精子进入子宫颈口后，只有在女性排卵期内，才能够得到营养和热量补充，容易通过子宫颈。非排卵期内，女性子宫黏液会变得少而黏稠，营养物质也极少，而且内有大量的白细胞，精子不仅很难穿透这层黏液的防护层，还会被白细胞杀死。

通过子宫颈后，进入子宫腔的精子，由于得到宫腔内液体的帮助，得到营养物质和热量的"接济"，能够继续前进。经过子宫达到输卵管后，输卵管内的上皮细胞含有纤毛，并且会不停摆动以阻止精子前进。然而，精子却具有奇异的逆行能力，克服阻力逆行而上，最终到达输卵管壶腹部与卵子相遇。最后，只有一个最具活力、上行速度最快的精子战胜上亿个竞争对手脱颖而出，淘汰掉所有"同伴"，成功与卵子结合。

众多精子来到输卵管壶腹部，遇上卵子后，会迅速包围卵子，利用自己顶部分泌的特殊蛋白质群起而攻之，溶解卵子的外层保护，打开一道裂隙。

在众多精子分泌的酶类物质的作用下，会有一只精子率先进入卵子内。于是，卵细胞的外围组织立即会形成一层膜，把其余围攻的精子全部拒之门外。进入卵子内的精子，会迅速与卵子微妙结合、融为一体，这个过程即是新生命开始，称为受精。受精后的卵子，称为受精卵。

＊ 着床

受精卵种植于子宫内膜后，形成胚胎，这个过程即着床。

受精后的卵子，立即开始细胞分裂，并会由输卵管向子宫腔移动，在受精后的四五天内到达子宫腔。

受精卵到达子宫腔后，会分泌出一种能分解蛋白质的酶类物质，侵蚀子宫内膜，并且把自己埋进子宫内膜的功能层中。接着，子宫内膜迅速被修复，这个过程称作受精卵的植入或者着床。

受精卵埋入子宫内膜后，开始得到子宫的滋养，不断得到生长发育所需要的营养，同时也开始不断地生长和发育，成为胚胎，长成胎儿。

早孕试纸测孕法

早孕试纸是近年来应用广泛、结果相对可靠的自我测试怀孕与否的简易工具，育龄女性很有必要学会使用早孕试纸。

一般情况下，早孕试纸检测结果有两种：将尿液滴在试纸上的检测孔中，如果在试纸的对照区出现一条有色带（有的试纸显红色，有的试纸显蓝色），表示未受孕；反之，如果在检测区出现明显的色带，则表示阳性，提示怀孕了。

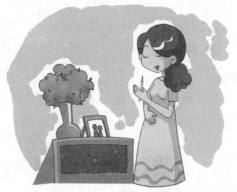

使用早孕试纸测孕法具有快速、方便、灵敏、特异性高的优点，但是，自测早孕的女性必须记住：早孕试纸只能作为一种初筛检查方法。

女性在家里做怀孕自我测试，一定要按照说明书操作。对一名因为害怕怀孕而紧张惊慌的女性来讲，由于不能镇静耐心地照说明去做，错误也就在所难免。

虽然许多种早孕试纸上都标明，女性在错过正常经期1天之后，便可以做怀孕自测，但实际情况却会因人而异。所以，最好在月经期迟来2周后，再做怀孕自测，这样结果会准一些。如果在晚间做怀孕自测，准确率也会或多或少地受到影响。

一般来说，用早起第一次排出的尿液，会测出最准确的结果。有不少非怀孕因素，也会导致测试结果呈阳性：如尿中带血、人工流产后、患卵巢肿瘤等。因此，育龄女性出现停经，早孕试纸自测为阳性后，最可靠的还是及时到医院进行全面检查，尤其是自测结果呈现弱阳性者，最好找医生确诊，以便采取相应措施。

本月要做的3件事

❶ **首次孕检**：孕初期首次体检包括询问家族史和本人病史、测量基础血压、称体重、听心肺、妇科检查以及检验小便、肝功能等。

❷ **建立"孕期保健卡"**：在确定怀孕后，准妈妈应立即建立"准妈妈保健卡"，在医生的指导下安然度过妊娠、分娩与产褥期。

❸ **测算预产期**：一旦确诊怀孕，便可预计宝宝出生的时间，医学上称为预产期。

计算预产期，只需在末次月经第1天月份加9，日期加7。例如，末次月经是1月1日，加9个月为10月1日，再加1周（7天），为10月8日。10月8日就是预产期。真正分娩可能发生在预产期的前后2周内。

如果自己的月经周期不太规则，或者记不清末次月经的日期，就应在怀孕早期根据妇科检查来推算。

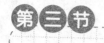

舒适家居生活

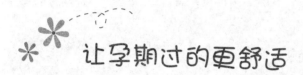

让孕期过的更舒适

人们都说，怀孕中的女人最美丽动人，这话极有道理。其实，只要有心针对日常生活中的种种问题，学会调整自己、呵护好自己，就能排解所有的不适感，让自己的孕期过得舒适、安逸，做一个不折不扣的"孕美人"！

准妈妈只要把握大原则，就能做一个快乐、健康的准妈妈。针对日常生活的衣食住行，下面列举一些小窍门，让准妈妈整个孕期过得更健康！

* 孕前就要慢慢调整饮食习惯

大多数女性在怀孕后，都懂得有意识地阅读相关书刊，了解需要补充哪些营养，哪些坏习惯要戒除。但是，很多"积习已久"的习惯，一时之间要改、要戒除，真的会很难。比如，原本没有喝牛奶习惯的女性，在怀孕后，突然饮用牛奶或是奶制品，容易造成轻微腹泻；原本每天习惯喝上好几杯咖啡的女性，怀孕后一时之间要完全戒除，实在不容易。因此，在生育计划开始实施之前，就可以开始采取循序渐进的方式，逐渐调整饮食习惯，给自己身体一点适应的空间。

* 穿着宜舒适、宽松

准妈妈在穿着方面，最重要就是舒适、宽松。由于孕期体内激素的改变、微血管充血，皮肤变得敏感，因此更要注意衣物的透气性。

棉麻织物透气性佳，对准妈妈的皮肤基本不造成刺激性。人工纤维的衣物，感觉较不透气，穿在身上容易使准妈妈的敏感肌肤感到压迫感、不舒服。建议上班族准妈妈平时多放一件薄外套在公司，因为长期待在空调房间内，体温和室外空间容易出现落差，如果正值春夏或夏秋交替时节，早晚温差大，一不小心，就有可能感冒。

＊ 家庭夜间照明很重要

随着妊娠期的进展，准妈妈肚子会越来越大，行动也会越来越不方便，因此，需要格外注意家中行动线路的调整，以及家具摆设的便利性和安全性。

❶ 采光照明很重要：尤其是夜间照明上，在通往洗手间的走道上，或是在厨房、客厅、卧室，最好都加装小夜灯，保持适当的夜间照明，让准妈妈行动更安全。

❷ 主要通道保持宽敞：随着怀孕周数的增加，准妈妈体形明显改变，家中的主要通道要保持宽敞。例如，房间之间的走道要宽敞，尽量避免堆放杂物；原本放置在主要通道上的储物柜，尽量移至别的房间。此外，也应该避免将自行车、电动车停放在门口，否则易导致出入的通道过于狭窄，给准妈妈行动造成困扰。

❸ 浴室铺上防滑垫、扶手：建议准妈妈无论是盆浴或是淋浴，最好都在浴室里铺上防滑垫。习惯淋浴的准妈妈，可以铺上防滑垫；至于习惯站在浴缸里面淋浴或是泡澡的准妈妈，最好在浴缸里也铺上防滑垫，以免肥皂泡沫起滑导致不小心滑倒。浴盆边、马桶旁边也可以装上扶手，以方便准妈妈扶持。

❹ 物品收纳集中在肩膝间高度：准妈妈由于重心不稳，加上挺着大肚子，无论是踮起脚尖、蹲低，都会非常困难。因此，经常使用的物品，收纳高度不应超过肩膀以上、膝盖以下。

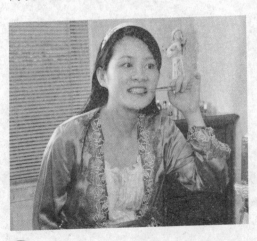

＊ 挑选寝具有讲究

家人在为准妈妈挑选寝具的颜色及材质时，可参考以下几点建议：

❶ 舒缓色调为主：在被褥的选择上，春夏以浅色系、原色系为主，如淡黄、鹅黄、浅绿、浅蓝、淡粉红、淡紫，都有舒缓心灵、安定身心、减压的功能；应尽量避免有构图复杂的花纹，或是太过浓艳、强烈对

比的色彩。

❷ 天然棉麻的材质优先：春夏季节来临时，家中寝具的材质也要换季。准妈妈皮肤会较敏感，因此，寝具材质最好以透气的棉、麻为主。任何新添置的寝具，最好都先经清洗、曝晒于阳光下之后再使用，避免附着于新寝具上的化学物质造成肌肤过敏。

❸ 床垫不宜过软：随着怀孕周数增加，乳房胀大，肩膀重心向后移，再加上宝宝在子宫内成长，整体重心的改变，会让准妈妈感到腰酸背痛。如果床垫太硬，翻身时容易压迫到骨骼，造成酸痛；床垫太软，支撑力又会不够，翻身会很费劲。所以说，选择一款合适的床垫，在硬度方面可以稍微偏硬一点。

选床垫时，可以试着把枕头或是抱枕垫在大腿下方，如果整个背部及腰部能完全服帖在床垫上，表示所选床垫是合适的。

＊ 抬头挺胸，预防腰酸背痛

正常人体的脊椎，从正面看来是一条直线，从侧面看来，是弯曲的S形。准妈妈的肚子越来越大，腹部越向前，脊椎向前弯曲的角度会越大。假使腹肌与背肌的力量不够，没有足够的支撑力，准妈妈容易腰酸背痛。因此，准妈妈多锻炼腹部及背部肌肉可以预防腰酸背痛的发生，最简单的方法就是尽量保持抬头、挺胸。

准妈妈要远离辐射源

研究发现，电脑显示屏除了发出X线外，显示屏周围还会产生超低磁场。在体外实验中，这种磁场可以在细胞膜水平上干扰细胞的代谢和增殖，从而影响胚胎的正常发育。一些动物实验中也发现，这种磁场会干扰和破坏胚胎的正常发育过程，对胚胎产生不良的生物作用。

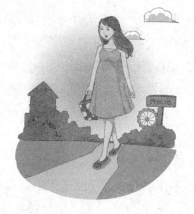

当然，长期使用电脑对胚胎和妊娠过程造成的不良影响不仅仅是超低频磁场，还有微波、射频、低频电场、紫外线等。女性在妊娠期间，使用电脑时间要有所控制，更不宜久坐在电脑前。每隔1小时，最好能站起来活动一下，到窗口或室外呼吸一下新鲜空气。

准妈妈最好能远离微波炉、电磁灶及其他辐射源。手机辐射一般测定对人体无大妨碍，但为了自身和腹中胎儿的健康起见，也应当减少使用量为佳，尽量不要把手机挂在胸前，也不要放在离腹部很近的地方。

第四节 每月膳食营养要平衡

上班族准妈妈的饮食要注意

很多现代职业女性，对于形体的胖瘦程度的关注，普遍要高于自身饮食习惯和营养状态，但是进入妊娠期，应养成良好的饮食习惯。

城市上班族职业女性生活节奏比较快，通常早八晚五，每周五天工作，一日三餐普遍是：早餐边走边吃，午饭以快餐为主，晚餐买一点外卖食品回家吃。这样的饮食结构，肯定会影响到怀孕后营养状态，影响到未来胎儿健康。

人体所必需的六大营养素包括蛋白质、脂肪、碳水化合物、矿物质、维生素和水。

职业女性在怀孕后，应当好好调整一下饮食习惯。不论怀孕前吃饭有多随便、多能凑合，为了肚子里的胎儿的健康，一定要注意均衡摄入营养。例如到快餐店吃饭，不要忘记吃一点生菜沙拉；吃全麦面包，营养就会比汉堡多一些，再加夹上一点番茄等。工作之余，还可以为自己准备一些新鲜水果、蔬菜、坚果、酸奶等；每天保证有一定的鲜奶摄入量也很重要。

准妈妈还应当注意，一些有食品添加剂和色素的加工食品，虽说经食品检验通过、"基本不会"危害人体，但并不是"绝对不会"危害健康，还是应尽量少吃。

准妈妈爱吃酸性食物的原因

很多准妈妈都爱吃酸味食物。

这是因为，怀孕以后母体内胎盘会分泌出一种物质，称为绒毛膜促性腺激素，有抑制胃酸分泌的作用，使准妈妈胃酸分泌量显著减少，各种消化酶的活性也大为降低，从而影响到正常消化功能，使准妈妈有恶心、呕吐和食欲不振的感觉。此时，准妈妈如果吃一些酸味食物，这些症状会得到明显改善，因为酸味能刺激胃的分泌腺，使胃液分泌增加，还能提高消化酶的活力，促进胃肠蠕动，增加食欲，有利于食物的消化吸收。因此，怀孕后适当吃一些酸味的鲜水果，如柑橘、杨梅等，对身体颇有好处。

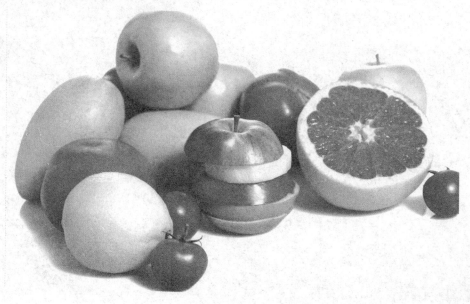

很多新鲜的酸味瓜果，还含有丰富的维生素C。维生素C可以增强母体的抵抗力，促进胎儿正常生长发育。因此，准妈妈可以适当吃一些酸味的新鲜瓜果，如番茄、青苹果、橘子、草莓、葡萄、酸枣、话梅等，也可以在食物中放少量的醋或者番茄酱，增加一些酸味。

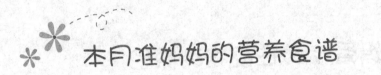

香蕉薯泥

原料：
香蕉2个，马铃薯1个，新鲜草莓10个，蜂蜜适量。

做法：

1. 马铃薯洗净，去皮，放入电饭锅中蒸至熟软，取出压成泥状，放凉备用。

2. 将香蕉去皮，用汤匙捣碎，备用。

3. 新鲜草莓在流水中洗净、浸泡后捞出，晾干。

4. 将香蕉泥与马铃薯泥混合，拌匀，摆上草莓，淋上蜂蜜即可。

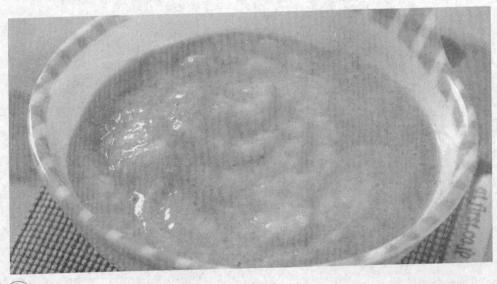

功效：

香蕉的营养非常丰富，富含蛋白质、脂肪、碳水化合物、膳食纤维及钙、磷、铁，还含有胡萝卜素、硫胺素、烟酸、维生素C、维生素E及丰富的微量元素。马铃薯的营养价值很高，含有丰富的维生素A和维生素C及矿物质，优质淀粉含量约为16.5%，还含有大量木质素等，被誉为人类的"第二面包"。新鲜草莓味甘酸、性凉，能润肺、生津、止渴、解热、消暑、健脾、利尿。本品香甜可口，尤其香蕉及马铃薯富含叶酸，对于怀孕前期需要多摄取含叶酸食物的准妈妈来说，本品对于胎儿血管神经的发育大有帮助。

黄豆芝麻粥

原料：

黄豆100克，芝麻20克，高汤、盐各适量。

做法：

1. 黄豆洗净，在水中浸泡半天。

2. 芝麻炒焦，研粉。

3. 先用黄豆煮粥，可加高汤，粥煮好后再加入芝麻粉、盐等调味品即可。

功效：

黄豆含有丰富的蛋白质及多种人体必需的氨基酸，可以提高人体免疫力；黄豆中的卵磷脂可防止血管硬化，大豆异黄酮是一种结构与雌激素相似、具有雌激素活性的植物性雌激素，能延迟女性细胞衰老、减少骨丢失、促进骨生成、降血脂。芝麻性平、味甘，能补肝肾、益精血、润肠燥。

山药鱼片汤

原料：

山药50克，石斑鱼片200克。

做法：

1. 山药削皮，切小块，备用。

2. 将药材放入600毫升左右高汤内，用大火煮开后，转文火煮12～15分钟至山药熟软。

3. 放入石斑鱼片，继续煮2分钟即可食用。

功效：

山药可补虚、长肌肉、增气力、益颜色、润皮毛、助消化；本汤对准妈妈妊娠眩晕、补充准妈妈营养均有好处，兼具养胎功效。

番茄烧豆腐

原料：

番茄200克，豆腐250克，油75克，白糖及酱油各适量。

做法：

此菜有以下两种做法。

做法一：

1. 先用开水把番茄烫一下，去皮，切成厚片。

2. 把豆腐切成3厘米左右的块。

3. 锅上火，油热，放入番茄片小炒片刻，把切好的豆腐块放入，加酱油、白糖滚几滚，待豆腐炒透即可。

做法二：

1. 先用开水把番茄烫一下，去皮，切成厚片。

2. 锅上火，油热，在炒完番茄片后，加适量清水，烧开。

3. 放入豆腐块和糖、酱油适量，加少许盐、烧透，放入少许绿色蔬菜，即可上盘。

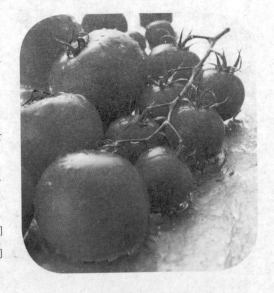

功效：

番茄微酸，能增进食欲，并且含有大量的维生素C，能增强准妈妈对疾病的抵抗能力，对于骨、齿、血管、肌肉组织极为重要；豆腐能益气和中、生津润燥、清热解毒，营养价值也十分高。此菜红、白、绿相间，色美味鲜，对孕初期胃口不佳的准妈妈尤为适合。

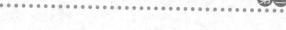

原料：

新鲜鲤鱼1条。

做法：

1. 将鲤鱼洗净，去鳞、肠、肚，置菜盘中。

2. 禁用一切油盐调料，将鲤鱼放入笼中先用大火，再用小火蒸15～20分钟，取出即可食用。

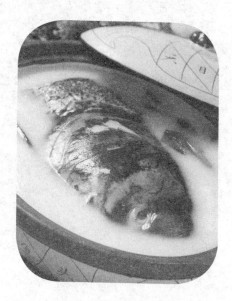

功效：

新鲜鲤鱼味甘、性平，有利水消肿、下气通乳、理肺止咳等功效，可开胃健脾、利小便、消腹水、消水肿、止咳镇喘及发乳。对门静脉肝硬化、慢性肾炎、消瘦性水肿、准妈妈水肿、产妇乳汁不通、全身虚弱、妇女月经不调或血崩、腰痛、头昏心跳、不思饮食、咳嗽气喘、脚气肿痛、步行艰难等症均有良好的食疗功效。

冬菜炒鲜蚕豆

原料：

新鲜蚕豆200克，冬菜200克，白糖5克，植物油及酱油各适量。

做法：

1. 剥去蚕豆皮，洗净备用。

2. 冬菜洗净，切成碎末。

3. 锅置火上，放油烧热，将蚕豆和冬菜末放入急炒，快熟时加入酱油、糖等调料，再略炒即可食用。

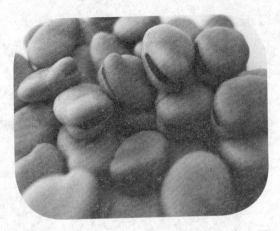

功效：

蚕豆味甘、性平，能补中益气、健脾利湿、止血降压、涩精止带，主治中气不足、倦怠少食、高血压、咯血、衄血、妇女带下等病症。蚕豆中的维生素C可以延缓动脉硬化，蚕豆皮中的膳食纤维有降低胆固醇、促进肠蠕动的作用。该菜含蛋白质、脂肪、维生素B_1、维生素B_2、维生素C、烟酸及钙、磷、铁等营养物质，尤其是磷、铁含量丰富，是准妈妈防治缺铁性贫血的保健菜肴。

砂仁鲫鱼汤

原料：

砂仁3克，鲜鲫鱼250克，生姜、葱、食盐。

做法：

1. 鲜鲫鱼去鳞、鳃，剖去内脏，洗净。

2. 将砂仁放入鱼腹中，投入砂锅内，加水适量，用文火烧开。

3. 锅内汤烧开后，放入生姜、葱、食盐，即可食用。

功效：

砂仁性辛、温，归脾、胃、肾经，能化湿开胃、温脾止泻、理气安胎，用于湿浊中阻、脘痞不饥、脾胃虚寒、呕吐泄泻、妊娠恶阻、胎动不安等症的治疗。鲫鱼含有丰富的蛋白质、脂肪、碳水化合物、无机盐、维生素A、B族维生素等营养物质，并含有大量的钙、磷、铁等矿物质，药用价值极高，其性平、温，味甘，入胃、肾经，具有和中补虚、除湿利水、补虚羸、温胃进食、补中生气之功效，尤其是活鲫鱼氽汤在通乳方面有其他药物不可比拟的作用。本品能醒脾开胃，利浊止呕，尤其适用于恶心呕吐、不思饮食的准妈妈。

温馨提示

鲫鱼不宜和大蒜、砂糖、芥菜、沙参、蜂蜜、猪肝、鸡肉、野鸡肉、鹿肉以及中药麦冬、厚朴一同食用。吃鱼前后忌喝茶。

鸡汤豆腐小白菜

原料：

豆腐100克，鸡肉100克，小白菜50克，鸡汤1碗，姜丝适量，盐、鸡精各少许。

做法：

1.豆腐洗净，切成3厘米见方、1厘米厚的块，用沸水汆烫后捞起备用。

2.将鸡肉洗净切块，用沸水汆烫，捞出沥干水备用；小白菜洗净切段备用。

3.锅置火上，加入鸡汤，放入鸡肉，加适量盐、清水同煮。

4.待鸡肉熟后，放入豆腐、小白菜、姜丝，煮沸后加入鸡精调味即可。

功效：

这道菜既可以帮助孕妇补充所需的叶酸，还可以增强消化功能、增进食欲，并且对胎儿神经、血管、大脑的发育都有很大的好处。

香椿拌豆腐

原料：

北豆腐300克，香椿50克，盐、鸡精各1小匙。

做法：

1. 将豆腐洗净，切成小丁，焯水后装盘。

2. 将香椿洗净，切碎后放入大碗，冲入刚沸的水，盖盖焖2分钟，捞出，沥水后放在豆腐丁上。

3.放入盐、鸡精拌匀即可。

功效：

香椿中含维生素E和性激素物质；豆腐则可提供丰富的蛋白质。

第五节
准妈妈心情与"孕"动

散步对准妈妈的益处

散步有利于准妈妈呼吸新鲜空气，能提高神经系统和心、肺等器官功能，促进全身血液循环，增强新陈代谢，加强肌肉活动力和功能。

准妈妈在整个妊娠期间，养成每天散步的习惯，对于自己和腹中的胎儿的好处是不言而喻的。

✽ 散步的好处

准妈妈散步可以缓解焦躁不安的情绪；可以调整身体状况，减轻恶心、呕吐症状；增强体力，以利分娩；能帮助控制体重，防止肥胖。准妈妈通过散步会产生适度疲劳感，会有益于睡眠。

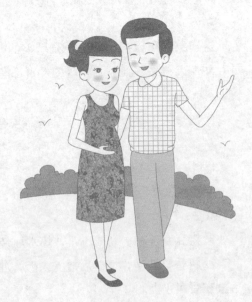

* 每天宜走距离

准妈妈散步应量力而为，步行时间30~40分钟，往返达到 2 000米即可。

* 须中止步行的情况

准妈妈如果出现手脚肿胀、腹部不适或腹痛等情况，应暂停散步。

温馨提示

准妈妈最好不要沿着公路边散步。公路上车辆流动量大，所排放的尾气中含的废气严重影响到人的健康。此外，公路边高分贝的噪声，对母体和胎儿都不利。散步地点以空气清新的公园、郊区、林荫绿地和清净的水边或湖泊边为佳。

第六节
本月胎教实施方案

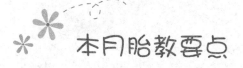 本月胎教要点

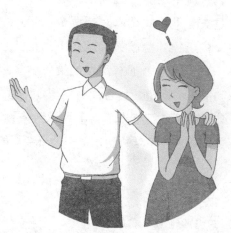

妊娠初期这一个月，严格意义上说，还算不上已经有了"妈妈""胎儿"的关系，但准妈妈还是应逐步了解安胎、养胎知识，走近胎教。

胎教，是一项很具体的实际工作。它包括生理和心理方面，包括胎儿的"胎"和准妈妈的"教"，这要依靠准父母两个人在孕期每一个阶段甚至每一天的细致操作和耐心坚持。

胎教没有那么神秘

"有喜了！"医生把确诊后的信息告诉给热切盼望当中的准父母，会给家庭带来无限的喜悦和新的希望。这种喜悦和希望，就是最朴素、最自然的胎教。接下来，准爸爸和准妈妈会交流："一定是个最好的宝宝！""漂亮像你，聪明像我，宝宝一定会很完美！"这就是不自主地对胎儿进行积极胎教了。

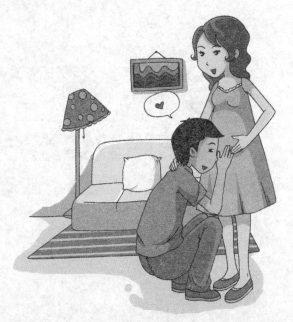

沉浸在美好期待中的准妈妈会兴高采烈、容光焕发、充满信心，也对腹中的胎儿充满期待。胎儿是夫妻爱情的结晶，是两个人生命的延续。胎教的实施，关键在于准妈妈是否拥有高度的责任感和美好的愿望，是否能有意识地注意身心修养，是否能用极大的爱心对待生活，能从生活的细枝末节当中寻找到美的感受，静静地等待宝宝的来临……实际上，这些要求并不难做到，每一个母亲都能够完成。

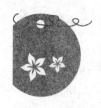

怀孕第二个月

第一节
胎儿和母体的变化

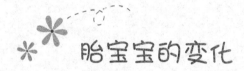

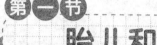

✳ 胎宝宝的变化

妊娠第2个月（5～8周），胚芽发育成胚胎。胚胎有躯体和尾，能分辨出眼以及手和足上的小峭，这些小峭将发育成手指和脚趾。

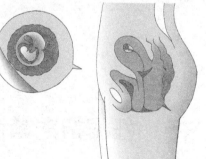

到妊娠第2个月末时，胚胎已经与胚外组织分开，胚胎已初具人形，出现两条腿。头长大，脸轮廓出现，可分辨出眼、耳、口、鼻。骨组织开始骨化。胚胎重2克，身长2～3厘米，头体各占一半。6周时胚胎的脊柱和脑部开始形成，心脏开始跳动，用B超能测出胚胎和心脏的活动。7周后，四肢开始形成。8周后胚胎开始有了眼睛，还没有脸和外耳道。胚胎开始蠕动，但母体还感觉不到。胚胎在最初几周发育最为迅速，仅在前8周，就能由一个单细胞发育成为一个拥有2亿个细胞的成形人体。

受孕后30天左右时，胚胎对各种致畸因素最敏感，到55～60天，敏感性下降，这个时期要特别警惕避免接触致畸因素。

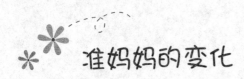

准妈妈的变化

准妈妈已停经2个月，进行妇科检查时，会发现子宫颈发蓝、变软，子宫体增大柔软。尿妊娠试验阳性，血绒毛膜促性腺激素（HCG）升高。超声波扫描能显示囊胚影像。妊娠期第8周时，子宫如拳头大小，柔软。

妊娠初期，准妈妈会出现明显的乏力、身体不适、恶心呕吐、食欲不振等早孕反应症状。

早孕反应常从妊娠4～7周开始的，反应的时间、症状、程度因人而异。少数人反应严重，也有一部分人无任何反应。

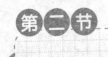 第二节

本月优生知识

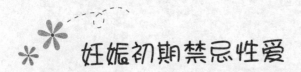

妊娠初期禁忌性爱

怀孕后，尤其是妊娠初期这3个月内，为防止意外，夫妻之间的性爱活动需要中止。

妊娠初期，孕激素的分泌还不够充分，胚胎在母体子宫里的状态还没有稳定下来，如果做爱则容易引起流产。而且这个阶段准妈妈一般都会有早孕反应，严重的生理反应会让身体很难受，并且性欲可能不强，所以最好不要过性

生活。

当然，夫妻间的情感交流有多种方式，可以改为拥吻、爱抚等方式。做丈夫的尤其要特别克制自己的情欲，体贴孕妻，度过孕早期这危险的3个月，再言夫妻性爱之事。

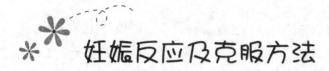

妊娠反应及克服方法

* 疲倦嗜睡

妊娠初期，很多准妈妈会出现浑身乏力、疲倦，或没有兴趣做事情，整天昏昏欲睡，提不起精神。这是孕早期的正常反应之一，怀孕3个月后会自然好转。准妈妈要保证充足的睡眠，想休息的时候就尽量休息，不要勉强自己。

* 尿频、尿不尽

许多准妈妈在刚怀孕时会出现尿频现象。这是因为子宫在骨盆腔中渐渐长大，压迫到膀胱，从而使准妈妈会经常产生尿意。到了怀孕中期，子宫会往上抬到腹腔，尿频的现象就会得到改善。但到了孕晚期，尿频现象会再度出现。准妈妈感觉到尿频时，不妨多上几次厕所，这没有关系，尽量不要憋尿。如果在小便时出现疼痛或烧灼感等异常现象时，要立即到医院寻求帮助。

* 乳房不适感

女性刚刚怀孕后，乳房可能会出现刺痛、膨胀和瘙痒感，这也是妊娠早期的正常生理现象。准妈妈可以采用热敷、按摩等方式来缓解乳房的不适感；每天要用手轻柔地按摩乳房，促进乳腺发育，还要经常清洗乳头。

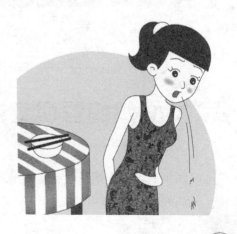

* 饥饿感

多数准妈妈从怀孕开始，总感觉饥

饿，这种饥饿感和以前空腹的感觉有所不同。怀孕后，准妈妈的口味和胃口多少会起一些变化。在妊娠初期，许多准妈妈会变得"爱吃"起来，这没多大关系，想吃就吃，没必要压抑自己的食欲。当然，准妈妈最好以清淡、易消化的食物为主。平时随身带一些食物，感觉饿的时候方便拿出来吃。准妈妈一下子不要吃太多，本着"少食多餐"的原则，同时要多吃新鲜水果、蔬菜。

＊ 阴道分泌物增多

有些女性在妊娠初期发现自己的阴道分泌物较往常多。妊娠初期，受激素急剧增加的影响，阴道分泌物增多是正常的现象。准妈妈如果外阴不发痒，白带也无臭味，就不用担心，但如果出现外阴瘙痒、疼痛，白带呈黄色，有怪味、臭味等症状时，就需要去医院就诊。这可能是外阴或阴道疾病所致。出现类似问题，准妈妈应当注意清洁卫生，勤换内裤，保持内裤及会阴部清洁。

＊ 精神紧张

准妈妈要保持心情舒畅、精神轻松愉快，消除不必要的顾虑，更不要把孕育看作是沉重负担和痛苦；坚定信心，相信自己能够顺利度过妊娠反应期。

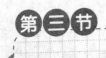

舒适家居生活

准妈妈要保证充足的睡眠

妊娠初期，准妈妈总是会觉得精神不济，总想睡觉，而且总会有睡不够的感觉。准妈妈出现这种情况不必担心，因为嗜睡是妊娠初期的正常生理现象。

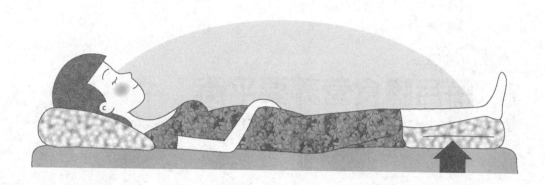

　　在妊娠初期，准妈妈基础新陈代谢量增加，身体内分泌系统发生较大变化，造成热量消耗快，导致困倦、乏力、嗜睡。准妈妈还会担心胎儿是否健康，担心自己是否能够胜任孕育、养护宝宝的重任，担心自己将来身材是否能够恢复，担心未来的家庭生活，等等，精神负担会较大。因此，安静而轻松、舒适而高质量的睡眠，对于准妈妈来说十分重要。特别是在夏季的中午，准妈妈最好能舒舒服服地睡一个午觉，克服炎热天气给自己带来的困倦、疲乏感。当然，午睡不宜睡得过久，以防止晚上失眠，影响整体睡眠质量。

　　准妈妈可以随意选择睡觉的姿势，怎样舒服就怎样睡，仰卧位、侧卧位皆可。但是，需要特别提醒的是，准妈妈如果有趴着睡觉、抱搂着抱枕等物件睡觉的习惯，最好从现在起就改掉。准妈妈及早纠正不良的睡姿，是为了未来几个月腹部变大后，保护好腹中胎儿和确保自己的良好睡眠质量，有益于母子身心健康。

准妈妈如何选择鞋子

　　准妈妈选择鞋子以好穿和舒适为原则。因为妊娠期身体重心改变，准妈妈宜选择后跟较宽大、穿着稳定的鞋子，运动休闲鞋也较适合孕期。准妈妈夏天一定要穿系有鞋带的鞋，不宜穿拖鞋型凉鞋，以防摔绊。准妈妈冬天穿靴子虽然有利于脚部保暖，但穿脱却不方便，尤其不宜穿长筒靴子。

　　在整个妊娠期，准妈妈一定要远离高跟鞋，以确保安全。

第四节
每月膳食营养要平衡

既营养又能缓解孕吐的食物

准妈妈最好少食多餐。妊娠反应会给准妈妈带来食欲不振、恶心呕吐等状况，所以妊娠期餐桌上的食物要种类多、营养丰富。

下面介绍些食物，会帮助准妈妈缓解孕吐、食欲不振症状。

❶ **麦片**：麦片不仅能让人保持精力充沛，还能降低体内胆固醇的水平。准妈妈不要选择口味香甜、精加工过的麦片，最好选择天然、没有任何糖类或添加成分的麦片；还可以按自己的口味在煮好的麦片粥里加一些果仁、葡萄干或蜂蜜。

❷ **脱脂牛奶**：准妈妈所需钙摄入量较孕前多，可以适当喝一些脱脂牛奶，以帮助补钙。

❸ **瘦肉**：铁元素在人体血液转运氧气和红细胞合成的过程中有着不可替代的作用。孕期血液总量增加，为了保证能够通过血液供给胎儿足够的营养，准妈妈对铁的需求量会增加。瘦肉中铁的含量较高，且易于吸收，准妈妈可以适当吃。

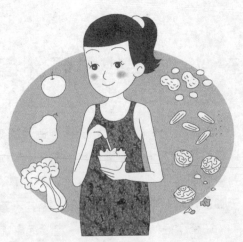

❹ **全麦饼干**：准妈妈可以把全麦饼干当作小零食，且携带方便。准妈妈

在外出时、办公室里突然想吃东西时，可以吃点儿全麦饼干，能补充体力。

⑤ **柑橘**：柑橘富含维生素C、叶酸和大量的纤维，准妈妈可适当吃。

⑥ **香蕉**：香蕉能快速提供热量，抗击疲劳。准妈妈受到呕吐困扰的时候，香蕉容易被胃接受。准妈妈可将香蕉切成片放进麦片粥里，也可以和牛奶、全麦面包一起做成早餐。

⑦ **全麦面包**：全麦面包能提供丰富的铁和锌，准妈妈可适量吃一些。

⑧ **绿叶蔬菜**：绿叶蔬菜富含各种维生素和纤维素，而且味道鲜美，准妈妈可适当多吃。

⑨ **坚果**：准妈妈吃坚果，可以缓解饥饿感，但坚果的热量和脂肪含量较高，准妈妈一次不宜吃太多，过敏性体质的准妈妈，要避免食用容易引起过敏的食物，如花生。

⑩ **鸡蛋**：鸡蛋富含蛋白质和人体所需的各种氨基酸。煎鸡蛋再配上新鲜蔬菜，既简单又营养丰富。准妈妈如果受不了煎鸡蛋的味道，可以蒸或煮着吃。

⑪ **花椰菜**：花椰菜营养丰富，健康美味，富含钙、叶酸、纤维素。

⑫ **豆制品**：豆制品是很好的健康食品，能提供孕期所需的营养，如蛋白质。

⑬ **干果**：干果是方便、美味的零食，可以随身携带，随时满足准妈妈想吃甜食的欲望。可以选择如杏脯、干樱桃、酸角类干果，但要少吃香蕉干，经过加工的香蕉干脂肪含量高。

⑭ **酸奶**：酸奶富含钙和蛋白质。对乳糖不耐受的准妈妈，可以喝酸奶，有助于胃肠保持健康的状态，防止便秘。

准妈妈试一试这些富含营养、又能减轻孕吐的食物，你会发现，妊娠反应也并非那么难忍难熬了！

减轻呕吐的食疗验方

妊娠第2~3个月，是妊娠反应较严重的阶段，下面为准妈妈推荐几种能缓和妊娠呕吐的食疗验方：

姜韭生菜汁

生姜20克，韭菜、生菜各50克，捣烂取汁服用。每日2剂，7天为一疗程，能缓解呕吐。

生姜橘皮饮

生姜10克，橘皮10克，加红糖调味，煮成糖水当茶饮。常食能缓解妊娠呕吐。

梅干菜瘦猪肉

梅干菜15克，榨菜15克，瘦猪肉丝100克，食盐、味精各适量，煮汤服。常食用能辅助治疗妊娠呕吐。

扁豆粉

生扁豆75克晒成干，研成细末。每次10克，用米汤送服，对妊娠反应有一定疗效。

鲜柠檬汁

鲜柠檬500克去皮、核后切小块，放入锅中加250克白糖浸渍24小时，再用小火煨熬至汁尽，待冷却再拌入少许白糖即可食用。每日1剂，日服2次。

丁香梨

梨1个，丁香15枚，梨去核放入丁香，密闭后蒸熟，去丁香食梨，有治疗妊娠呕吐作用。

鲜蔗汁

用新鲜甘蔗榨汁，加生姜汁少许当作茶饮，有治疗孕期口干、心烦、呕吐、恶心等效果。

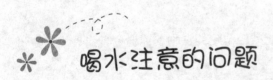

喝水注意的问题

水，是生命之源。对于正在孕育新生命的准妈妈来说，喝水更是首要大事，在孕期怎么样合理、科学地喝水，更是关系到母子健康、平安的大事。

一个人每天约需2 500毫升水，才能维持机体的水平衡。除从食物中摄入约1 000毫升水和体内代谢产生约300毫升水外，每人每天需要饮水1 200毫升。

如果人体失去水分的量达到体重的2%时，就会感到口渴和尿少；失水量达到体重的6%，就会全身乏力、抑郁、无尿；失水量达到体重的10%时，则会出现烦躁不安、眼球内陷、皮肤失去弹性、全身乏力、体温升高、脉搏加快和血压下降；如果人体失水超过体重的20%，则会死亡。但是，在短时间内大量饮水，吸收的水分很快会进入血液，会使细胞外液的渗透压降低，水分即进入细胞内，造成细胞胀大而发生水中毒，从而危及生命。

* 喝水注意事项

❶ 清晨起床后喝1杯温开水：起床后喝一杯温开水，可以温润肠胃，刺激胃肠蠕动，防止便秘。

❷ 不要口渴才喝水：口渴是大脑中枢发出要求补水的救援信号。感到口渴时，说明体内水分已经失衡，因此，不要口渴了才喝水。

* 孕期不宜喝的水

❶ 反复煮沸或储存时间长的开水：水在反复煮沸后，水中的亚硝酸盐类、亚硝酸根离子以及砷等有害物质的浓度相对增加。准妈妈也不要喝在热水瓶中储存超过24小时的开水，因为随着瓶内水温的逐渐下降，水中含氯的有机物质会不断被分解成为有害的亚硝酸盐，喝了会对身体不利。

❷ 没有烧开的自来水：没有烧开的自来水中含有一种名叫三羟基的有害物质。

❸ 保温杯沏的茶水：茶水中含有大量的茶碱、芳香油和多种维生素等。茶叶浸泡在保温杯中，维生素被大量破坏，茶水苦涩，有害物质增多，饮用后，易引起消化系统和神经系统功能紊乱。

养成健康有益的饮水习惯，不仅孕期女性需要，每个人都要重视起来。

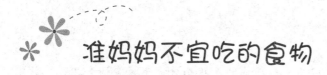

准妈妈不宜吃的食物

* 不宜吃的食物

从妊娠初期开始，准妈妈就要了解饮食禁忌，不要吃不利安胎的食物：

❶ 杏仁：含有氢氰酸，能通过胎盘影响胎儿，孕期慎食。

② **黑木耳**：具有滋养肠胃的作用，却又有活血化瘀的功效，不利于胎盘稳固和生长，孕期慎食。

③ **薏苡仁**：为药食兼用的植物种子，但药理性质滑利，对子宫肌肉有兴奋作用，有促进子宫收缩而诱发流产可能，孕期慎食。

④ **山楂**：有活血化瘀作用，也有收缩子宫功效，孕早期最好不要食用。

⑤ **螃蟹**：性寒，孕期慎食。

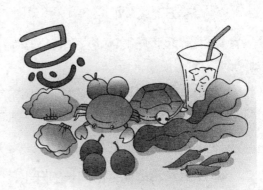

* **不宜多吃的食物**

① **油炸食品和香辣调料**：油炸食物有较多的铝及含苯环物质，炸烤类食品多为加有芳香族调料类食物，多吃对人体不利。

② **可疑的食物**：不新鲜的肉、鱼、贝类、发芽马铃薯、霉变的花生、不能确认有无毒性的野生蘑菇，以及变质或久放的水果、蔬菜等都不可食用。

③ **高糖类食品、热量过高食品，以及过咸、过辣的食品**：如奶油、肥肉、糖果、糕点、巧克力等。这些食物含热量高，准妈妈多吃会导致体重剧增、脂肪蓄积。

④ **刺激性食物**：葱、姜、蒜、辣椒、芥末、咖喱粉、调味料等，准妈妈不宜多吃。

另外，准妈妈要尽可能少吃方便食品和罐头食品；少饮用碳酸饮料和浓茶，不能喝酒、不能饮用咖啡和含咖啡因饮料。

温馨提示

妊娠初期，准妈妈不仅因为妊娠反应的困扰而食欲不振，还会担忧吃的东西是否会影响腹中胎儿，因此应知道孕期饮食禁忌，哪些东西不能吃，哪些东西要少吃。

本月准妈妈的营养食谱

虎皮核桃仁

原料：

核桃仁500克，白糖125克，香油500毫升，精盐3克。

做法：

1. 将核桃仁用沸水烫一下，用竹签挑去内衣皮，再用清水冲洗干净。

2. 锅内加入白糖和清水，投入核桃仁用文火煨，至糖汁黏稠并包在核桃仁上，离火。

3. 锅内放入香油，用武火烧至四成热时，将核桃仁倒入，改用文火炸至金黄色捞出，冷却后即可。

功效：

香、酥、脆、甜。含有丰富的蛋白质、脂肪、碳水化合物（糖类）、铁、锌、维生素B$_1$、维生素B$_2$、烟酸，对于孕早期胎儿脑的发育有良好的作用。

粟米丸子

原料：

粟米粉200克，盐适量。

做法：

1. 像做饺子和面那样，将粟米粉淋湿渗水，揉成略湿的粉团，再用手搓成长条，分成黄豆大小（5～6毫米直径）的丸子，放入盘中待用。

2. 煮锅置火上，加入清水适量，盖上锅盖用旺火煮沸。

3. 掀锅盖，将丸子下入锅内，用文火煮至丸子浮在水面后3～4分钟即可。可以视个人口味酌加少许盐调味。

功效：

粟米性凉、味甘咸，能益气、补脾、和胃、安眠。适宜脾胃虚弱、反胃、呕吐、泄泻或伤食腹胀之人或失眠、体虚低热者食用。其营养成分包括脂肪、蛋白质（有谷蛋白、醇溶蛋白、球蛋白等）、淀粉、还原糖等。本品能滋阴养胃、清热止呕，适用于妊娠呕吐。

豆腐皮粥

原料：

豆腐皮2张，粳米100克，冰糖60克。

做法：

1. 将豆腐皮用水洗净，切成小丁块。

2. 粳米淘洗干净，下锅，加水烧开。

3. 加入豆腐皮、冰糖，慢火煮成粥。

功效：

豆腐皮味甘、性平，营养成分大抵同豆腐。本品对于肺热咳嗽、妊娠咳嗽有较好的食疗功效。

杞子二肚汤

原料：

鱼肚30克，猪肚100克，枸杞子10克，盐、味精各适量。

做法：

1. 把猪肚洗净，切片，备用。

2. 鱼肚洗净，发开。

3. 将鱼肚、猪肚及枸杞同放锅中，加入清水、盐、味精适量，煮到二肚熟后即成。

功效：

饮汤食肚及枸杞子，本品能补血、滋阴、安胎，适用于阴血不足所致的胎动不安、烦躁等症。

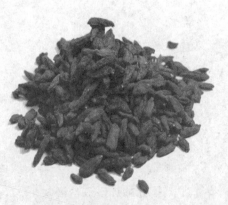

扒银耳

原料：

银耳100克，新鲜豆苗100克，淀粉、冰糖、盐、鸡精、料酒各适量。

做法：

1. 将银耳去根洗净，用温水充分泡发，捞出。

2. 将新鲜豆苗取其叶，去其茎秆，洗净，用沸水焯熟，捞出备用。

3. 锅置火上，加适量水，下盐、鸡精、料酒，放入银耳烧2～3分钟，可视个人口味酌情加入适量冰糖，然后用水淀粉勾芡翻炒。

4. 将翻炒过的银耳盛入盘内，撒上豆苗，即成。

功效：

银耳性平，味甘、淡，具有润肺生津、滋阴养胃、益气安神、强心健脑等作用。银耳的营养成分相当丰富，已证实含有17种氨基酸，人体所必需的氨基酸中的3/4银耳都能提供。银耳还含有多种矿物质，如钙、磷、铁、钾、钠、镁、硫等。此外，银耳中还含有海藻糖、多缩戊糖等甘糖。这些甘糖营养价值很高，具有扶正强壮的作用，适用于一切老弱妇孺。新鲜豆苗鲜嫩可口，配上银耳做成本品，有利于胎儿中枢神经系统的发育，提高母体的免疫功能。

姜丝煎蛋

原料：

鸡蛋2只，姜丝15克，油、盐各适量。

做法：

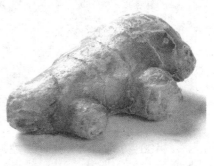

1. 将姜片切细成丝，下油，待油热，放入姜丝炒香铲起。

2. 烧热锅，下油，打一只鸡蛋入锅中，慢火煎至半凝固，放下半份姜丝及少许盐，将鸡蛋叠成半月形，煎至两面黄色铲起盛入碟中。

3. 另一只做法相同。

功效：

鸡蛋味甘、性平，归脾、胃经，可补肺养血、滋阴润燥，常用于气血不足、热病烦渴、胎动不安等病症的治疗，是扶助正气的常用食品。生姜性味辛温，有散寒发汗、化痰止咳、和胃、止呕等多种功效。本品能祛风暖胃，含有蛋白质，不仅食后可达进补目的，同时对于缓解准妈妈妊娠早期的呕吐大有功效。

蘑菇炖豆腐

原料：

嫩豆腐250克，鲜蘑菇50克，熟竹笋片25克，素汤汁适量，酱油、香油、盐、味精各适量。

做法：

1. 将嫩豆腐切成2厘米见方的小块，用沸水焯后，捞出待用。需要注意的是焯的时间不宜长，以免嫩豆腐老化。

2. 将鲜蘑菇去根部，洗净，放入沸水中焯1分钟左右；捞出，用清水漂洗干净，晾凉，切成细片。

3. 在砂锅内放入豆腐块、笋片、鲜蘑菇片、盐和素汤汁，汤汁以浸没豆腐和蘑菇为准，用中火烧沸后，换小火，炖约10分钟，加入酱油、味精，淋上香油，即成。

功效：

豆腐味甘、性凉，具有宽中和脾、生津润燥、清热解毒的功效。蘑菇含蘑菇氨、维生素、磷脂、甘油酯、亚油酸、甾醇以及磷、钙、镁、钾、铜、锰、锑、锌、铁、镉等营养物质。本品不仅味道鲜美可口，而且营养较为全面，可满足胚胎对各种营养素的需求。

萝卜炖羊肉

原料：

羊肉400克，萝卜300克，生姜少许，香菜、食盐、胡椒、醋各适量。

做法：

1. 将羊肉洗净，切成1～2厘米的小块备用。

2. 萝卜洗净，切成3厘米左右的小块备用；香菜洗净，切断。

3. 将羊肉、生姜、食盐同放入砂锅内，加适量水置大火上烧开后，改用文火炖1小时左右。

4. 锅内放入萝卜块，煮熟。加香菜、胡椒、食醋等，即可食用。

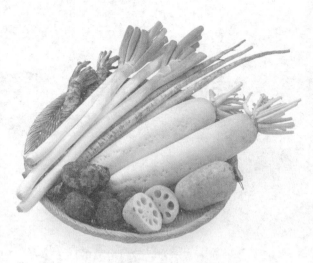

功效：

萝卜性味甘、性平，入肺、脾经，能下气消食、除痰润肺、解毒生津、和中止咳、利大小便。羊肉味甘、性温，入脾、胃、肾、心经，是助元阳、补精血、疗肺虚、益劳损、暖中胃之佳品。羊肉肉质细嫩，味道鲜美，含有丰富的营养，除含蛋白质、脂肪、碳水化合物、钙、磷、铁外，还含有B族维生素、维生素A等营养物质。本品味道鲜美，适用于消化不良等症，且可增加准妈妈食欲。

五彩鲜蔬汤

原料：

番茄50克，黄瓜40克，紫菜10克，鸡蛋1个，食盐5克，味精0.5克，植物油6毫升，麻油2毫升，鲜肉汤200～300毫升。

做法：

1.番茄、黄瓜洗净，番茄去籽切成大片，黄瓜切成长片；鸡蛋打入一小碗中调散；紫菜洗净，撕碎，盛入汤碗中。

2.锅内掺入鲜汤，烧沸后放入植物油，下黄瓜片煮约2分钟，即投入番茄片、盐、味精调好味，随后将调匀的蛋液冲入锅中，起锅舀入盛紫菜的汤碗内，淋油即成。

功效：

汤味香浓，营养丰富。富含维生素A、维生素C、叶酸、碘、钙、铁等。

准妈妈心情与"孕"动

准妈妈如何做身心调适

妊娠初期，由于生理上的原因，很多准妈妈易出现烦躁、激动、疲劳、体力不支、慵懒、嗜睡等一系列变化，妊娠反应会影响食物的摄入，身体素质明显下降。

很多准妈妈会考虑种种将要面临的问题。例如，如何适应由女儿、妻子，到母亲的社会角色的转变，如何孕育腹中的胎儿，在孕期和分娩中可能遭受的困苦等，从而产生的心理压力。

此时，丈夫要理解妻子心理上的这种变化，不仅要避免与妻子发生冲突，而且要尽量宽慰，使妻子心中的不快化解，对家庭琐事要尽量迁就一些。在妻子与家庭其他成员之间发生矛盾时，要帮助处理得好一些，使准妈妈能够心情舒畅。在妻子感到身体不适时多加照顾，让她感到体贴与爱。

准爸爸要尽可能多抽时间和妻子在一起设想宝宝的相貌和宝宝的未来，一起去散一散步，看一看轻松愉快的电影，使妻子因怀孕产生的心理压力得到释放。

 温馨提示

家庭成员要尽可能地为准妈妈营造一种和谐舒适、愉快轻松的生活环境。

准妈妈应进行适度锻炼

准妈妈坚持适当的体育锻炼，能调节神经系统功能，增强内脏功能，帮助消化，促使血液循环，有利于减轻腰酸腿痛、下肢水肿等压迫性症状。准妈妈宜多到户外活动，既呼吸到新鲜空气，又受到阳光中紫外线的照射，促进身体对钙、磷的吸收利用，有助胎儿骨骼发育，防止发生骨质软化症。体育锻炼还能增加腹肌的收缩力量，有利于未来的分娩。

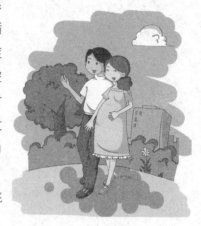

需要注意的是，准妈妈在孕早期不能做跳跃、旋转和突然转动等激烈且运动量大的活动，可以散步、打太极拳、做健身操等。

第六节 本月胎教实施方案

本月音乐胎教

准妈妈欣赏音乐，主要是通过欣赏美好的音乐来调节情绪、养心怡情，从而产生美好的心情，通过愉悦的神经体验，把这种良性感受传递给胎儿，用自己美好的情绪信息，给胎儿以良好的胎教。

欣赏音乐，对于母体和胎儿来说都是一种享受，具体方法不限，可以戴着耳机听，也可以不戴耳机，还可以边听边唱，每一位准妈妈可以根据自己的喜好和环境安排音乐胎教。

妊娠第2个月，大多数准妈妈会食欲不振、情绪不佳，建议可以选择一些旋律欢快流畅，充满生机、活力，氛围活泼的乐曲，使自己受到热情舒畅的音乐感染，振奋因为早孕反应引起的消沉情绪。

 温馨提示

此时期推荐音乐：

民乐：《喜洋洋》《百鸟朝凤》《花好月圆》。

管弦乐：《欢乐舞曲》《拉德斯基进行曲》《微笑波尔卡》《天使小夜曲》《天鹅湖序曲》。

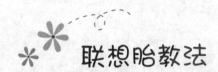 **联想胎教法**

自从确诊怀孕以后，准妈妈就常常会想象未来宝宝的样子。联想胎教法的核心，在于准妈妈放开联想的思路，通过对于美好事物的意境的联想，把对于美好体验的信息传递给腹中的胎儿。

妊娠第2个月，正是胎儿各器官发育分化的关键时期，准妈妈采用联想胎教的方法，调整自我情绪，享受美的体验。准妈妈联想的内容很重要，美好愉悦的联想会对胎儿产生良性刺激。

一般来说，准妈妈可以把自己的想象，通过语言、动作等方式，传达给腹中的宝宝，并且要持之以恒；还可以经常和准爸爸一起来猜想、描绘自己所希望的婴儿的模样；还可以在家中墙壁上挂满自己喜欢的各式各样的婴幼儿照片。

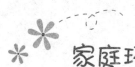

家庭环境对胎教的影响

教育工作者认为，父母是宝宝的第一任老师。从这个角度出发，家庭是最早的教育基本环境。实施胎教，家庭环境更加重要。

* 家庭人文环境

准妈妈在家庭琐碎事物上往往会表现得特别挑剔，精神上会变得特别脆弱。家庭成员，尤其是准爸爸，要理解妻子的心理和情绪变化特征，尽量多迁就她一些，在妻子身体不适的时候，多多给予关怀照顾，多关心体贴入微一些，多陪着她外出散一散心。

轻松、充满关怀的家庭人文环境将减轻准妈妈的心理和精神负担，让宝宝在健康的环境中成长。

* 家庭物质环境

准妈妈的居室要清新、整洁。室内装饰可根据自己的欣赏习惯和爱好，适度装点。

准妈妈可以在居室摆放喜欢的绿植，既能净化空气，又能怡养性情；购买几本孕育书籍，摆在书架上，便于随时翻阅。家庭举行聚会时，时间不宜太久、太晚，以免影响准妈妈休息。

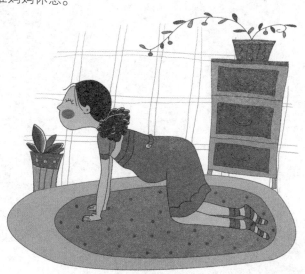

怀孕第三个月

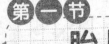

胎儿和母体的变化

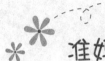

胎宝宝的变化

胎儿身长7～9厘米，重20克，外生殖器已长成，四肢已能活动，动作微弱。头大，躯干和腿部增长，手指甲与脚指甲长出，眼睑、声带、鼻子明显。胎儿的脸更像人脸，双眼逐渐靠拢，不再处在头的两侧。胳膊长得较快，能分辨出前臂、肘与手指。

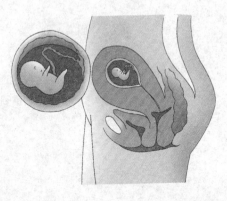

准妈妈的变化

子宫底已在耻骨联合上二三横指，通过妇科检查能查出增大，腹部外形无明显变化。在妊娠1～12周内，准妈妈体重增加2～3千克。

乳房会更加膨胀，乳头和乳晕的色素加深，阴道会有乳白色分泌物。面部也许还会出现褐色斑块。这些都属怀孕特征，分娩结束后斑块会变淡或消失。

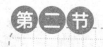

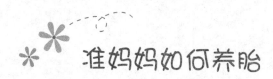

准妈妈如何养胎

妊娠前3个月，有一些准妈妈因妊娠反应比较严重、出现先兆流产或其他并发症，会接到医生的嘱咐：需要适度卧床休息，养胎、保胎。

那么，准妈妈是否需要成天都卧床静养呢？正常情况下，养胎也不必成天卧床。在时间不短的妊娠期，准妈妈如果一直卧床静养，对自身和胎儿是不利的。

＊ 对身体的影响

卧床休息时间太长，会造成肌肉僵硬、麻木、萎缩。

＊ 对情绪的影响

准妈妈容易抑郁、焦虑、对自己失去信心、担心身材走样，整天胡思乱想。那么，准妈妈应该如何科学地卧床静养呢？

❶ 准妈妈应穿着舒适的衣服，比如纯棉、宽松的衣服。房间内温度要适宜，床上备一个合适的枕头，躺着会舒服很多。

❷ 准妈妈可以在医生指导下，定期做一做按摩来放松身体和肌肉，减轻肌肉疼痛。

❸ 准妈妈可以在床上做一些强度不大又比较安全的运动，通过运动加速血液循环，也能锻炼四肢的肌肉和骨骼。

舒适家居生活

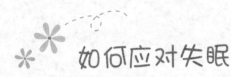

如何应对失眠

睡眠是人类调整机体功能、消除疲劳的重要方式之一。准妈妈因为生理、心理、外界因素影响常常失眠。

准妈妈要分析失眠的因素，就能找到应对办法。

有的准妈妈会担心腹中宝宝的健康，再加上早孕反应会造成食欲减退、偏食、恶心、呕吐、头晕、倦怠等，准妈妈夜里容易失眠。

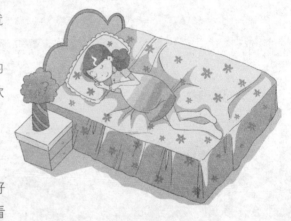

如果是心理因素造成的失眠，准妈妈不必过分担忧，要保持良好的心境，听听轻松舒缓的音乐，看看愉悦身心的风光片，放松训练或请心理医生帮助，运用心理疗法来解决。

温馨提示

睡眠是健康的基本保障机制，如果孕期的失眠属于病理方面的原因，要及时请医生诊治，以免加重病情。如果属于睡眠体位不当者，妊娠期要改用正确的睡眠姿势，即左侧卧位。

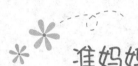

准妈妈应注重个人卫生

女性怀孕后新陈代谢会加快，汗水多、头发变油、阴道分泌物增加，因此需要特别注重个人卫生。

✱ 口腔卫生

准妈妈易患妊娠期牙龈炎，要注意口腔卫生，要勤漱口、勤刷牙，保持口腔清洁。

✱ 洗澡

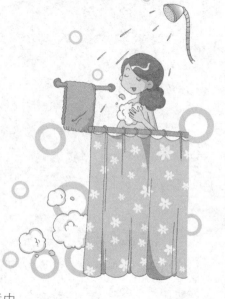

准妈妈洗澡最好采用淋浴，不宜用盆浴，因为妊娠期内，尤其是中晚期，洗盆浴会把细菌带入阴道，容易在产后引起产褥感染。准妈妈如果在公共澡盆洗浴，则更容易感染疾病。如果淋浴条件不方便，可以改为擦澡，或者用脸盆、水桶盛水冲浴。准妈妈洗澡时要注意防止滑跌。水温要适中。

准妈妈新陈代谢快，易出汗，尤其在夏季更要勤换衣、勤洗澡，保持身体清洁卫生。内衣裤要天天更换，最好穿着较宽大、通气性强的棉织类衣物，保持身体凉爽。避免中午或天气太热、太冷时外出，以防中暑或着凉。注意室内通风换气，不要直接对着空调吹身体。

准妈妈还要注意饥饿时、饱食后1小时以内不宜洗澡。

✱ 洁阴

准妈妈还要经常清洁外阴。这是因为，准妈妈外阴部发生了明显变化，皮肤更柔弱，皮脂腺及汗腺的分泌较体表其他部位更为旺盛，同时由于阴道上皮细胞通透性增高，以及子宫颈腺体分泌增加，使白带增多。准妈妈清洁外阴时用干净的温水即可，切不可用热水烫洗，也不要用外阴洗液等。

准妈妈如何养护乳房

妊娠期间，乳房会经历第二次发育，能变得坚挺、饱满。准妈妈养护好乳房，不仅是未来哺乳宝宝的需要，还能拥有自信的生活。

怀孕期间，乳房会胀大，而胀大的乳房组织会把皮肤撑大，等到产后退奶或是不喂母乳以后，乳房会恢复原先的大小，理论上并不会有乳房变小的问题，但是因为乳房的皮肤经过乳房变大再恢复原状，会有变松的现象，导致妈妈觉得自己的乳房变小了，其实不是乳房变小，而是皮肤变松了。

女性妊娠后，乳房受到雌激素、孕激素及胎盘泌乳素的影响，乳腺腺泡及腺管发育，脂肪沉积，结缔组织充血，乳房逐渐发育增大，还会出现乳房胀痛。产后，乳房要担负起哺乳的重任，因此，准妈妈在孕期就要做好乳房保护，为哺乳期作好准备。

＊ 养护乳房注意

准妈妈上衣要宽松，选择合适的乳罩。随着妊娠月份的增加、乳房的增大，及时更换尺寸合适的乳罩。

注意乳房卫生，经常清洗乳房、按摩乳头。

注意观察乳头的形状，多数女性的乳头是凸起的，如果有个别女性乳头内陷，需经常用手指把乳头向外牵拉。

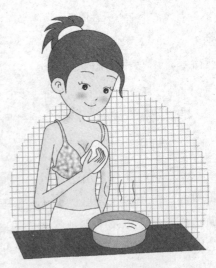

＊ 准妈妈如何戴胸罩

戴胸罩有很多优点，它不仅能支持和托住乳房，还能保护乳头，防止磨伤和碰疼，维持乳房美观，避免下垂，减轻在劳动和行走时乳房的震荡。

准妈妈不宜选择化纤布、不透气或不吸

水布料做的胸罩；胸罩宁大勿小，才有利于淋巴液的正常流通；不要把胸罩放在洗衣机中与其他衣物混洗。

调整居室环境

　　人们的居室应当注意清洁卫生，准妈妈的居室更加要注意。居室要整齐清洁，勤扫除；要有较好的通风，多开门窗，使空气流通。温度要适宜，切忌室温过高或者过低。一般来说，室内温度最好控制在20～22℃。室温太高如达到25℃以上，会使准妈妈感到精神不振、头昏脑涨、全身不适，甚至影响食欲。如果室内温度过低，则会影响准妈妈的正常生活，让人不愿意活动，还易引发感冒、咳嗽等症状，对母胎健康都不利。准妈妈要注意夏天不能对着风扇和空调直吹，以免着凉。冬天如果生炉子取暖，千万要防止一氧化碳中毒，以免对母子造成危害。冬季室温也不可高于室外太多，以防室内外温差过大，引发感冒。

　　室内空气相对湿度以50％为宜。若相对湿度太低，会让准妈妈感到口干舌燥、咽喉疼痛、鼻子不适等。增加湿度的方法，可以在室内摆放水盆、在地上洒水、在炉火上放水壶或暖气片上放水槽，也可以在室内放一些适宜的花草。相反，如果室内湿度过高，空气潮湿、衣服被褥发潮，也会对身体不利，此时要及时除湿。

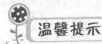温馨提示

居家环境是怀孕期间外部环境的主要部分之一，居家环境的好坏对准妈妈和胎儿来说，是关系健康状况的大事。

第四节
每月膳食营养要平衡

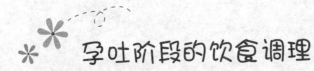孕吐阶段的饮食调理

很多准妈妈这个月妊娠反应较严重，饮食应以富有营养、清淡可口、容易消化为原则。为了减轻胃肠道负担、减少呕吐症状，准妈妈可以选用鸡蛋、饼干和酥脆爽口的烤面包干、烤馒头干、烧饼以及各种水果等。

苹果对准妈妈来说是非常有益的水果。准妈妈孕吐时适当吃苹果，可补充水分、维生素和必需的矿物质。纯苹果汁（不加防腐剂）是孕期最佳饮料之一。

准妈妈孕吐症状减轻、精神好转、食欲增加后，可以适当吃些瘦肉、鱼、虾、蛋类、乳类、动物肝脏及豆制品等富含优质蛋白质的食物；同时要尽量摄入充足的糖类、维生素和矿物质，以保证自身和胎儿的需要。

此外，准妈妈无论孕吐程度如何，均应忌食肥腻及不易消化的油炸食物。

准妈妈的饮食搭配应多样化

准妈妈妊娠初期3个月里的饮食原则是要吃营养和易于消化的食物，各种营养素要做到均衡搭配、品种多样化；要注意新鲜蔬菜、水果、豆制品、蛋类、瘦肉、鸡、鸭、鱼类等的摄入，适当增加含钙、铁丰富的食物；忌食辛辣食物，注意盐的合理摄入。

鉴于妊娠初期准妈妈的口味和生理反应等情况，在饮食上，提倡做到以下几点。

* 吃一点野菜好

野菜营养丰富，与栽培蔬菜比较，蛋白质高20%，矿物质达数十种之多。以蕨菜为例，其铁质、胡萝卜素、维生素C的含量分别为大白菜的13倍、1.6倍、8倍。马兰头含铁量是苹果的30倍，是橘子的10倍，超过芹菜与白菜。每100克红苋菜叶叶酸含量高达420微克，超过栽

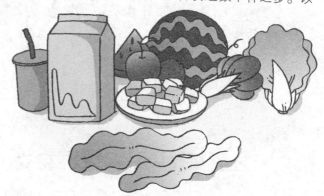

培蔬菜中含叶酸之冠的菠菜。准妈妈适当吃一点野菜，不但能激发食欲，调节胃口，还能补充丰富营养。

* 不要盲目补铁

为增加怀孕期间体内铁的储备量，防止母胎贫血，传统观点多主张补充一定量的铁元素。研究表明，对于健康怀孕女性，此举大可不必。因为怀孕能刺激母体对铁的吸收，以满足胎儿的需要。专家为此检测健康怀孕女性的铁吸收量，36周时比12周时高5倍，若3餐常吃柑橘、番茄等维生素C含量丰富的食物，铁的吸收率能加倍，是不会缺铁的。因此，准妈妈宜坚持平衡膳食的原则，如果出现显著缺铁性贫血，则应该遵医嘱服用铁剂。

* 吃酸有讲究

因为酸味食物可刺激胃液分泌，提高消化酶的作用，促进胃肠蠕动，改善孕期内分泌变化带来的食欲下降以及消化功能不佳的状况。怀孕女性宜选食番茄、橘子、杨梅、石榴、葡萄、绿苹果等新鲜果蔬，不要吃人工腌制的酸菜、醋制品，一些人工制品虽然味道也是酸的，但养分已遭到不同程度的破坏，而腌菜中含有亚硝酸盐等致癌物，对母胎双方皆不利。

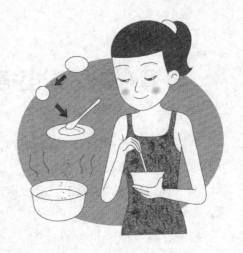

温馨提示

准妈妈应采取少食多餐的饮食原则，什么时候想吃就什么时候吃，胃口不好时不要勉强进食。

本月准妈妈的营养食谱

青椒里脊片

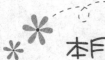

原料：

猪里脊肉200克，青椒120克，鸡蛋1个，香油、盐、淀粉、味精、料酒、花生油各适量。

做法：

1. 将猪里脊肉剔筋去膜，切成2～3厘米的薄片条，放清水内漂净，取出，放入碗内备用。

2. 将鸡蛋打入碗中，搅拌均匀。

3. 向猪肉碗内加盐、味精、鸡蛋清、干淀粉，拌匀上浆。

4. 青椒去蒂、子，洗净，晾干，切成与肉片差不多大小的片。

5. 炒锅上火，放入花生油，烧至四成热时下里脊片滑熟，捞出，沥油。

6. 原锅留油少许，中火，下青椒片煸至略软、变色，加盐、料酒及水少许烧沸，淀粉勾芡；倒入里脊片，淋香油，盛盘即可。

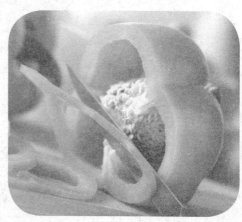

功效：

猪里脊肉味甘、咸，性微寒，能补肾滋阴、养血润燥、益气、消肿，含有蛋白质、脂肪、碳水化合物、钙、磷、铁等多种营养物质；而每百克青椒维生素C含量高达198毫克，居蔬菜之首位。B族维生素、胡萝卜素以及钙、铁等矿物质含量亦较丰富。本品色泽白绿搭配，青椒爽脆，肉片滑嫩，味鲜可口，营养丰富，很适合准妈妈食用。

姜乌梅饮

原料：

乌梅10克，姜10克，红糖适量。

做法：

将乌梅肉、生姜、红糖加水200毫升，煎汤即可。

功效：

乌梅性温、味酸，有敛肺止咳、生津止渴、涩肠止泻、养胎的作用，主治下气，能除热烦满、安心、止肢体痛、去青黑痣、蚀恶肉、去痹、利筋脉、止下痢。本品每次服用100毫升，每日2次，不仅能和胃止呕，生津止渴，而且对妊娠呕吐大有奇效。

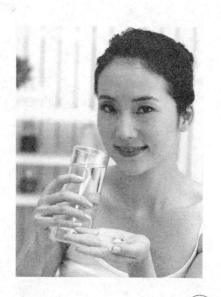

莲子糯米粥

原料：

莲子50克，糯米100克，白糖适量。

做法：

1.提前一天用温开水浸软莲子，去皮、心，清水洗净，备用。

2.将糯米淘洗干净，清水浸泡1～2小时，捞出沥干，待用。

3.向煮锅内放入莲子、糯米，清水适量，用文火煮成粥，加白糖调味，即可食用。

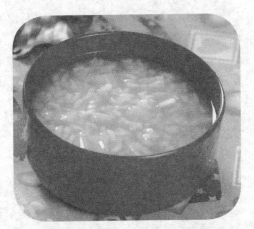

功效：莲子具有补脾、益肺、养心、益肾和固肠等作用，本品能补中益气、清心养神、健脾和胃、养胎，对准妈妈腰部酸痛有一定疗效。常食可以养胎，防止习惯性流产。

虾仁炒韭菜

原料：

韭菜200克，鲜虾120克，葱、姜、甜酒、芝麻油及食盐各适量。

做法：

1.将韭菜洗净，晾干，切成2～3厘米长的节段备用。

2.鲜虾去壳，洗净，晾干备用；葱、姜切成细片。

3.将锅烧热，放油烧沸后，下葱、姜片，待到炒香，再放虾和韭菜，点入甜酒，翻炒，加入适量食盐，至虾熟透，起锅装盘即可。

功效：

韭菜性温，味辛，营养丰富，含有大量的钙、磷、胡萝卜素和维生素C，尤其是维生素C的含量为西红柿的4倍。韭菜叶有补虚、解毒之功效。虾味甘、咸，性温，有壮阳益肾、补精、通乳之功，各种营养成分更是丰富。本品清香味美，补血养血，适合孕早期准妈妈食用。

艾叶鸡蛋汤

原料：

艾叶50克，鸡蛋2个，白糖适量。

做法：

1. 将艾叶加水适量，煮汤。

2. 打入鸡蛋煮熟，加白糖溶化，即成。

功效：

艾叶味苦、辛，性温，纯阳之性，能回垂绝之阳，通十二经；研究发现，艾叶除了含有主要成分挥发油外，还含有鞣质、

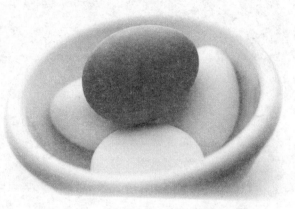

黄酮、醇、多糖、微量元素及其他有机成分。鸡蛋味甘、性平，归脾、胃经，可补肺养血、滋阴润燥，用于气血不足、热病烦渴、胎动不安等。本品每日晚睡前服，可以温肾安胎，特别适用于习惯性流产。

草莓绿豆粥

原料：

糯米200克，绿豆80克，新鲜草莓200克，白糖适量。

做法：

1. 将绿豆淘洗干净，提前半天用清水浸泡。

2. 新鲜草莓用流水洗干净，在清水中浸泡半小时左右（主要是预防各种农药或催熟剂残留）捞出，备用。

3. 糯米淘洗后与泡好的绿豆一并入锅，加水入适量，用旺火煮沸后，转文火煮至绿豆开花、烂熟时，加入草莓、白糖搅匀，再煮片刻即可。

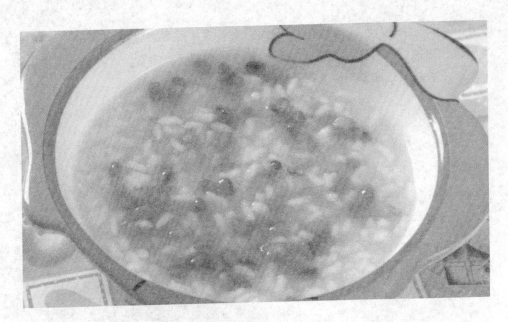

功效：

绿豆蛋白质的含量几乎是粳米的3倍，富含人体所必需的赖氨酸、亮氨酸、苏氨酸，还含碳水化合物、维生素B_1、维生素B_2、胡萝卜素、叶酸、矿物质钙、磷、铁等。新鲜草莓味甘酸、性凉，能润肺、生津、止渴、解热、消暑、健脾、利尿，草莓果肉含糖、蛋白质、脂肪、维生素、钙、磷、铁等营养物质，其中维生素C的含量比梨、苹果、葡萄等高出近10倍，磷和铁等人体所必需的矿物质元素也比上述水果高3～5倍。此外含少量胡萝卜素，是合成维生素A的重要物质，具有明目等作用。草莓还含有一定的膳食纤维，有助消化、通大便之功效。本品色泽鲜艳，甜香适口，不仅能滋阴养胃，还具有清热解毒、消暑利水等作用，适于妊娠早期准妈妈食用。

青豆炒牛肉

原料：

牛肉100克，青豆角150克，姜片1.5克，蒜蓉少许，油500毫升，沸水50毫升，芡汤25毫升，湿淀粉、胡椒粉适量。

做法：

1.将青豆角洗净切段；牛肉洗净，滴干水，按横纹切薄片。

2. 用油15毫升起锅，将青豆角放入锅中，加精盐、沸水煸至九成熟，倾在漏勺里，滤去水分。

3. 烧锅下油500毫升，将牛肉用油烧至刚熟，倾在笊篱里。

4. 利用锅中余油，放入姜、蒜蓉和青豆角，翻炒数下，加入牛肉，用芡汤、湿淀粉、胡椒粉调匀打芡，加明油5毫升，炒匀上盘。

功效：

此菜营养丰富，内含蛋白质、脂肪、胆固醇、钙、磷、铁、维生素B$_1$、维生素B$_2$等。

姜蓉羊肉羹

原料：

姜25克，羊肉100克，胡萝卜、金针菇各30克，香葱10克，香油、料酒、盐、鸡精各1小匙，水淀粉1大匙。

做法：

1.将材料分别洗净，切成碎粒。

2.锅内放油烧热，放羊肉末、料酒，炒变色后放胡萝卜粒，加适量水烧沸，放入金针菇、姜末，再开锅放盐、鸡精，勾芡，淋香油，撒香葱末即成。

功效：

姜是天然的止吐良药，羊肉可以补充体力，保护胃黏膜，养胃补血。加上蔬菜，荤素搭配，有缓解孕吐的作用，并能补充多种营养。

蔬菜沙拉

原料：

卷心菜100克，番茄1个，黄瓜半根，青椒1个，洋葱小半个，柠檬汁1大匙，蜂蜜、盐各适量，香油少许。

做法：

1.把所有准备好的材料分别洗净，卷心菜、番茄、黄瓜均切块备用；青椒、洋葱切圈备用。

2.把切好的材料搅拌均匀，放在盘子中备用。

3.把调味料盐、柠檬汁、蜂蜜混合均匀，淋在蔬菜上，再淋上香油即可。

功效：

卷心菜、番茄、青椒中都含有丰富的多种维生素，如维生素C等，可以提高孕妈妈身体的免疫力。

海蜇凉面

原料：

面条100克，海蜇100克，黄瓜100克，盐、酱油、醋、味精、香油、葱、姜、香菜各适量。

做法：

1. 面条放入沸水锅中煮熟，取出，放入凉水中投凉，然后沥干水分，装入碗中。

2. 海蜇放入清水里漂洗几次，至无砂粒时，捞出，切成丝；放入沸水中焯一下，投凉。

3. 黄瓜洗净，切成丝。香菜洗净，切段。

4. 将海蜇取出，挤干水分，放葱丝、姜、香菜、黄瓜丝、味精、盐、酱油、醋、香油拌匀，然后放面条即可食用。

功效：

味美脆嫩。富含叶酸、维生素C等。海蜇含脂肪极低，但富含碘、钙等无机盐。

海鲜鸡蛋羹

原料：

鸡蛋2个，虾仁30克，水发海参30克，净鲜干贝30克，盐1小匙。

做法：

1. 将虾仁去沙线、洗净；海参去内脏、洗净，切小块。

2. 将鸡蛋打入碗中，加盐、温开水打匀，放虾仁、海参、鲜干贝。

3. 蒸锅烧沸，将蛋羹碗放入蒸锅，武火蒸10分钟即可。

功效：

虾仁、鸡蛋中不仅含有丰富的优质蛋白质，还富含碘、锌、钙等多种矿物质，是营养非常全面的食物，适宜孕妈妈常食。

第五节
准妈妈心情与"孕"动

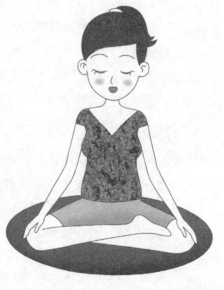

孕期如何做瑜伽

在孕期适当运动、锻炼，能提高血液循环能力，改善肌肉力度和伸缩能力，增强体能和韧带张力，支撑腹中宝宝的重量。因此，适度运动，也是重要的胎教内容之一。而孕期瑜伽，不仅仅是做运动，也是调整和放松身心比较良好的方式之一。

孕期瑜伽，是近年来新兴的保健时尚运动，对于准妈妈平安健康度过孕期极其有帮助。除了医生要求必须卧床静养者和孕早期有轻微出血的准妈妈之外，都可以根据自身的能力，来决定自己练习时间的长短和强度大小。以适度、舒服、无疲劳感为基本体感原则，做到循序渐进，量力而行，不要强求。

＊ 冥想式

刚开始，可以试做简易好学的冥想式。

动作说明：双脚交叉盘坐，脊柱挺直收腹，双手手掌向下放在双膝上，肩、肘放松，微微自然闭眼，排除大脑杂念，调整正常的呼吸。

运动量：根据自己的身体情况，决定运动时间长短，以舒适为基本原则，使身体和意念完全放松和宁静下来。

练习时间，可以坚持在整个孕期中。

放松身心的冥想式打坐，有助于髋关节的伸展，增强柔韧性，对于未来分娩有益。

做冥想式习惯放松以后，一两周后，可以再试着做一做第二式动作——站立回旋式。

＊ 站立回旋式

动作说明：站立，双脚平等分开约两脚宽，吸气2～4秒，手心向下，双臂伸直从身体前方慢慢抬起至与地面平行；呼气2～4秒，髋部不动，从腰部扭转，头、臂同时向后转身到最大限度，腿不弯；吸气2～4秒，慢慢还原，保持手臂平伸不放下。然后，按同样顺序做另外一边，身体转正还原以后，呼气放下手臂，换另一边换臂做。

注意事项：重复共做三轮。可以持续到孕期结束。这一动作旨在增加脊柱和腰部的柔韧性，有利于未来的分娩。

＊ 呼吸三式

适合所有健康的准妈妈进行，只要按照介绍的顺序来做就可以，这套动作也没有场地限制，只要有椅子就能进行。但切记椅子必须没有轮子、能固定在原地防止打滑，以防跌倒。

❶ **猫姿拱背**：坐在椅子上，两脚打开与肩膀同宽，脊椎保持延伸拉长（即背打直）；双手环抱肩膀，手朝向肩胛骨的位置移动；吸气把脊椎拉长，吐气拱背，来回五六次。

功效：增加脊椎的活动度，伸展上背，可单独进行，也可作为暖身运动。

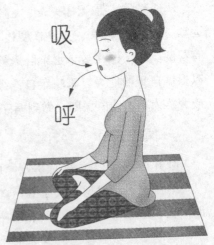

❷ **开胸**：坐在椅子上，两脚打开与肩膀同宽，脊椎保持延伸拉长(亦即背打直)。然后，将双手往后放在椅垫两旁，把头往上抬向斜前方做扩胸。停留在扩胸状态并进行3～5次呼吸（吸气与吐气）。

功效：增加脊椎的活动度，伸展胸部。

侧弯：坐在椅子上，两脚打开与肩膀同宽，脊椎保持延伸拉长(即背打直)。举起右手，臀部坐稳，下半身不动，将上半身轻轻往左侧弯，再恢复到预备动作。再换左手进行，每一边各做两三次。

功效：增加脊椎的活动度，伸展侧胸。

说明：这三项动作，均能促进呼吸功能。

注意事项：随时保持肩膀放松与脊椎拉长、延伸（背部打直）。

按照说明做运动，不会挤压到腹部。如果有肚子被挤压或身体不舒服的情况，则应马上停止。

做过瑜伽后，准妈妈会感觉到神清气爽，精神舒畅，腹中的胎儿宝宝也能充分感受到妈妈的这一份舒畅。

学习瑜伽，最好能在专业瑜伽教练的指导下进行。孕期属于特殊阶段，特别要注意量力而为，不要让身体过度劳累。

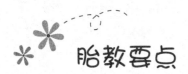

第六节

本月胎教实施方案

胎教要点

准妈妈保持平和、宁静、愉快轻松的心理，对胎儿充满爱意，是本阶段胎教要点。

正常情况下，准妈妈有节律的心音，是胎儿最喜欢听的音乐，准妈妈体内的肠蠕动声、呼吸声，也能给胎儿以稳定的感觉，处在良好的子宫内环境中，能使胎儿得到良好的生长发育。

相反，如果准妈妈焦虑、紧张不安，或者忧郁悲伤时，会使血液中的内分泌激素浓度改变，胎儿会立即感觉到，表现出不安。如果长时间存在不良刺激，会使胎儿出生后罹患多动症的可能性增加，还可能发生畸形。

夫妻共同进行抚摸胎教

夫妻共同进行抚摸胎教，不仅对胎儿有益，也有利于夫妻感情融洽，让准妈妈感受到丈夫的关爱。

要点：准妈妈抚摸腹部，能够把触觉刺激传递到胎儿的大脑，反复刺激能强化胎儿感受器官和大脑的联系，从而有利于大脑皮质的生长，为宝宝未来大脑智力发育奠定基础。

准爸爸、准妈妈在进行抚摸胎教时，动作一定要轻柔，并且要全身心投入，好像已经在抚摸未来小宝宝一样，充满爱心和喜悦，但要注意，不能拍打和按压腹部。

方法：准妈妈每天临睡前，平躺，全身放松，用双手从上到下，由中间向两侧反复抚摸胎体，然后轻轻按一按胎体，力度不宜太大。时间长了，这种轻按会得到胎儿的反应；或者轻轻拍、摸胎体以后，再轻柔地按一按。每天坚持做，每次5～10分钟。

胎儿是夫妻爱情的结晶，也是家庭未来的中心。因此，进行抚摸胎教时，准爸爸最好也能主动加入、积极参与。

丈夫协助进行抚摸胎教，不仅对胎儿有益，对于准妈妈在心理上、生理上也有安抚和慰藉功效。对于丈夫的关怀、体贴和介入胎教活动，准妈妈会非常高兴。而且，准爸爸的积极参与，是胎教活动坚持不懈、持之以恒的重要因素。

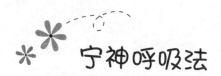

宁神呼吸法

实施呼吸法，旨在帮助准妈妈调整心情，让自己能在心情烦躁的时候，通过自我呼吸的方法，把心情放平静。

在对腹中胎儿实施胎教训练前，先学会呼吸法，对稳定情绪和集中注意力是行之有效的。

实施呼吸法时，任意选择一场所，可以在床上、沙发上或坐在地板上。使自己的腰背舒展，全身放松，微闭双目，手可放在身体两侧，也可放在腹部，衣服宜宽松。

准备好后，用鼻子慢慢吸气，在心里数5秒；肺活量大的人可以数6秒；感到困难时数4秒。吸气时，要感到气体被储存在腹中，然后缓慢、平静地用嘴或鼻呼气。呼气时间是吸气时间的2倍。这样反复呼吸1～3分钟，就会感到心情平静，头脑清醒。

实施呼吸法时，尽量不去想其他琐事，要把注意力集中在吸气和呼气上。一旦习惯了，注意力就会自然集中。在胎教前进行这样的呼吸，对增强注意力，准确地按照程序进行胎教，有很大帮助。

每天早上起床时、中午休息前、晚上临睡前，各进行一次这样的呼吸法，养成自我调整呼吸的习惯，准妈妈在妊娠期间最容易出现焦躁的精神状态可以得到改善，有利于进一步提高胎教效果。

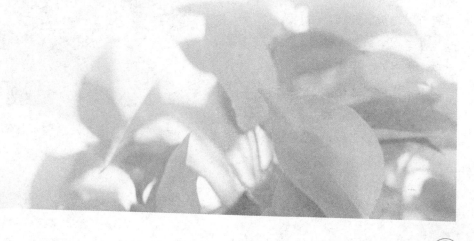

怀孕第四个月

第一节
胎儿和母体的变化

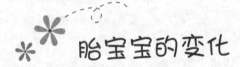

胎宝宝的变化

第4个月末，胎儿身长将近11厘米，体重约100克。皮肤颜色发红，光滑透明，能透过皮肤看见血管。皮肤上有少量的细毛，即胎毛或称毳毛。外生殖器可以分辨出性别，胎心搏动增强。胎儿在羊水中运动，并且已经会吞咽羊水和排出尿液，手指甲和脚指甲也已长出，手指指纹已经出现。皮肤呈亮红透明。胎盘形成良好，胎儿的营养来源主 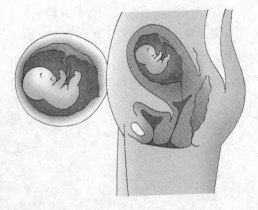 要依靠胎盘。胎儿这时已经会皱眉、做鬼脸，也会吸吮手指，做这些动作有利于大脑发育。

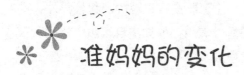

准妈妈的变化

进入妊娠中期，准妈妈的身体状况逐渐恢复，精神状态也有所好转。随着早孕反应的结束，准妈妈的睡眠、食欲、心理状态都会变得较好，进入了比较安稳的时期。同时，腹中的胎儿开始了迅速成长的时期。准妈妈的身材迅速变化，腹部、腰身、臀部、乳房等部位变大。

此时子宫底在脐与耻骨联合之间，下腹部微微隆起，用手可摸到增大的子宫。整个子宫已经被胎儿、胎盘和羊水占满。妊娠趋于稳定，妊娠反应消失，食欲变好，开始感受到胎动。这个时期流产的机会大大减少，母体因为腹部明显增大，原来的衣服开始不合体，很多准妈妈都会选择穿孕妇装。

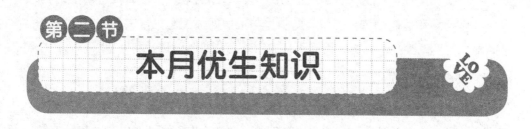

第二节

本月优生知识

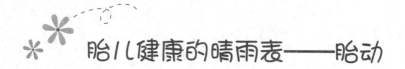

胎儿健康的晴雨表——胎动

自从知道自己怀孕后，年轻的准妈妈就在不安和甜蜜中度过，最希望的就是自己的宝宝能健健康康、平平安安地来到这个世界。从孕中期开始，准妈妈能感觉到腹中胎儿的律动，并且可以通过胎动来关注胎儿的健康情况。

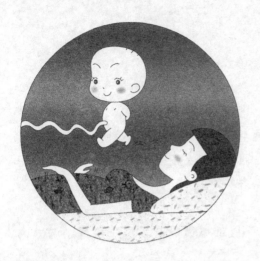

除了要进行正规的产科检查外，准妈妈在家中如何知道自己腹中的宝宝在健康成长呢？

胎儿发育到3个月时，器官、系统就开始工作了。胎儿有的会把羊水吞进胃里，再吐出来；有的还做出各种特殊反应：腿、脚、拇指和头部都会动，小嘴会张开、闭上。

＊ 生命的律动

象征着生命律动的胎动从怀孕两三个月就会开始。当然，最初的感觉并不明显。一般来说，胎动从妊娠18～20周开始。最初的胎动很轻微，像是喝了碳酸饮料后的肠道蠕动。随着妊娠的进展，胎动越来越强烈，准妈妈的感觉也会越来越明显。妊娠28～32周达到高峰，37～38周后稍有减少，到了妊娠最后一个月，胎儿长大充满宫腔，胎动反而会略有减少。胎动昼夜变化规律为上午均匀，下午减少，夜间8～11时胎动最多。胎动与母体关系密切，如母体休息时胎动较多、运动时较少；母体情绪紧张时胎动减少，情绪平稳后胎动恢复。正常胎动也与准妈妈体位有关，左侧卧位时胎动最多，站立时胎动少。准妈妈使用麻醉剂、镇静药物时胎动也受到抑制。

＊ 胎动的方式

胎儿活动的方式有4种：蠕动、踢撞、搅动和呃逆。一般每小时3～5次，12小时内胎动次数为30～40次。妊娠6个月起，胎儿会有剧烈的踢脚和冲撞；产前3个月左右有缓慢蠕动或扭动。

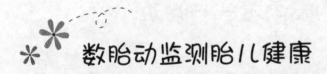

数胎动监测胎儿健康

作为准父母，学会监测胎动，是"荣任"父母之前的一个任务，也是呵护、守望小生命的一种责任。

胎动，是胎儿在宫内安危的一个重要指标，通过胎动计数，可以了解胎儿在宫内的情况。

胎动减少就是胎儿宫内缺氧的重要信号，常见于胎盘功能减退、胎儿宫内缺氧等。但是，胎动过频往往是胎动消失的前驱症状，也应当引起重视。

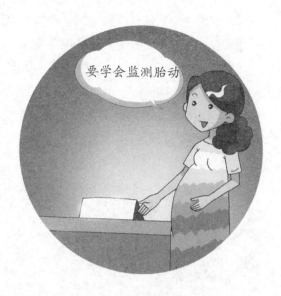

要学会监测胎动

计数胎动的方法：仰卧，把手放在腹部，动一次计一次数。可在每天早、午、晚各测一次，每次1小时，然后把3次计数相加再乘4，得数即12小时胎动次数。如果做不到每天测3次，可选择晚上临睡前固定测1小时。

正常胎儿每小时胎动不少于3~5次，12小时在30~40次，不少于20次，否则，应立即请医生检查。每次数胎动次数应当作记录，怀孕28周以后应当每天记录。

感受胎儿成长

胎儿在此期间发育较快，怀孕16周后已能感觉到胎动，胎心也开始有规律跳动。从现在起，准妈妈能切切实实地感受到小生命的存在。

为了使胎儿发育良好，准妈妈必须摄取充分的营养，蛋白质、钙、铁、维生素等营养素摄入要均衡，不可偏食。准妈妈有可能出现妊娠贫血症，因此对铁质的需求尤为重要。尿频与便秘现象渐渐恢复正常，但阴部分泌物仍不减少，容易受病菌感染。因此准妈妈应注意个人卫生，勤换内衣裤。

为了促进胎儿在母体内很好地发育，准妈妈应当注意以下生活细节：

❶ 衣服要宽大，胸罩、裤带不宜太紧，以保证胎儿生长、活动不受限制。

② 经常洗澡，保持皮肤清洁，勤换内衣裤。

③ 居住房屋空气要流通，环境要整洁。

④ 注意乳房清洁卫生。如果有乳头凹陷（俗称"马口奶头"），应当坚持做向外牵引，使乳头逐渐凸出，以便将来婴儿吸吮。

⑤ 准妈妈要多吃富含蛋白质、维生素及矿物质（铁、磷、钙）的食物。这样不但保证了自身及胎儿生长所需要的营养，还为将来分娩和哺乳时所需营养提供储备。

⑥ 准妈妈应按时到医院接受产检。若有异常情况，应及时检查，以判断胎儿生长发育和母体的健康情况。

温馨提示

进入安定期，准妈妈仍然需要继续保持心态宁静和情绪的平稳，可以做一些体能允许的准妈妈体操等；还要注意控制体重，防止因食欲旺盛引起营养过剩、体重增长过快，否则会对母胎健康产生不利影响。

孕中期享受"性福"

准妈妈怀孕前3个月早孕反应强烈，有可能冷落了丈夫。而从现在起，流产的威胁减少，准妈妈会突然发现，自己也有些迫不及待地需要享受来自先生的两性抚爱。

妊娠中期，不用再为避孕而烦恼，性生活质量会得到改善，加上孕期激素的作用使女性更富有魅力，会变得更性感。很多准妈妈在此阶段，能感受到前所未有的快感，享受"性福"。

妊娠中期，更多的血液流向妻子的骨盆，夫妻在亲热时器官敏感性增加，更容易达到性高潮。有很多女性在怀孕中期才尝到了高潮的滋味，甚至多次高潮而

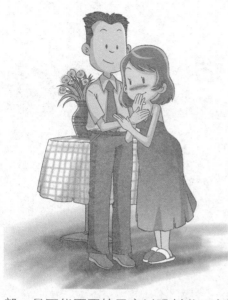

不用担心会伤害到胎儿，除非遇到胎盘前置等特殊情况外，一般人都可以在孕中期享受性爱。

当然，享受孕期性生活的最好办法就是放松心情。准妈妈如果觉得自己对"性"没有心情，则可以尽量制造一些亲密的气氛，让丈夫给自己梳一梳头发，揉一揉脚，按摩一下后背和肩膀，在交流和亲昵的举止中，营造两个人的亲密无间气氛。

特别要注意的是，准爸爸、准妈妈在过性生活时不要压迫和撞击日渐膨大的腹部，尽可能不要给子宫以强刺激，在性爱姿势上要做适当调整，防止出现问题，同时在性生活的次数和强度方面要有所节制。

孕中期的定期产检必不可少

准妈妈怀孕中期的定期产检必不可少。在妊娠15～18周，准妈妈需要根据医生的建议做一次产前诊断，通过对胎儿进行特异性检查，以判断其是否患有先天性或遗传性疾病。有以下情况的准妈妈需要做产前诊断：35岁以上的大龄准妈妈，分娩过染色体疾病患儿的准妈妈，有过自然流产史或死胎史的准妈妈。

另外，这个阶段还应当检查一下母婴血型是否不合。

准妈妈要妥善保管首次产检时产科医生交代给自己的《母子健康手册》，按照手册上面的提示，自我监测健康情况，按照要求和与医生的约定，及时到医院进行例行产前检查。

舒适家居生活

准妈妈洗澡应注意什么

妊娠中后期，母体由于内分泌的改变，新陈代谢逐渐增强，汗腺和皮脂腺分泌旺盛，会比常人更需要洗澡，以保持皮肤清洁，预防尿路感染。但是，如果准妈妈洗澡不注意方法，有可能对母体和胎儿的健康造成影响，甚至产生永久性的损害。

＊ 水温

洗澡水温过高有可能对准妈妈和胎儿不利。一般来说，洗澡时水的温度越高、持续时间越长，损害越重。所以，准妈妈洗澡时水温应当掌握在38℃以下，最好不要坐浴，避免让热水浸没腹部。

＊ 时间

准妈妈洗澡时间尽量控制在20分钟以内，因为浴室内空气流通差，温度较高，氧气供应相对不足，加上热水的刺激，引起全身体表毛细血管扩张，会使准妈妈脑部供血不足。母体如果供血不足，胎儿会出现缺氧、胎心率加快，严重的还会使胎儿神经系统发育受到不良影响。

＊ 方式

妊娠期，母体内分泌功能发生多种改变，阴道中具有灭菌作用的酸性分泌物减少，母体自然防御功能降低。如果坐浴，水中的细菌、病毒容易进入阴道、子宫，导致阴道炎、输卵管炎或尿路感染，出现畏寒、高热、腹痛症状，势必增加孕期用药机会,留下畸胎和早产隐患。因此,在整个妊娠期间,准妈妈最好能避免坐浴、盆浴,以淋浴为佳。

此外,卫生间里一定要注意防滑、防跌,加装防滑垫和扶手。这些细节虽小,可千万不能忽视。

孕期如何美容

准妈妈想要掩饰妊娠给自己的体态和容貌带来的变化,把自己打扮得更加靓丽一些,这本无可厚非。但在整个妊娠期,准妈妈还是应当以胎儿和自己的健康为重。孕期皮肤变得敏感,应小心护肤,原则上不应当化妆,因为化妆品大部分都含有化学物质,特别是美白护肤品,其中含有铅等有害健康的物质,对母子皆不利。口红、染色剂、指甲油中含有有毒有害物质,其中可以通过胎盘进入胎儿体内的物质,会影响宝宝发育甚至致畸。

但是,准妈妈并不是孕期不能梳妆打扮,把自己收拾得干净利落一些,能增加自信心,调整情绪,精神焕发。当一个讲究、爱美的准妈妈,首要的是注意清洁。准妈妈易出汗,要勤洗、勤换内衣。准妈妈脸上长了蝴蝶斑不要急于使用祛斑品,注意防止阳光直晒面部,待到产后,斑多会消退或减轻。此外,准妈妈还可以做一做按摩,加快血液循环,滋养皮肤。

面部按摩的步骤是:先洗脸,擦干净水,然后用中指和无名指从脸部中央,向外螺旋式揉按,逐一按摩过后,用热毛巾敷片刻。准妈妈可以使用孕妇专用的面霜或乳液。

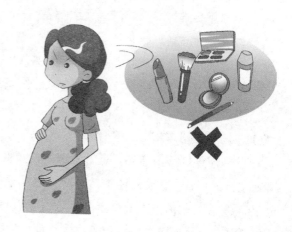

第四节 每月膳食营养要平衡

孕中期的营养原则

"一人吃,两人补",是民间通常的说法,也最容易诱导准妈妈陷入认识误区。孕中期孕吐结束了,胃口大开,容易放开来吃,从而导致体重增加过快。

准妈妈一般都会怕腹中的胎儿营养不足、发育不良,因此,在吃饭问题上总是惦记着宝宝,会拼命狂吃。这样吃下去的结果,往往会造成孕期体重增加过多,不仅自己的体形严重变形走样,还可能引发一些病症,而且使临产时分娩难度提高。

怀孕期间,胎儿一切生长所需要的营养素皆来自母体。因此,孕期营养的供给,一方面要维持准妈妈本身正常需要;另一方面提供胎儿发育需求,并为日后生产与哺乳作准备。胎儿营养素的摄取,是由母体内血液经过脐带输送,而母亲血液中的营养素含量直接由进食的食物来决定。

准妈妈营养摄入情况,可以参考体重指标。

胎儿长大、羊水增多、胎盘增大、乳房增重、血液和组织液增多、母体脂肪增加,是准妈妈体重增加的原因。

母体体重的正常增加,是营养良好的重要指标。专家认为,怀孕期间总体重增加以10~15千克较为理想,孕前体重偏低的准妈妈在孕期体重可以增加得多一点;反之,孕前体重偏高者则应当适度节制。总之,体重的增加应当是渐进式的,最初3个月平均为1~2千克,中后期大约每周增加0.5千克。

此外，有一些准妈妈在妊娠初期因为妊娠反应，出现恶心、呕吐、食欲不振等不适，会导致体重减轻。如果孕吐现象不太严重，则无须过于担心，因为胎儿还小，需要的营养量非常少。如果情况一直持续到妊娠中后期仍然没有改善，或者仍然孕吐严重，就要考虑母体的体质，必须尽早寻求医生的指导。

建议仍然呕吐的准妈妈，饮食原则适宜采用少量多餐的方式，把固体和液体食物分开，最好先吃完固体食物半小时以后再吃液体食物，能减少孕吐。有些准妈妈甚至闻到食物的味道都会有呕吐感，应当调整自己的心情，没有胃口不要强迫自己非吃不可。当然，来自丈夫和家人的安慰和鼓励，也是帮助准妈妈度过孕吐阶段的良方。

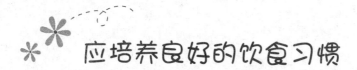

应培养良好的饮食习惯

准妈妈从怀孕开始，一定要培养良好的饮食习惯：

定时：无论每一天的工作有多么忙碌，也应当"把吃饭的时间还给自己"。最理想的吃饭时间为早餐7～8时，午餐12时，晚餐18～19时，每次最好用30～60分钟。进食过程要从容，心情要愉快。

定量：每餐各占一天所需热量的1/3，最好要呈倒金字塔形，早餐丰富、午餐适中、晚餐量少。

营养均衡多变化：准妈妈应多变化食物的种类，每天吃多种不同的食物，营养素会容易充足。尽量多吃原生类食物，如五谷、青菜、新鲜水果，烹调方式以保留食物原味为主，少用调料，少吃垃圾食品，少吃油炸食物和市售的成品食物。

温馨提示

准妈妈养成良好的饮食习惯，不仅仅是孕期受益，将来育儿阶段对宝宝也有益。

本月准妈妈的营养食谱

淮山药熘猪肾

原料：

净猪肾100克，淮山药150克，枸杞子10克，香油2小匙，料酒1大匙，盐、鸡精、水淀粉各1小匙。

做法：

1.将淮山药去皮，洗净，切片；猪肾去臊腺、剞花刀，焯水备用。

2.将淮山药、枸杞子放锅中，加适量水煮10分钟，放猪肾煮沸，加料酒、盐、鸡精，勾芡，淋香油即成。

功效：

腰子是动物的肾脏，具有补肾强腰的作用；枸杞子是滋补肝肾的佳品；淮山药可以收敛固气。这道菜可以补养气血和内脏，弥补孕早期的营养损失。

黑豆糯米粥

原料：

糯米50克，黑豆25克。

做法：

1. 将黑豆洗净，加适量水提前3个小时浸泡，备用。

2. 糯米洗净，放入锅内，倒入黑豆，加水适量，用温火煮成粥即成。

功效：

黑豆营养全面，含有丰富的蛋

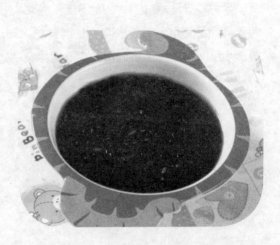

白质、维生素、矿物质，其中微量元素如锌、铜、镁、钼、硒、氟等的含量都很高，有活血、利水、祛风、解毒之功效。本品每日顿服，能补中益气、健脾养胃、补血安神、益肝肾之阴，准妈妈食用大有裨益。

红烧牛肉

原料：

牛肉200克，白萝卜150克，高汤150毫升，香菜、豆瓣酱、花椒、花生油、盐、白糖、八角各适量。

做法：

1. 选肋条牛肉，洗净，用沸水焯一下捞出，切成2厘米见方的块状。

2. 白萝卜去皮，切2厘米见方的块状；花椒、八角用纱布包好。

3. 锅置旺火上，下花生油烧至3成热，放入豆瓣酱炒至油呈红色，加入高汤和牛肉、香料包、盐、糖烧开，改用小火烧至熟烂。

4. 将萝卜块入沸水焯一下，下锅，放盐，烧至萝卜软烂，汤浓肉烂，取出香包，即可。吃时撒上香菜。

功效：

萝卜性味甘、性平，入肺、脾经，其中的B族维生素和钾、镁等矿物质可促进肠胃蠕动，有助于体内废物的排出。牛肉能补中益气、滋养脾胃、强健筋骨、化痰息风、止渴止涎，含有丰富的蛋白质，氨基酸组成比猪肉更接近人体需要，能提高机体抗病能力，对生长发育及病后调养的人在补充失血、修复组织等方面特别适宜。本品香软可口，很适合准妈妈食用。

冬瓜排骨汤

原料：

猪排骨250克，冬瓜500克，精盐、味精、胡椒粉、葱花各适量。

做法：

1. 将猪排骨洗净，剁成5厘米长的小块，随温水下锅煮去血水，捞出待用。

2.冬瓜去皮、去瓤洗净，切成与排骨大小相同的块。

3.炒勺上火，放入排骨，加清水烧沸后，改文火炖烂。在排骨炖至八成热时，下冬瓜炖熟，放入味精、精盐、胡椒粉，撒入葱花，盛入汤碗内即可食用。

功效：

鲜香味美，清淡利口，是孕妇补钙的良好来源，适于孕妇中期食用。

阿胶鸡蛋汤

原料：

阿胶10克，鸡蛋1个，食盐适量。

做法：

1.鸡蛋打入碗中，调匀。

2.阿胶用温水化开，入锅。

3.起火，将鸡蛋后加入阿胶水中煮成蛋花即可，加入食盐调味。

功效：

阿胶味甘、性平，入肺、肝、肾经，能滋阴润肺、补血止血、定痛安胎。本品每日服用1～2次，可补血、滋阴、安胎。适用于阴血不足所致的胎动不安、烦躁等。

花生鱼头汤

原料：

鲢鱼头250克，生花生仁100克，腐竹10克，干枣2个，姜、盐及植物油各适量。

做法：

1.将生花生洗净，用清水浸泡半小时，捞起，晾干备用。

2.将腐竹洗净，用温水浸软，切成小段；红枣去核，洗净备用。

3.将鱼头斩开两边，洗净，用油略煎，起锅备用。

4.将花生、红枣、姜片入锅，加水适量，大火煮沸后，再用文火煲半小时左右，然后放入鱼头、腐竹，酌情加盐调味，再煲1小时，即可。

功效：

生花生仁性平、味甘，入脾、肺经，具有醒脾和胃、润肺化痰、滋养调气、清咽止咳之功效，并含有丰富的蛋白质、不饱和脂肪酸、维生素E、烟酸、维生素K、钙、镁、锌、硒等营养物质；鲢鱼头肉质细嫩，除含蛋白质、脂肪、钙、磷、铁、维生素B$_1$，还含有不饱和脂肪酸及鱼肉中所缺乏的卵磷脂，另外鱼鳃下边的肉呈透明的胶状，里面富含胶原蛋白，能够对抗人体老化及修补身体细胞组织。腐竹含有丰富的铁，且易被人体吸收，对缺铁性贫血有一定疗效。本品三者结合，尤其适合准妈妈食用。

橘味海带丝

原料：

干海带150克，新鲜白菜100克，干橘皮25克，香菜、香油、白糖、味精、醋、酱油各适量。

做法：

1. 将干海带放锅内蒸半个小时左右，捞出，放温水中浸泡15分钟左右，洗净，捞出，切成细丝，放盘中备用。

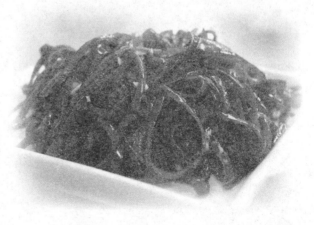

2. 把白菜洗净，切成细丝，拌入盛放海带的盘内，加酱油、白糖、味精及香油，撒入香菜段。

3. 把干橘皮用温水泡软，捞出，剁成细末，放入碗内，加醋搅拌，然后把橘皮液倒入上面2中盛放海带、白菜的盘内拌匀，即可食用。

功效：

海带富含蛋白质、脂肪、碳水化合物、膳食纤维、钙、磷、铁、胡萝卜素、维生素B$_1$、维生素B$_2$、烟酸以及碘等多种微量元素；橘皮中含有的维生素C远高于果肉，其本身淡淡的酸味可以开胃。本品对于促进准妈妈食欲，预防坏血病及牙龈出血等大有其效。

三元蒸鸡

原料：

鸡半只（约300克），红枣、枸杞及盐各适量。

做法：

1. 将鸡洗净，去翅，鸡身剁成2厘米左右的小块。

2. 鸡块入锅，大火滚水内烫半分钟，捞出，置盘中，视个人口味撒入食盐，加红枣、枸杞。

3. 将盘中鸡块及红枣、枸杞放入蒸锅内，用大火蒸约半个小时，即可食用。

功效：

红枣味甘、性温，入脾、胃经，有补中益气、养血安神、缓和药性的功能，搭配枸杞同吃，效果更佳。鸡肉营养丰富，富含蛋白质、脂肪、矿物质等，且胆固醇含量低。本品营养丰富、成分全面，能养血生津、滋阴润燥。

美味鱼吐司

原料：

鱼肉（去皮、骨）150克，面包150克，鸡蛋清1个，葱花、姜末各1小匙，料酒、淀粉、盐各1小匙，果酱适量，鸡精少许。

做法：

1.鱼肉洗净剁成泥，加蛋清、葱、姜、料酒、淀粉、鸡精一起拌匀；将面包切去边皮，切成1厘米的片备用。

2.将鱼泥分成4份，均匀地抹在切好的面包上。

3.锅内加入植物油烧热，放入面包片，炸成金黄色。

4.将每片面包切成8个小块，蘸上果酱，即可食用。

功效：

面包含有丰富的蛋白质、脂肪、碳水化合物（糖类），极易消化和吸收。鱼肉与其搭配食用，能够促进胎儿宝宝神经系统的发育，为妈妈提供充足的能量。妈妈可以根据自己的喜好选择不同的果酱。这是一道不错的开胃佳肴。

准妈妈心情与"孕"动

保持平稳、乐观的情绪

准妈妈在整个孕期应当情绪稳定，不要焦虑、悲伤和愤怒，否则不仅对自身健康不利，也会给胎儿带来不良影响。

准妈妈孕期的情绪焦虑，主要源于对生育本身的恐惧感，怕产痛、怕难产、怕生出畸形儿，甚至对生男生女也忧心忡忡。有些准妈妈会因为家庭或工作原因产生长期焦虑情绪。如果准妈妈的情绪焦虑持续太长时间，会坐卧不安，消化系统和睡眠质量也会受到影响，甚至会使胃酸分泌过多，发生溃疡病。准妈妈患妊娠期高血压疾病可能也与焦虑和情绪紧张有关。

总之，准妈妈在整个孕期要保持平稳、乐观的情绪，克服消极不良情绪，这对于准妈妈自身和胎儿健康十分重要。

同时，在家庭生活和工作环境中，准妈妈应当尽可能营造一种和谐、舒适、平静、愉快的环境。

放松心情——精神松弛法

精神松弛法关键在于通过注意力的集中或者转移的方法，能够自主地放松自己的紧张情绪。

准妈妈全身放松地坐在地毯或者沙发上，不要让任何人、任何事情来打扰自己。

准妈妈以轻松的姿势坐好以后，先环视一下屋子的环境，在视力所及的范围内选择出三样物品来，可以是墙壁上的某一幅画，也可以是屋子里某一件摆设品，或者一个茶杯、一本书、一只钟表……选择以后，集中自己的注意力，分别对自己的选择物品依次凝视。准妈妈凝视时以凝视物品的局部为佳，如画上面的一片叶子、摆设品的一个细节、茶杯的一条花纹、书刊封面上的一个花饰、钟表上移动的秒针等。

凝视的时间由自己而定，不必具体限时，但要在凝视过程中，尽量对这件物品留下深刻印象，集中视线要在5秒以上。

准妈妈身心完全放松地凝视三件物品以后，就会发现，自己原先紧张的精神状态放松下来了。准妈妈精神松弛法做习惯以后，就能很快地放松心情，在今后的生活中受益。

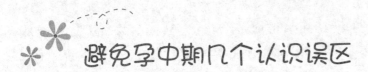

准妈妈妊娠中期，不能因为生理反应减轻，能吃能睡、精神状态变好而忽略了自己怀孕的事实，在心理上需要予以重视。

进入妊娠中期，准妈妈普遍会出现以下几个方面的心理认识误区：

❶ 认为自己在这个时期很稳定，一般不会出什么问题，不一定非去医院检查了。

❷ 为了确保自己和胎儿的健康平安，最好少活动，就连家务活都不敢插手了。

❸ 丈夫、家人和朋友一直过度呵护，准妈妈的心理依赖性增强了。

❹ 虽然距分娩时间还有一段时间，但准妈妈已开始感到有压力了。

＊ 应对策略

定时体检：关于体检问题，准妈妈千万不能在心理上有所放松，因为妊娠中期可能会出现妊娠高血压疾病和贫血等异常，因此，一定要按时到医院接受检查。

积极活动：适当地活动，做一些用力轻柔、徐缓的家务，可以增强准妈妈的肌肉力量，对日后分娩有一定帮助，还能振奋精神，对于保持稳定、健康的心理状态大有益处。

做产前准备：准妈妈对分娩产生恐惧时，可以学习一些分娩知识，并和家人一起为未出生的宝宝准备一些必需品。这样，准妈妈不但心情好转，还会从对分娩恐惧逐渐变为对宝宝急切的盼望。

避免不良刺激：准妈妈应尽量避免看一些暴力、血腥的影视作品，避免与人争吵，保持心态平和。

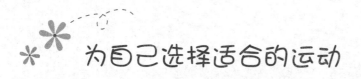

为自己选择适合的运动

进入妊娠中期，准妈妈会开始感到自己的精力有所恢复，原来十分疲惫不堪的身体变得恢复了活力。此时，适度的体育锻炼，不论对母体健康，还是对将来宝宝的顺利分娩都大有好处。准妈妈可以快步走、慢跑、跳慢节奏舞、练太极拳或瑜伽等。这些活动量适中的有氧运动，不仅适宜孕期，也比较适合女性进行长期坚持锻炼的项目。

* 运动的前提

准妈妈参加体育锻炼的前提，是没有先兆流产的迹象，身体基本素质不错。锻炼时间每次不宜超过半小时，运动量以活动过程中心跳每分钟不超过130次，运动后10分钟内能恢复到锻炼前的心率为宜。

户外活动能呼吸到新鲜空气，获得充分的阳光照射，避免维生素D的缺乏。活动量要适当，让活动后的身体不感到疲劳和紧张为度。准妈妈还可以根据个人爱好选择散步、太极拳、慢舞等。

各种球类、田径运动、跳水、骑马等运动量大，易发生意外，不宜参加。凡是带有比赛性质的活动，都易造成精神紧张，准妈妈都不适宜参加。

* 有氧体操

这里说到的有氧体操，是指专为准妈妈活动和锻炼全身的运动操，可以使血脉通畅、肌肉放松。准妈妈妊娠中出现的气喘、腰背疼痛等各种不适感都可以通过做有氧体操来减轻，还能锻炼临产时肌肉的持久耐力。

要注意的是，准妈妈如果在进行活动中有腹部阵发性紧绷现象，或者出现持续1分钟以上紧绷时，一定要立即停止运动，静卧休息。

> 准妈妈在早孕反应消失以后，就可以安排活动，每次活动时间不要太长，以20~30分钟为宜。准妈妈如果感到疲劳随时可以停止，不必勉强自己。

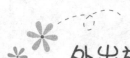

外出旅行途中的注意事项

准妈妈在妊娠中期可以外出旅行，但在出行之前务必找到医生，确认自己没有不安全因素，排除早产、流产的先兆。

准妈妈安排外出旅行的计划，不要忘记自己已经怀孕了的事实，要尽量避免比较劳累的日程和计划，把旅行安排成真正的休息和放松时段。

准妈妈不宜进行海水浴，因为海水不像温泉浴那样，水多半比较凉，容易引起子宫收缩。

准妈妈外出旅行应当注意以下几点：

❶ 长时间保持一种姿势会使人感到疲劳，因此，能在车厢内自由走动的火车是准妈妈外出旅行的较佳选择。准妈妈如果乘汽车，建议每小时都能够停下来，下车到坚实的地面上走一走。

❷ 要充分考虑到是否能够经常去洗手间。如果能够了解到可能遭遇堵车的情况，最好为自己准备好便携式便溺器。

❸ 在某个旅行地的逗留期以2~3天为宜。

❹ 途中安排饮食的时候，别忘记自己怀孕的事，要多吃新鲜蔬菜、水果，多摄取水分，防止便秘。

❺ 外出散一散心，通过更换环境，开阔胸怀，提升精神，呼吸新鲜空气，观赏美景，有利于身心健康。

但必须注意：准妈妈不可盲目外出，外出前要进行体检，征得医生同意。如果医生根据准妈妈身体情况不同意外出，则应当听从医生劝告。准妈妈外出旅行有很多繁杂的事宜，有人陪可减少许多劳累，缓解精神紧张。

⑥ 带上病历记录。准妈妈出发前一定要带上就医记录，事先找好目的地的医院和电话、地址，以备不时之需。

⑦ 旅游途中要注意防寒保暖，根据气候变化，随时增减衣服。外出要多带宽松的衣物，常洗常换，讲究个人卫生。在旅途中不可过劳。行程不要安排得太紧凑，要多安排停留时间，使自己有充分的休息时间。

⑧ 旅游途中还要特别讲究饮食卫生，饭前便后要洗手。不管沿途摊点的食物有多大的吸引力，都不能随随便便吃。饮水最好自备，不要买小贩叫卖的饮料。

⑨ 在旅游途中运动量不宜过大，要注意劳逸结合，保证充足的睡眠。行走途中要选择平路，避免陡坡。走路要慢，步态要稳，防止滑倒跌跤。

⑩ 对有噪声、烟尘、辐射等污染严重的场所及疫区，要及时避开，以免对身体造成危害。登山要控制在海拔1000～2000米高度。

第六节　本月胎教实施方案

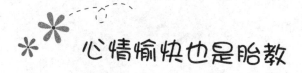

心情愉快也是胎教

从现在起，母胎都将进入一个良性发展的时期，保持愉快心情，让腹中的宝宝和自己一起快乐度过整个孕期。

我国素有"柔能克刚"之说，准妈妈孕期里为人处处谦和、心平气和、情绪稳定，胎儿会受益匪浅。

准妈妈平日多想一些愉快的事，多看一些轻松、幽默的书籍，多看一些喜剧片和动画片，这样会缓解一些心理上的烦乱情绪。每天到环境优雅的地方散步，和自己喜欢的人谈天，精神上的放松，能使准妈妈体内循环畅通，从而减轻妊娠的不良反应，减轻孕期的烦躁心理。

胎教的基本原则

每一个准妈妈和胎儿的生理状况都不同，胎教方法只能作为一种辅助手段。

每一个准妈妈和胎儿，都有各自的具体情况，有各自的生理特点和生活环境以及习惯。在选择胎教的方式、方法上，也因为各自的经历、喜好、学识不同，会各自有所偏重，没有统一的标准。家庭对于胎教的理解和要求，也有各自的侧重和需求。因此，在选择自己需要、适合自己家庭胎教的方式和方法上，只需要把握基本原则。

建议选择胎教方式、方法把握的原则，应当考虑到：保证充足的营养、良好的生活环境以及健康的生活习惯，这是每一个准妈妈在胎教时期都应当重视的。

第一项，保证孕期充足的营养。宝宝的营养都来自母体的供给。准妈妈摄入的营养素不足，严重的将会导致流产、早产等情况的发生。保证营养均衡，是胎教的一个重要的构成部分。宝宝在妈妈肚子里的3～6个月的时候，是大脑开始发育的时候，这个时期的营养均衡，对宝宝以后的智力开发尤为重要。

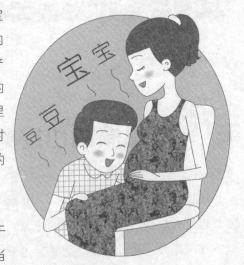

第二项，保持好的工作、生活环境。孕期生活的环境整洁、空气清新，有助于宝宝的智力和人格的发展。准妈妈要适当

控制看电视和使用电脑的时间，尽量少用微波炉。环境的污染也不利于宝宝的成长，准妈妈要注意远离那些容易使宝宝受到伤害的污染源。

第三项，养成健康生活习惯。孕期生活中要养成健康的生活习惯，形成良好的生物钟。在饮食方面不用去吃补品和补药，应禁止喝酒、抽烟，也需要准爸爸的配合，因为被动吸烟同样不利于准妈妈和胎儿的健康。

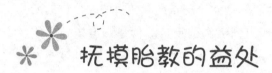

抚摸胎教的益处

抚摸胎教可以锻炼胎儿皮肤的触觉，并通过触觉神经感受体外的刺激，从而促进胎儿大脑细胞的发育。

抚摸胎教还能激发起胎儿活动的积极性，促进运动神经的发育。有研究发现，经常受到抚摸的胎儿，对外界环境的反应也比较机敏，出生后翻身、抓握、爬行、坐立、行走等大运动发育都能明显提前。

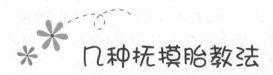

几种抚摸胎教法

进行抚摸胎教的过程中，不仅能让胎儿感受到父母的关爱，还能使准妈妈身心放松、精神愉快，加深一家人的情感交流和联系。

正常情况下，从怀孕2个月开始，胎儿就在母体内活动了，但活动幅度很小，准妈妈还不能感知。随着妊娠月份的增加，胎儿活动幅度会越来越增大，从吞吐羊水、眯眼、吮手指、握拳，直到伸展四肢、转身、翻筋斗等。

下面介绍几种抚摸胎教的方法。

＊ 来回抚摸法

实施月份：怀孕3个月以后。

具体做法：准妈妈在腹部完全松弛的情况下，用手从上至下、从左至右，来回抚摸。

注意事项：抚摸时动作宜轻，时间不宜过长。

* 触压拍打法

实施月份：怀孕4个月以后。

具体做法：准妈妈平卧，放松腹部，先用手在腹部从上至下、从左至右来回抚摸，并用手指轻轻按下再抬起，然后轻轻地做一些按压和拍打的动作，给胎儿以触觉的刺激。刚开始时，胎儿不会作出什么大的反应。但是，准妈妈不能灰心，一定要坚持长久地有规律地去做。一般需要几个星期的时间，胎儿就会有所反应，如身体轻轻蠕动、手脚转动等。

注意事项：开始时每次5分钟，等胎儿作出反应后，每次5～10分钟。在按压拍打胎儿时，动作一定要轻柔。准妈妈还应随时注意胎儿的反应，如果感觉到宝宝用力挣扎或蹬腿，表明胎儿不喜欢，应当立即停止。

* 推动散步法

实施月份：怀孕6～7个月以后。

具体做法：准妈妈平躺在床上，全身放松，轻轻地来回抚摸、按压、拍打腹部，同时也可用手轻轻地推动胎儿，让胎儿在宫内"散一散步、做一做操"。

注意事项：最好能在医生的指导下进行，以避免因用力不当或过度而造成腹部疼痛、子宫收缩，甚至引发早产。每次5～10分钟，动作要轻柔自然，用力均匀适当，切忌粗暴。如果胎儿用力来回扭动身体，准妈妈应立即停止推动，可用手轻轻抚摸腹部，胎儿就会慢慢地平静下来。

 温馨提示

胎儿最喜欢准爸爸的抚摸和男性频率较低的声音，所以在整个抚摸胎教的过程中，准爸爸一定要参加。准爸爸应当经常隔着肚皮轻轻地抚摸胎儿，并协助准妈妈让胎儿进行一些宫内运动，最好是一边抚摸一边与胎儿说话，同时告诉宝宝是爸爸在抚摸、与宝宝交流。一家人一起玩游戏，一定会乐趣无穷，也会让胎儿充分地感受到家的温馨。

＊ 亲子游戏法

实施月份：怀孕5个月以后。

具体做法：每次游戏时，准妈妈先用手在腹部从上至下、从左至右轻轻地有节奏地抚摸和拍打，当胎儿用小手或小脚给予还击时，准妈妈可在被踢或被推的部位轻轻地拍两下，稍过一会儿胎儿就会在里面再次还击，这时准妈妈应改变一下拍的位置。改变拍打的位置距离原拍打的位置不要太远，胎儿会很快向改变的位置再作还击。这样每天反复几次，别有一番情趣在其中。

注意事项：这种亲子游戏最好在每晚临睡前进行，此时胎儿的活动最多。时间不宜过长，一般每次10分钟即可，以免引起胎儿过于兴奋，导致准妈妈久久不能安然入睡。

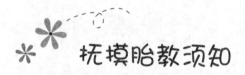

抚摸胎教须知

抚摸胎儿之前，准妈妈应排空小便。抚摸胎儿时，准妈妈要避免情绪不佳，应当保持稳定、轻松、愉快、平和的心态。进行抚摸胎教时，室内要保持环境舒适，空气清新，温度适宜；如能配合对话胎教和音乐胎教等方法，效果会更佳。

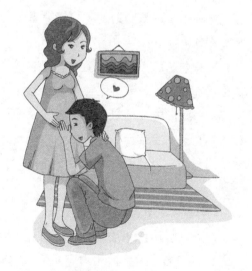

值得提醒的是，下面这些情况不宜实施抚摸胎教：有不规则子宫收缩、腹痛、先兆流产或先兆早产的准妈妈，不宜进行抚摸胎教，以免发生意外。曾有过流产、早产、产前出血等不良产史的准妈妈，也不宜进行抚摸胎教，可改用别的胎教方法替代。

音乐胎教——欣赏世界经典名曲

向准妈妈推荐孕期可欣赏的十首世界经典名曲。

罗伯特·舒曼的《梦幻曲》——感受清新与自然，流畅优美的旋律如泣如诉，特别适合把音量调到若隐若现状态下听。

普罗科菲耶夫的《彼得与狼》——美丽的童话故事，以音乐形象表现出来。

格里格的《培尔·金特》组曲中《在山魔王的宫殿里》——感受力度与节奏，美丽的童话境界音乐形象化表现。

约翰·施特劳斯的《维也纳森林的故事》——感受春天早晨的气息，每一组音符都能愉悦人的情绪。

德沃夏克的e小调第九交响曲《自新大陆》第二乐章——舒畅、徐缓的乐章，有利于抚慰焦躁的情绪。

贝多芬的F大调第六号交响曲《田园》——交响乐佳作，在细腻的乐章中享受宁静。

老约翰·施特劳斯的《拉德斯基进行曲》——轻快、活泼，在激情澎湃中感受无限活力。

维瓦尔第的小提琴协奏曲《四季·春》——变幻的乐章听来令人浮想联翩，能使人充分体验春天感受到的盎然生机。

勃拉姆斯的《摇篮曲》——在乐曲声中与宝宝说一说悄悄话，特别适合准妈妈表达自己对宝宝无尽的爱意。

温馨提示

准妈妈通过音乐胎教，让自己和胎儿接触多元的艺术，接触不同演奏形式，不同艺术风格的乐曲，不管是欢快的、凝重的、沉静的、梦幻的、激情的、淳朴的，在音乐的海洋中汲取营养，培养胎儿的艺术潜能。

怀孕第五个月

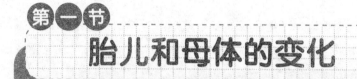

第一节
胎儿和母体的变化

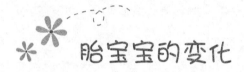

胎宝宝的变化

胎儿身长18～27厘米，体重280～300克，胎头约占身长的1/3。胎儿已经长出了头发、眉毛及睫毛，眼睛还闭着。皮肤呈暗红色，皮脂腺发育，并开始分泌。脱落的上皮细胞与皮脂黏合成为胎脂，覆盖在胎儿皮肤表面。胎儿开始有吞咽动作，已经会用手抓住脐带玩儿。胎动活跃，羊水达到400毫升。胎儿心脏功能活力增强，用听诊器可以听到胎儿的心跳。

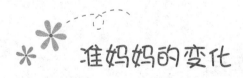

准妈妈的变化

近期内准妈妈的下腹部膨隆，感觉到下坠，时常会有心慌、气短的感觉。因为内分泌变化，有些准妈妈会出现鼻塞、鼻黏膜充血和出血，切忌自己滥用滴鼻液和抗过敏药物。因为子宫的膨大，腹部一侧会感到有轻微的触痛。宫底高度已经平脐。准妈妈此时的胃口较佳，食量增大。因为身体承受额外的负担，准妈妈特别易疲倦，会感到头晕乏力，不仅白天想睡，晚上睡得也比平常多。

增大的子宫和腹部，会使准妈妈采用侧卧位睡眠才舒适，以左侧位为好。不过，单一的左侧卧位会使心脏受压，所以适当的左右交替很有必要。为翻身方便，不宜睡软床。

由于怀孕后体内激素的变化，可能会发生皮肤瘙痒。准妈妈皮肤瘙痒是妊娠期较常见的生理现象，不需要特殊治疗，宝宝出生后就会消失。准妈妈注意要经常洗澡、勤换内衣、避免吃刺激性食物、保证睡眠充足、保证大便通畅。

面部出现蝴蝶形"妊娠斑"的准妈妈，外出时应戴遮阳帽防晒。

这个月的产前检查，要做B超检查以了解胎儿的大小、活动情况、心跳、羊水量、胎盘位置、器官发育情况等。准妈妈可以参加一些正规医院的准妈妈课堂，不但能学到专业的孕育知识，还能和众多的准妈妈在一起听课，彼此之间进行经验交流。

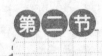

本月优生知识

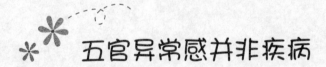

五官异常感并非疾病

为使胎儿有适宜的生长环境，准妈妈的身体功能，如内分泌、血液、心血管、免疫和新陈代谢等方面，都会发生种种改变，对准妈妈的眼、耳、鼻等感觉器官造成程度不同的影响，甚至带来一些似是而非的"病症"。

＊ 眼角膜水肿

正常人眼睛角膜含有70%的水分，孕期因黄体素分泌量增加和电解质的不平衡，容易引起角膜及晶状体内水分增加，形成角膜轻度水肿。眼角膜的厚度平均增加约3%，而且越到怀孕末期越明显。由于角膜水肿，敏感度会有所降低，常会影响角膜反射和保护眼球的功能。这种现象一般在产后6～8周即恢复正常。

＊ 屈光不正

有的准妈妈检查时眼部会有0.25～1.25屈光度的改变，产生轻度屈光不正现象，到怀孕晚期更加明显。结果会导致远视，或者睫状肌调节能力减弱，看近物模糊就是其中之一的情形。如果原来近视的话，此时眼睛的近视度数可能会增加。这种异常现象多在产后5～6周恢复正常。因此，准妈妈如果出现远视或近视度数加深的情况，不必忙于配换眼镜，可以在分娩一个多月后再验配，那时候验出的度数才相对准确。

＊ 干眼症

正常人眼睛有一层泪液膜，覆盖在角膜及结膜之前，起到保护眼球及润滑作用。妊娠晚期，约80%的准妈妈泪液分泌量会减少，孕期受激素分泌的影响，泪液膜的均匀分布遭到破坏。泪液膜减少和质量不稳定，容易造成干眼症。准妈妈应当注意孕期的卫生保健，合理营养，多摄入对眼睛有益的维生素A、维生素C等营养素。

＊ 听力变化

怀孕后，母体机体的细胞内外液中雌激素浓度差异较大，引起渗透压改变，会导致内耳水钠潴留，进而影响听力。从怀孕初期开始，准妈妈的低频区听力（125～500赫兹）会有所下降，并在孕期中、晚期继续加重，产后3～6个月会恢复正常。

＊ 血管舒张性鼻炎

怀孕后体内雌激素水平增高，引起鼻黏膜的超敏反应，会导致小血管扩张、组织水肿，腺体分泌旺盛，出现鼻塞、打喷嚏、流涕等症状，约有20%的准妈妈身上会发生这种"妊娠期鼻炎"，怀孕3个月以后更明显。一旦分娩，鼻炎会随之痊愈，不会留下后遗症。目前，对"妊娠期鼻炎"尚无十分有效的预防措施，只能通过适当治疗减轻症状。

＊ 口腔变化

准妈妈妊娠期可能出现牙齿松动，龋齿，齿龈充血、水肿、增厚，刷牙时牙龈易出血等症状。有的准妈妈还有唾液增多和流涎等尴尬事情发生。这些改变都会随着妊娠的终结而恢复。准妈妈应当特别注意口腔的清洁卫生，因为口腔感染会殃及胎儿和自身的健康，造成种种危害，不利于优生优育。

准妈妈如何应对腰酸背痛

有些准妈妈孕期会出现腰酸背痛。

准妈妈易发生腰酸背痛的原因，主要是腹部日益增大，造成骨盆前倾，使腰椎的弧度变大，当腰椎曲线前倾后，就容易造成腰酸背痛。另外，在怀孕最后阶段时准妈妈全身的韧带（韧带好比是两块骨头间的贴片，功能在于让关节稳定）变得较松弛，原本的目的是为了生产时骨盆可以扩张，但当韧带变松时，准妈妈如果姿势不当，也容易损伤关节或产生腰酸背痛现象。

准妈妈虽然容易发生腰酸背痛现象，却是可以预防和缓解的。以下提供几种日常生活的预防和保健的方式：

❶ **不要久坐久站**：避免长期维持久坐、久站的情况，只要坐或站一段时间，就要变换姿势。

❷ **站姿正确**：眼睛平视，抬头挺胸，肩膀后缩、放松，双手自然放下，收小腹，将脊椎挺起，双脚应平踩地面，膝盖朝向正前方，保持重心平稳。

❸ **坐姿正确**：坐椅高度不宜过高，先坐正坐直，再体向后倾，与椅面约呈20°，使背部形成半后倾姿势，并于背部与头颈部放置小枕头。脚下可垫小板凳。

❹ **适度锻炼肌肉**：适度地锻炼腰腹、背部等部位的肌肉，有助于预防及缓解腰酸背痛现象。

温馨提示

从孕中期开始，准妈妈做任何活动，都要避免长时间采取卧姿，因为这样做会压迫腹部的大血管，造成血液循环不良。

舒适家居生活

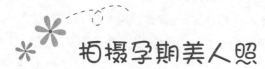

拍摄孕期美人照

妊娠中期，准妈妈孕味更足了，身形特征更明显，此时可以拍摄准妈妈照，记录下这段珍贵而美好的时光。

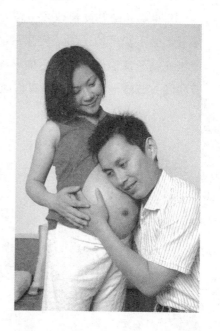

有些准妈妈拍准妈妈照时会有一种羞怯感，不愿遇见熟人，遇到要好的朋友时会感到很难为情。还有些准妈妈不喜欢自己的腰宽、体胖，且为脸上出现的"蝴蝶斑"恼火。其实，准妈妈有一种独有的母性美，安详、沉静、大方，母性魅力逐渐展现出来，这种美不是谁都能随时拥有的。

准妈妈行动应轻、缓、柔、舒

准妈妈的一举一动、一言一行，都关系到母胎的健康。准妈妈学会用正确的姿势活动，显得尤为重要。

从本月开始，准妈妈的腹部渐渐增大膨隆，重心前移，身体各部位受力方向也发生变化。坐、立、行走等日常生活均与怀孕前不同，活动受到诸多限制。

准妈妈做家务时，不宜过分弯腰和曲背，擦地一类家务活儿尽量少干；在整理房间、铺床时，都要尽量挺直腰板，以蹲低或跪着的姿势代替弯腰。

准妈妈不要举提重物，因为会无法保持背部的挺直；不要穿高跟鞋，因为高跟鞋会加重身体重量向前倾。

准妈妈从躺卧着的体位起来时，一定先要转向侧卧位，然后再转向跪姿，先用上肢和大腿的力量把身体撑起，以保持背部挺直。

准妈妈站立时要尽量让背部舒展、挺直，使腹部的重量集中到大腿、臀部、腹部的肌肉上，并受到这些部位的支撑，这样能防止背痛，增加腹部肌肉的力量。准妈妈可以在能照到全身的镜子前面，检查自己站立的姿势是否正确。

准妈妈在由站立位改为坐位时，要先用手在大腿或扶手上支撑一下，然后再慢慢地坐下。坐椅子时，要深深地坐在椅子里，后背要笔直地靠在椅背上。先慢慢坐在椅子靠边部位，然后向后移动，直到坐稳为止。坐有靠背的椅子时，髋关节和膝关节要呈直角，大腿宜与地平线保持平行。

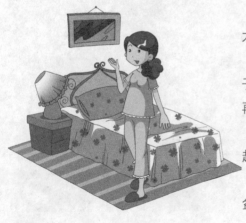

准妈妈由坐姿站起时，要用手先扶在大腿上，再慢慢站起来。

准妈妈拾取东西时，注意不要压迫肚子，要先弯曲膝盖，然后弯腰，蹲下以后再拾取。

增强骨盆底肌肉很重要，骨盆底肌肉起着支撑肠、膀胱、子宫的作用。

要避免溢尿症状发生，准妈妈加强骨盆肌肉的锻炼很重要。准妈妈要经常练习提肛动作，开始时每天至少练习两次，熟练以后可以在任何时间练习，坐着站着均可，坚持做下去，对分娩会有帮助。

孕中期注意的生活细节

进入妊娠中期，早孕反应已经消失。准妈妈食欲增加，心情舒畅，需要注意保持身心平静，以利于胎儿发育。与此同时，准妈妈更加需要关注自己在日常生活中的一些细节，养成好习惯，以利于迎接行动不便的妊娠晚期。

妊娠中期胎盘已经完成发育，胎儿的皮肤、呼吸系统和内脏相继发育完成。准妈妈要继续注意避免接触有毒有害物质，避免接触化学物质，少去公共场所及人口密集的地方，尽可能防止感染。

这个阶段胎儿发育迅速，需要充分、足够的营养供给，准妈妈要注意饮食均衡，不偏食，更不宜暴饮暴食。如果有贫血倾向要及时调整饮食，纠正贫血。

没有特殊情况的准妈妈，最好能坚持每天饭后适量散步，这样有利于食物的消化吸收。

准妈妈应保持个人卫生，勤换内衣裤。阴部分泌物较多时，只要没有异常感觉，则不需要做特殊处理。要经常用清洁的温水清洗外阴部。

准妈妈日常生活中还要注意，按照医嘱定期到医院作检查。

怀孕第5个月以后，准妈妈以前的衣服基本都穿不上了，应当抓紧时间准备适合尺寸的内外衣。

留有长发者，近阶段可以找美发店修剪头发，选择适合自己的发型，注意不要烫发，以自然直发为佳。

夫妻性爱时要注意动作轻柔，避免过频性生活。

准妈妈应开始关注婴儿用品，可以有计划地为宝宝购买和准备物品。

准妈妈能继续做一些家务事，做饭、整理衣物都行，但要注意保护腹部免受撞击或挤压。

第四节
每月膳食营养要平衡

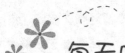
每天吃多少种食物

每天吃够8种食物，就能保证营养与健康吗？每一天、每一餐都要吃够食物的种类吗？如果较起真来，吃饭时候一种一种地计算，岂不是太麻烦、太教条了！

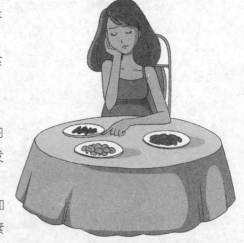

其实，提倡每天吃够8种食物，并不是一个具体的考量指标。这里所说到的8种，是一个比较宽泛的概念，指的是摄取的食物种类尽可能多一些。

人体需要的必需营养素达40种以上，只有从多种食物中摄取，才能达到需求均衡，任何一种必需营养素的缺乏都会引发健康隐患。

提倡每天吃够8种食物，主要目的是加强营养，特别是蛋白质、矿物质和维生素类营养素的摄入。各种豆类、蛋、瘦肉、鱼类等含有丰富的蛋白质；海带、紫菜、海蜇等食物含碘较多；动物性食物含锌、铜等微量元素较多；芝麻酱、猪肝、豆类及豆制品中含有较多的营养素；瓜果、蔬菜中含有丰富的维生素。

根据家庭、生活区域、季节变化等具体情况，科学安排一日三餐，保证营养的同时，注意不要营养过剩，有意识地多吃新鲜的蔬菜和水果。

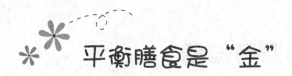

平衡膳食是"金"

准妈妈在不同妊娠时期有不同的特点，因此，需要因人而异，灵活掌握。

要记住，平衡膳食是"金"。妊娠中期的饮食结构安排原则，应遵循以下几方面：

❤ **膳食构成：** 每天应当有谷类主食350～500克，如米、面、玉米、小米等；动物性食物100～150克，如牛、羊、猪、鸡、鱼肉或蛋等；动物内脏50克，每周至少1～2次；水果100～200克；蔬菜500～750克；奶或奶制品250～500克；豆类或豆制品50克，如豆腐、豆浆、豆制品、红小豆、绿豆、黄豆等；油脂类25克，如烹调油等。

❤ **注意粗细粮的搭配：** 准妈妈吃精白米和精白面类精制食品，会导致B族维生素缺乏，粗粮中含有丰富的B族维生素，准妈妈可适当多吃。

❤ **注意荤素菜的搭配：** 动物性食物可以提供胎儿生长发育所需的蛋白质、脂肪等营养素。蔬菜富含维生素和膳食纤维。准妈妈饮食应荤素搭配。

❤ **调整进餐次数：** 随着胎儿的增长，腹部增大，胃部受到挤压，容量减少，准妈妈每天可少食多餐，把全天所需的食物分成5餐或6餐进食，可以在两次正餐之间安排加餐。机体缺乏某种营养时可以在加餐中重点补充。

❤ **三餐分配比例：** 早餐的热量占全天总热量的30％，要吃得好；午餐的热量占全天总热量的40％，要吃得饱；晚餐的热量占全天总热量的30％，要吃得少。

肾脏功能差的准妈妈，要多吃蛋白质和糖类。低脂肪、高维生素的饮食都是益肾饮食。碱性食物有益于肾脏的健康，可以适当多吃一些。日常生活中，对肾脏有保健作用的食物有冬瓜、西瓜、赤小豆、绿豆、鲤鱼等。

高盐饮食因为影响体液代谢，准妈妈不宜多吃，还要少吃一点儿脂肪。

本月准妈妈的营养食谱

雪菜笋片汤

原料：

腌雪里蕻50克，冬笋片50克，瘦猪肉30克，青蒜苗、香油、料酒、盐、猪油各适量。

做法：

1. 将腌雪里蕻先用清水浸泡、洗净，切成小丁。

2. 瘦猪肉洗净，切成细丝；冬笋洗净，切成薄片；青蒜苗洗净，切成细末。

3. 锅内加入猪油烧热，倒入雪里蕻和笋片，煸炒，加入清水300毫升左右，盖上锅盖烧开。

4. 将肉丝倒入，拌匀，加入料酒和盐，煮沸后起锅，盛入汤碗内，撒入青蒜苗叶及香油即可。

功效：

雪里蕻不仅含维生素C、钙、蛋白质等营养物质，还含有丰富的膳食纤维，可促进结肠蠕动，缩短粪便在结肠中的停留时间，防止便秘，并通过稀释毒素发挥解毒的作用。冬笋是一种高蛋白、低淀粉食品，还含有维生素C、维生素B_1、维生素B_2及多种氨基酸成分。此汤能补充钙质，防治抽搐，对缓解孕期便秘也有一定效果。

雪花豆腐羹

原料：

豆腐300克，河虾40克，鲜香菇10克，蘑菇10克，松仁10克，火腿10克，味精、盐、淀粉、料酒、植物油、高汤各适量。

做法：

1. 将豆腐去皮，用清水浸后捞出，切成薄片，用热水烫一下，捞出切碎放入碗内备用。

2. 将香菇、蘑菇、熟火腿都切成细片状，河虾去壳，洗净；松仁洗净。

3. 锅置火上，倒入高汤，放入豆腐、香菇、蘑菇、熟火腿，用勺搅拌均匀，并加入调料；待烧滚时用湿淀粉勾芡，淋油，再滚透后起锅。

4. 起油锅，下虾仁滑油，加入料酒、盐、味精后，放入豆腐中，即可食用。

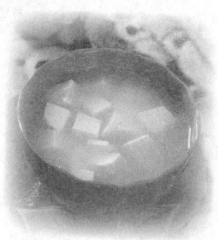

功效：

豆腐的蛋白质含量十分丰富，而且豆腐蛋白属完全蛋白，不仅含有人体必需的8种氨基酸，而且比例也接近人体需要，营养价值较高。虾味甘、咸，性温，各种营养成分更是丰富，有壮阳益肾、补精、通乳之功效。本品是孕期的一款重要的营养食谱。

柿椒炒嫩玉米

原料：

嫩玉米粒200克，红、绿柿椒共50克，盐、味精、白糖及花生油各适量。

做法：

1. 红、绿柿椒去蒂、去子，洗净，切成小片。

2. 炒锅置火上，放入花生油，烧至七成热时，倒入玉米粒，加盐，炒3分钟左右，加清水少许。

3. 炒2分钟左右，放入柿椒片翻炒，加白糖、味精翻炒，起锅入盘即可。

功效：

玉米含蛋白质、脂肪、磷、钙、铁，还含有镁、硒等人体必需的微量元素。其所含脂肪中50%以上是亚油酸，还含有卵磷脂、维生素E及丰富的维生素B_1、维生素B_2、维生素B_6等营养物质，所含的膳食纤维更比大米、面粉高近8倍。辣椒性热，有温中、散寒、开胃、消食等功效。本品中嫩玉米香甜可口，佐以柿椒，色泽美观，诱人食欲。辣椒富含维生素C，玉米味甘，有补中健胃、除湿利尿功效。此菜含维生素C、膳食纤维极为丰富，妊娠便秘者食用，可缓解症状。

豆腐炖鳝鱼

原料：

豆腐200克，黄鳝250克，葱花、姜、盐、胡椒粉适量。

做法：

1. 将鳝鱼剖开洗净，切成短节，清洗后备用。

2. 将豆腐切成2厘米左右见方的小块。

3. 锅置火上，加油，倒入鳝鱼节，待8分熟时加入豆腐块，加调料，共煮至熟烂即成。

功效：

鳝鱼补虚损、除风湿、强筋骨；豆腐补中益气、润燥生津、清热解毒。二者合用，豆腐炖鳝鱼能补气养血、温补脾胃、润燥生津、清热解毒，适用于肾虚精亏、身倦乏力、腰腿酸痛、妇女劳伤、子宫脱垂、脱肛等症，是孕中期准妈妈食用的佳品。

糖醋椒盐排骨

原料：

猪排骨250克，花椒盐3克，淀粉30克，味精、白糖、醋、酱、料酒、熟猪油各适量。

做法：

1. 将排骨洗净，切成长5厘米、宽2厘米左右的肉条，用少量味精、酱油、料酒及部分淀粉调匀，拌好，腌渍一小时左右。

2. 将白糖、醋、酱油点少许清水调成糖醋汁，余下的淀粉加水调成湿淀粉。

3. 锅置火上，炸排骨，待到5～6分熟，捞出，稍冷后，再炸一次，直至排骨炸得透而均匀。捞出，置盘里。

4. 热油锅，将调好的糖醋汁倒入，煮开后，倒进湿淀粉勾成糖醋浓汁，淋上熟猪油，放入另一个碗中。

5. 将花椒盐放在一个小盘里，即可将排骨蘸糖醋汁、花椒盐食用了。

功效：

排骨含有丰富的骨胶原、磷酸钙、维生素、脂肪、蛋白质等营养物质。猪肉可提供血红素（有机铁）和促进铁吸收的半胱氨酸，能改善缺铁性贫血。猪排骨提供人体生理活动必需的优质蛋白质、脂肪，尤其是丰富的钙质可维护骨骼健康。此菜含铁丰富，是准妈妈补充铁质的良好来源，能防治孕期缺铁性贫血。

第五节
准妈妈心情与"孕"动

呼吸训练法

准妈妈容易心烦意乱、情绪不安。呼吸训练法对于稳定情绪和集中注意力来说，能起到立竿见影的效果。

实施呼吸法，场所可以随意选择，可以在家庭任何环境中：床上、沙发上或坐在地板上都可以。要尽量使自己的腰背舒展，全身放松，微闭双眼，手随意放在身体两侧，也可以放在腹部。准备好以后，用鼻子慢慢地吸气，以5秒为标准，在心里面默数1、2、3、4、5……然后一边大口深深地吸气，肺活量大的人可以延长到6秒，如果感觉到吸气时间太长可以改为4秒。吸气过程中，要让自己感到气体被储存到腹中，然后慢慢地把气呼出去，用嘴或鼻子呼都可以。总之，要缓慢、平静地呼出气。

经过几次呼吸以后，再开始做呼与吸时间跨度的调整，延长呼气时间，逐渐把呼气时间调整到吸气时间的1倍。这样反复呼吸1~3分钟以后，就会感到心情平静、头脑清醒。

实施呼吸法时，脑子里尽量不去想其他的事情，把注意力集中到自己的吸气和呼气过程中，逐渐习惯后，注意力就能很快集中。

放松身心法

身心疲倦是准妈妈易出现的情况。这里推荐几种减轻疲倦、调整精神面貌的有效方法。

① 想象放松：想象自己喜欢去的地方，如公园、农家小院、海边、小溪旁、高山间、一望无际的平原上。把自己的思绪集中到美好的景色中，可以令人精神振奋、心旷神怡。

② 聊天放松：聊天是一种可以排解烦恼、与人交流的好方法，可以释放和减轻心中的种种忧虑，还能获得有益的信息。准妈妈可以与家人、朋友多聊一些有趣的话题，帮助忘掉身体的不适。

③ 自我按摩：闭目养神片刻，然后用手指尖按摩前额、双侧太阳穴及后颈部。每处按摩16下。

④ 听音乐：选择一些优美抒情的轻音乐来听，可以放松和调节情绪。

⑤ 手工兴趣制作：动手制作一些小玩具，或者学习插花、刺绣艺术，以增加生活情趣。准妈妈如果有能力，还可以给未来的小宝宝做一些衣物。

⑥ 外出散步：准妈妈到宁静、空气清新的公园或郊区去散步，也是调整情绪、放松精神状态的好方法。

平衡情绪的方法

作为未来的母亲，准妈妈应当始终保持平稳、乐观、温和的心态，才能使胎儿的身心健康发育。但是，生活的道路上并不总是充满阳光。妊娠反应的不适、对分娩的恐惧以及工作中的矛盾等因素，常常左右着准妈妈的情绪，令其忧虑重重、烦躁不安，甚至有的准妈妈会因为怀孕而变得爱发脾气、易冲动。显然，这对于胎教来说是十分不利的，怎样才能摆脱消极情绪呢？

推荐几种方法，准妈妈可以在自己情绪不稳定、心情不愉快的时候逐一试试。

✳ 告诫法

经常这样告诉自己，不要生气、不要着急，宝宝正在看着呢。

✳ 转移法

有时消除烦恼的最好办法，就是离开那种使人不愉快的情境，可以转去做自己喜欢的活动，如听音乐、看画册、郊游等。

✳ 释放法

可以通过写日记或向可靠的朋友叙说自己的处境和感情的形式，使烦恼烟消云散，得到令人满意的"释放"。

✳ 社交法

准妈妈应当广交朋友，把自己置身于乐观向上的人群中，充分享受友情的欢乐，从而使自己的情绪得到积极的感染，从中得到满足和快慰。

✳ 协调法

每天抽出30分钟的时间，到附近草木茂盛的宁静小路上散一散步、做一做体操，心情会变得非常舒畅。美妙的大自然更能帮助自己消除紧张情绪。

✳ 美容法

不妨经常改变一下自己的形象，如变一下发型，换一件衣服，点缀一下居室的环境等，使自己保持良好的心境。准妈妈要有意识地努力稳定情绪，尽量给自己制造良好的心理和情绪环境。

孕中期的专门运动

孕中期保持合理的运动非常有必要，通过运动可以达到控制孕期体重增长，预防妊娠糖尿病和巨大儿的发生，促进食物消化吸收，锻炼分娩肌肉，帮助产后体形恢复等功效。

孕中期的专门运动主要包括行走、力量练习、伸展练习三大部分，分别能起到活动身体、锻炼力度和放松肌肉组织的作用。

✳ 行走

行走可以贯穿到准妈妈每天的生活中，包括变速行走20分钟左右，通过变速行走，使心率能达到每分钟110次为宜。

✳ 伸展练习

准妈妈应当学会如何加强肌肉锻炼和如何放松，可以做一些伸展运动。

可以练习在垫子上打坐，尽量放松身体，头朝下数8秒，顺时针转动后，再逆时针转动。然后保持同一个姿势，把头抬直，双手在身后交叉相握，尽量放松肩部肌肉，伸胳膊做扩胸运动。

✳ 力量练习

肛提肌是支持膀胱、直肠最主要的肌肉。在分娩的过程中，肛提肌被抻长，如果肌肉强壮有力的话，分娩后能较快地恢复到正常状态。这部分肌肉的恢复，对增加产后性快感和预防尿失禁起到非常重要的作用。因此，准妈妈应注意锻炼这部分肌肉，有意识地每天都做一做提肛动作，有助于未来分娩的顺利完成。

如果在孕期出现了合并症或并发症的准妈妈，在运动前应该咨询专业人员。

在妊娠中期，适宜采取比较温和的运动方式，不做激烈运动。运动时，血液流动加速和新陈代谢的加快，准妈妈会觉得比平时热。在整个怀孕过程中，准妈妈必须避免体温过高，穿得尽量宽松一些，在运动时穿着舒适的衣服和饮用大量的水；在比较通风的室内进行运动，尽量避免高温和潮湿的天气运动。

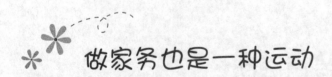

做家务也是一种运动

准妈妈可以做一些力所能及的家务事，只要不感到疲劳，做家务也是一种运动。

每周一次的大扫除时，准妈妈可以把一些干不了的活儿留给先生补做。准妈妈不要蹬踩凳子、梯子去登高打扫卫生，不要搬动沉重的物件，避免给腹部带来压力，产生危险。

准妈妈不要做长时间弯腰或下蹲的家务事，如擦洗地面、给庭院除草等。冬天尽量少使用冷水洗涮，防止受凉。

准妈妈做饭时，不要长时间站在厨房，累了要停下来休息一会儿。

准妈妈可利用外出购物的机会进行散步，选择人不太多的路线，一次不要购买太多东西。

总之，准妈妈要牢记，自己现在是特殊时期，做家务时应当处处留心，注意安全。

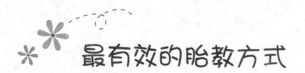

第六节 本月胎教实施方案

最有效的胎教方式

胎教近年来颇受准妈妈的重视，各种各样的胎教方式，层出不穷。综合国内外的相关统计资料来看，以下几个方面是最有效、最重要的。

＊ 避免精神刺激

准妈妈放松心情、避免精神刺激是最基本要素。准妈妈不要看惊险刺激或恐怖的电视、不参加紧张的活动，可以多欣赏优美的音乐，阅读一些有趣味的、活泼健康的文学作品，到风景秀丽的地方去散步，保持正常的生活规律。

＊ 稳定情绪

准妈妈要精神愉快、情绪稳定，遇事要会自我控制，不要大喜、大悲、大怒，排除有害信息对情绪的干预。如果准妈妈的压抑情绪延续几个星期，有可能会影响胎儿的发育。实验还证明：怀孕期间的情绪激动会影响后代的情绪特征。

✳ 腹部按摩

准妈妈可以选择晚上临睡之前，把双手放在腹部，由上至下轻轻地抚摸胎儿，每次5分钟，同时可以轻轻地和宝宝聊聊天，让胎儿听妈妈的声音。

✳ 听觉训练

优美宁静的旋律既使准妈妈感到动听悦耳，又能使其产生美好的联想。准妈妈愉快的情绪也会感染到胎儿。

频率为250~500赫兹、强度为70分贝的音乐，会使胎儿在母腹中出现舒展的蠕动。刺耳、高调的音乐，会使胎儿产生不安定、紧张的反应。

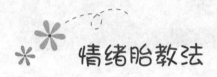

情绪胎教法

让自己每一天都有一个好心情，也是情绪胎教方法。

妊娠中期，准妈妈身体健康状态良好，胎儿生长发育迅速，是实施情绪胎教的大好时机。

实施情绪胎教，实质上就是控制情绪，创造良好的生活氛围、和谐的心理环境。准妈妈可以选择一些能使自己心情愉快的活动，如散步、阅读等，让自己保持乐观、积极的心态。

✳ 每天保持好心情

要想让胎儿发育得好，应当从外部尽量给予良性刺激，这一点非常重要。对于进入妊娠中期的准妈妈来说，给胎儿以良性刺激并不是要采取什么特殊措施，只需准妈妈每天都能保持良好的心情就可以。

准妈妈心情良好的时候，体内会产生许多激素，包括刺激快感的多巴胺、促进神经细胞发育的生长激素等。这些激素的协同作用，能为胎儿的发育提供良性刺激。

* 阳光生活

准妈妈的不良情绪会影响胎儿。明白了这个道理，准妈妈就应当充分考虑到胎儿的感受，对胎儿充满关爱。每当自己心情不佳的时候，要想到腹中胎儿不得不被动接受自己的感染，所以要拥有一份平和的心态，让良性的情绪给胎儿传递良好的信息和刺激，使胎儿能健康生长发育。

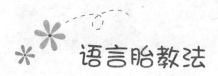

语言胎教法

国内外专家学者的研究发现，在妊娠第30周以后，胎儿就开始能听到声音，会对母亲的声音很感兴趣，有了进行语言胎教的基础。

研究发现，小生命在胎儿期就已经具备了接受语言的能力，大脑的记忆力开始萌芽。利用胎儿这种潜在的能力，不失时机地进行认真、耐心的语言训练，对于胎儿在出生以后的能力会有潜移默化的有益影响。

实施语言胎教，核心在于父母和腹中的胎儿对话，提供温馨、和谐的环境氛围，让胎儿在接受良性刺激的同时，受到早期的能力开发练习。

准父母可以将日常生活中的事件和有趣的话题讲给胎儿听。

* 取小名

从妊娠初期开始，夫妻俩可以给胎儿取一个小名，经常呼唤胎儿的小名，从而建立亲子感情联系。给胎儿取的小名要响亮上口，容易叫、容易听、容易记。准爸爸和准妈妈轻声呼唤胎儿的小名，自然会带有一种温馨、宠爱的亲情，而亲子交流、语言胎教的基础，正在于这种亲情主导。

* 对话

准妈妈每天都可以和胎儿谈话，发出的声音要欢愉、柔和，带着感情，带着微笑，叙述自己在做什么，看到了周围有些什么，声情并茂、绘声绘色，语速要慢，可以像幼儿园里的幼儿教师对着低龄宝宝说话一样。对胎儿说话的时候，准妈妈要使自己的精神状态和全身肌肉彻底放松，精力集中，呼吸顺畅，排除杂念，心中只想着腹中的宝宝，这样才能起到安抚胎儿、交流感情的预期效果。

怀孕第六个月

胎儿和母体的变化

胎宝宝的变化

此时胎儿身长28~34厘米，体重600~800克，皮下脂肪开始发育，皮肤有皱纹，面目清楚，骨骼健全，经常改变位置。6个月的胎儿肌肉发育较快，体力增强，胎动会变得频繁。大脑继续发育，眉毛已长出，鼻子更挺起，脖子更长。恒牙的牙胚也开始发育。胎儿已经有了睡眠和觉醒的差别，睡觉时，两条胳膊弯曲抱在胸前，膝上提到腹部。

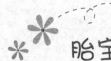

准妈妈的变化

孕程已经过半，这个月里，准妈妈除了要定期去医院进行例行产前检查，以确保母子的正常之外，日常在家中也要进行自我监护，以便及早发现胎儿生长发育的异常情况。

家庭自我监护的内容，包括观察胎动，听胎心音，测量宫高、腹围和体重等。当然，准妈妈开始变得大腹便便的时候，很难进行自我监测。这时，就需要家人的帮助，准爸爸如果能认真地做好这些事，对于母子安康当然都是幸事。

准妈妈体重持续增加，每周约增加250克。乳腺可能分泌少量乳汁，子宫底在脐上一二横指处。因为日益增大的子宫压迫到肺部，会使准妈妈变得呼吸急促，上下楼梯会气喘吁吁。突起的腹部会使准妈妈重心前移，为保持平衡不得不挺着肚子走路。

有的准妈妈会出现脚面或小腿水肿现象，站立、蹲坐太久或腰带扎得过紧，水肿就会加重。如果水肿不伴随血压高、蛋白尿，属于怀孕后的正常现象。如果水肿逐渐加重，要到医院检查。

这个阶段特别要注意防止便秘，多吃含粗纤维的食物，如绿叶蔬菜、水果等，还应多饮水。有水肿的准妈妈晚上少喝水，白天要喝足够量。准妈妈易患尿路感染，多喝水多排尿是减少尿路感染发生率的有效方法。

准妈妈要保证充足的睡眠、适当的活动及良好的营养补充，最关键的是保持愉快的心情。

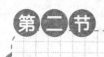

第二节 本月优生知识

家庭监护包括哪些内容

进行孕期家庭监护的内容，包括观察胎动、听胎心音、测量宫高、腹围和体重等常规内容。

准爸爸对爱妻和胎儿的健康进行家庭监护，应当是一门"必修课"，要认真对待、细致做好。

＊ 监测胎动

从妊娠18～20周开始，准妈妈能感觉到胎儿在子宫内的活动。通常，每小时胎动3～5次。随着妊娠时间的推移，胎动会越来越活跃，直到妊娠晚期胎头入盆固定，胎动才会逐渐减少。

妊娠28周（即本月末）以后，要在每天的早、中、晚各计数胎动1小时，3次相加后再乘以4，胎动30次以上的为正常。如果12小时内胎动的次数少于20次，就有异常出现的可能，少于10次则是胎儿在宫内缺氧的危险信号。胎死腹中往往会发生在胎动停止后24小时内。因此，一旦发现胎动减少，要立即就医。

＊ 测量体重

准妈妈孕期体重包括自身体重、胎儿、胎盘和羊水的重量。一般情况下，孕早期体重增加2～3千克；孕中期体重增加4～5千克；孕晚期体重增加5～5.5千克。准妈妈妊娠期平均体重增加11～13千克。准妈妈体重过重或过轻，都应及时就医。

＊ 听胎心音

妊娠16周（4个月末）以后，用听诊器就可以在准妈妈腹部的适当位置听到胎心音。孕晚期，将耳朵直接贴在准妈妈腹部就可以清楚地听到胎心音。一般胎心每分钟跳动120～160次。每天可以计数一次或数次，每次计数1～2分钟。如果胎心音超过每分钟160次或低于每分钟100次，应当及时就医。

＊ 测量宫高

从妊娠16周（4个月末）开始，从下腹部耻骨联合处至子宫底间的长度为宫高。一般在妊娠第12周后，在耻骨上方刚刚可以触到宫底；到13周（4个月初）时，宫底居于耻骨和肚脐中央；20～22周（5～6个月）时达到肚脐；28周（7个月末）时位于肚脐与胸骨下端剑突之间；32～34周（8个月末到9个月中）达到剑突下一横指。如果连续2周宫高没有变化，则需要立即就医。

＊ 测量腹围

从妊娠28周（7个月末）开始，每周用皮尺测量一次腹围。妊娠20～24周时（5～6个月），腹围增长最快；妊娠34周（第9个月中旬）以后，腹围增长速度放慢。若腹围增长过快，则要警惕羊水过多、双胞胎等。当然，腹围的大小还受到准妈妈怀孕前腹围的大小和形体的影响，需要综合分析。

对准妈妈进行以上健康监护和数值测量时，最好每一次都记录下来，作为孕期保健的档案，每一次做产前检查时都带给医生，作为诊断参考依据。

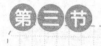

舒适家居生活

准妈妈如何保养皮肤

因为怀孕的关系，准妈妈皮肤会出现过多油脂，发生色素沉淀，还会出现妊娠纹，因此，孕期的皮肤调理、保湿、防皱丝毫不能放松，否则肌肤状况容易不佳。

准妈妈皮肤普遍会出现以下问题：

＊ 皮肤油腻

准妈妈皮肤新陈代谢减缓，皮下脂肪增厚，汗腺、皮脂腺分泌增加，全身血液循环量增加，面部油脂分泌旺盛的情况会加重，面部的皮肤会变得特别油腻。要保持面部皮肤的清洁，不能用刺激性太强的洗面奶，每天要多洗几回脸；饮食方面更要多摄取含优质动物蛋白质和维生素的食物；多吃新鲜蔬菜、水果。

＊ 干燥粗糙、易生暗疮

准妈妈的皮肤易干燥粗糙、易生暗疮，脸部的色素沉淀也增加。干性皮肤者不要频繁地洗脸，最好用婴儿皂、甘油皂或中性洗面乳洗脸；需使用能给皮肤增加水分的护肤品，涂抹在干燥区内，轻轻地加以按摩；选用婴儿润肤膏或润肤露来防止皮肤干燥，保持酸碱度平衡；沐浴时间不宜太久，以免造成皮肤脱水；沐浴过后，应当在全身涂抹润肤油；特别要注意饮食营养平衡，增加镁、钙等矿物质的摄取，如肉类、鱼、蛋，还要增加必要的脂肪酸和维生素摄入，如绿色蔬菜、水果、坚果、谷物、牛奶、鱼油、豆类等；还要注意减少含咖啡因的饮料、酒、茶等的摄入，多喝白开水。

＊ 皮肤瘙痒

瘙痒症也会在妊娠期间发生。为了胎儿健康，准妈妈又不能轻易涂抹药物止痒，可以用一些润肤霜擦揉皮肤，以减轻瘙痒。准妈妈实在不能忍受时要咨询医生，使用一些止痒药物。准妈妈在体重增加过多时，大腿内侧皮肤易发生摩擦，除了要经常洗澡外，要注意穿棉质衣服。

＊ 妊娠纹

准妈妈在腹部、臀部及大腿的上部等处易发生妊娠纹。爱美的准妈妈可以选择专用的护理油、按摩霜等，帮助缓解妊娠纹。

＊ 乳房保护

现在起，准妈妈要经常用温水擦洗乳头，把上面的干痂擦掉，抹上油脂，防止乳头皲裂；还要做一次门诊检查，注意乳头长短和有无凹陷，以免影响产后哺乳。准妈妈如有乳头扁平、内陷的情况，就应当开始在医生指导下做乳房按摩。

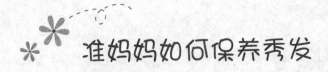

准妈妈如何保养秀发

一头秀发能使女性平添妩媚，也是女性美的标志之一，准妈妈妊娠期也要护理好秀发。

激素水平和情绪会影响准妈妈的头发质量。

无论男性还是女性，体内都产生雄激素。雄激素常常与油性头发、多发垢和某些类型的秃发有关，而雌激素对头发的健康也有一些好的作用。当体内激素处在不平衡状态时，就会发生头发异常的情况。如果女性体内雄激素太多时，就会脱发甚至长出胡须来。

妊娠期间雌激素的增多，会使头发更丰厚、更健美，许多平素头油极多的女性，在孕期4～5个月时不再多油了。女性一般从怀孕4个月开始，头发处于最佳状态，这时的头发光洁、浓密、服帖，并且很少有头垢、头皮屑，但在此时如果忽视头发的护理，便容易造成产后脱发的后果。所以，准妈妈要认真护理好头发，注意以下几方面：

✳ 饮食

准妈妈孕期饮食应当多样化，不应偏食，特别要注意食用较多含维生素的食物。贫血的准妈妈还要遵照医嘱合理服用铁剂，纠正贫血。

✳ 洗头

准妈妈洗头以后不要用强风吹干，最好不用卷发器卷发，未完全干时不要梳理。洗后的发型最好任其自然，尽量不要过多地梳理和用过热的风来吹。

✳ 护发

准妈妈不宜烫发和染发，可选择一些滋润型的洗发、护发产品。

除了激素水平之外，影响头发健美的另一个重要原因，是妊娠期间的心理因素。如果缺乏经验和妊娠知识，怕这怕那，整天忧心忡忡，头发的健康也会受到影响。

准妈妈如何选择鞋子

脚下无小事，是一句极有道理的俗语。人类的脚，被称为人体"第二心脏"，在怀孕以后，脚部增加的负担更是不轻。

准妈妈怀孕3个月之后，要穿宽松、舒适的鞋，前后留有1厘米余地。鞋底防滑、鞋后跟以2厘米为好。准妈妈容易水肿，最好选择柔软、天然材质的软皮或布鞋，可有效减少脚部的疲劳。合成革或不透气的劣质旅游鞋，沉重而且不透气，会使水肿加重，鞋底滑、跌跤的可能性变大。

准妈妈所穿鞋的鞋底要有防滑设计，且具耐磨性；若鞋子本身不具有防滑设计，则可以购买防滑鞋垫。

准妈妈因为体味会增加，所以选购透气性佳、能帮助排汗的鞋款更显重要。

准妈妈挺着肚子，弯腰和抬脚的动作都相当不便。准妈妈买鞋时可以轻微弯曲鞋底，拉拉鞋面材质（尽量选择柔软上皮），看看弹性如何，看看脚部是否有活动空间。

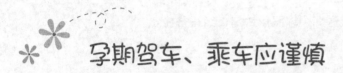

孕期驾车、乘车应谨慎

准妈妈外出要养成把安全放在第一位的习惯。尤其是职业女性，怀孕以后还要照常上班，难免要驾车和乘车，必须注意很多细节。

＊ 驾车

准妈妈最好不要自驾机动车辆。

女性怀孕后身体的敏感性和神经反射变得较为迟钝，因此，妊娠期最好不要自己驾驶机动车辆。而且，逐渐膨大起来的下腹，也会因为容易受到刺激、撞击而导致流产或早产。如果非开车不可，则要特别注意驾驶安全。

＊ 乘车

准妈妈在乘坐公共汽车和地铁时，为自己的身体和未出生的宝宝着想，千万不要羞于启齿找一个座位，因为行驶中的车辆如果急刹车，会令人失去平衡和摔倒。另外，准妈妈要等车完全停稳后才能下车。坐小轿车的准妈妈选择的余地相对较大，可以挑选最舒适的后排座位，背靠沙发座或者躺下都可以。准妈妈如果感到累了，就把车停下来下地活动一下。

准妈妈坐火车时，可以在车厢里来回走动一下。

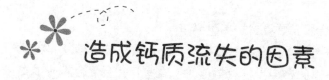

造成钙质流失的因素

有些饮食习惯会造成钙质流失，准妈妈们要注意：

磷酸：碳酸饮料中含磷较多，磷可以刺激甲状旁腺激素的分泌，使钙由骨骼中释放。过量的磷酸也会降低小肠对钙的吸收，所以准妈妈最好不要喝碳酸饮料。从现在起最好改以果汁或白开水替代。

仅靠蔬菜摄取钙质不够：不爱吃肉类或豆制品的准妈妈要注意，不要因为某些蔬菜钙质含量高，就改由蔬菜提供钙质，这是不行的。蔬菜含有植酸及纤维素，会干扰钙质的吸收，人体对于蔬菜所含钙质吸收率较差，所以均衡饮食最重要。

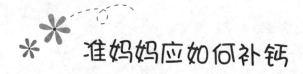

准妈妈应如何补钙

由于自身和胎儿都需要大量的钙质，来支持生理活动和胎儿生长，因此准妈妈应注意钙质的摄入。

* 补钙要适量

常能听到准妈妈们诉说："我怕胎儿体内钙质不够，为了补充钙质，所以喝很多牛奶""我会抽筋，所以想多喝一点儿牛奶""为了补充钙质、除了一天喝3次牛奶外，还另外补充钙片及综合维生素"……其实，早在妊娠第8周时胎儿的牙齿就开始形成，骨骼也在子宫内第2周开始钙化，但由于胎儿的骨骼及牙齿占了整个身体中相当大的部分，因此需要额外的钙质。还有一些准妈妈虽然摄取很多钙质，仍然会有腿抽筋的情况。所以，正确补充钙质很重要。

准妈妈孕中期钙的适宜摄入量为每天1 000毫克，孕晚期及哺乳期均为每天1 200毫克。准妈妈可以通过多喝牛奶，吃豆制品等方式摄取钙质，也可以选择一些富含钙的食谱，如牛奶蒸蛋、香酥小鱼、虾米或虾皮烧冬瓜、红烧豆腐等。

＊ 如何选购钙片

首先以剂量作为考虑，符合膳食营养素参考摄取量较佳。

钙片中钙的含量，是依据钙结合化合物的重量而定。市售钙片大约分为天然钙片与合成钙片，至于哪一种吸收较佳，仍有争议，但有些钙片会混合其他维生素和矿物质。如含有铁的钙补充剂因为吸收竞争，会使钙吸收降低；含维生素D的补充剂，需注意维生素D的使用，高剂量会造成中毒。

一些由骨粉、牡蛎壳等所构成的天然钙片补充剂，如果有重金属污染，长期服用反而会对健康造成伤害。

＊ 准妈妈如何补充维生素C

维生素分为两大类：一类是脂溶性维生素，如维生素A、维生素D和维生素E；另一类是水溶性维生素，如B族维生素和维生素C等。

维生素C不仅参与伤口修补，还能激活白细胞使之吞噬细菌，增加人体抵抗力。维生素在铁元素的运送、吸收过程中，也起着重要作用。人体在缺乏维生素C时，黏膜、牙龈和消化道易出血，身体抵抗力下降，容易感染。

许多新鲜的瓜果含丰富的维生素C。喜吃酸味食物的准妈妈可以选用一些带酸味的新鲜瓜果，如番茄、青苹果、橘子、草莓、葡萄、酸枣等，也可以在食物中放少量的醋、番茄酱。

准妈妈孕期营养状况良好，是生下健康宝宝的关键，每天需要通过食物获得充足的营养，不仅要吃得好，还要讲究平衡膳食和合理营养。但是，滥补营养素无益健康，而食物是营养物质最好的来源。现代的准妈妈和家属大多怀有一种在怀孕期多吃多补的心理。其实，只要在日常生活的饮食中注意营养合理、膳食平衡，食物中所提供的营养素就能满足胎儿和母体的营养需要。

总之，只要在保持正常饮食的基础上，再注意适量调整各种营养素的搭配，就不必担心胎儿会营养不良或者营养失调，胎儿的体重也就可能保持在正常范围之内。

孕期感冒食疗方

怀孕女性是最害怕感冒的人群之一，感冒病毒会对胚胎造成伤害，如果感冒再伴有高热，危害更令人担忧，而且妊娠期间感冒后还不能随便吃药。

准妈妈轻度感冒，仅有打喷嚏、流涕及轻度咳嗽，只要多喝水，多休息，一般很快就会自愈。

准妈妈出现高热、剧咳等情况时，可先用湿毛巾冷敷退热，然后及时到医院诊治。

介绍几种防治感冒的食疗方：

❶ **萝卜白菜汤**：白菜心250克，白萝卜60克，加水煎好后放红糖10～20克，吃菜喝汤。

❷ **菜根汤**：白菜根3片，洗净切片，加大葱根7个，煎汤加白糖趁热服。

❸ **萝卜汤**：白萝卜150克切片，加水900毫升，煎至600毫升，加白糖5克，趁热服一杯，半小时后再服一杯。

❹ **米醋萝卜**：萝卜250克，米醋适量，萝卜洗净切片，用醋浸1小时，配饭吃。

❺ **橘皮姜片茶**：橘皮、生姜各10克，加水煎，饮时加红糖10～20克。

❻ **姜蒜茶**：大蒜、生姜各15克，切片加水一碗，煎至半碗，饮时加红糖10～20克。

❼ **姜糖饮**：生姜片5克，3厘米长的葱白3段，加水50克煮沸后加红糖饮用。

❽ **葱白粥**：粳米50克，葱白2～3茎切段，白糖适量同煮成粥，热食。

❾ **葱豉汤**：连须葱白30克，淡豆豉10克，生姜3片，加水500克煮沸，再加

黄酒30毫升，趁热饮。

⑩ 橘皮水：鲜橘子皮30克（或干陈皮15克）加水3杯，煎成2杯，加白糖，趁热饮。

⑪ 香菜黄豆汤：香菜30克，黄豆50克，加水1 000毫升煎成600毫升，用食盐调味饮用。

⑫ 蒸雪梨：雪梨洗净，连皮切碎加冰糖，用砂锅隔水蒸，适用于风热咳嗽。

⑬ 杭菊糖茶：杭白菊30克，白糖适量，加适量开水浸泡，代茶饮。

⑭ 荸荠水：荸荠数个，冰糖适量，加水同煮后吃荸荠饮汤。

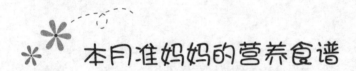

本月准妈妈的营养食谱

蒸南瓜饼

原料：

南瓜200克左右，糯米粉100克，豆沙50克，白砂糖100克，芹菜梗适量。

做法：

1. 将半个南瓜去皮，切开，去子，洗净，切成2～3厘米的小块。

2. 将南瓜块放入蒸锅蒸熟。

3. 将熟南瓜肉捣、碾成泥状，加糯米粉、砂糖，和成面团，再将面团分成若干小团，如做包子那样碾薄成包皮，包入豆沙馅成饼。

4. 在饼顶部加芹菜梗点缀，放入蒸锅或是微波炉的平盘，蒸5分钟左右即可。

功效：

南瓜味甘、性平，能补脾益气、下乳汁、润肺燥，其含丰富的脂肪油（为亚麻仁油酸、油酸等的甘油酯）、蛋白质、胡萝卜素、维生素B$_1$、维生素B$_2$、维生素C、南瓜子氨酸等成分。准妈妈食用本品，不仅能促进胎儿的脑细胞发育，还可防治妊娠水肿、高血压等孕期并发症，能促进血凝及预防产后出血。

莲子芡实粥

原料：

莲子50克，芡实50克，糯米100克，新鲜莲叶1张，桂花卤10克，白糖150克。

做法：

1. 将莲子提前半天用开水浸泡，做成糖莲子。

2. 新鲜莲叶洗净，用开水烫过待用。

3. 将糯米淘洗净后放入锅内，加入空心糖莲子、芡实及1500毫升清水，用大火烧开后转用小火煮成粥。

4. 粥好撤火，覆以鲜莲叶，盖上盖，5分钟后，拿掉莲叶，加入白糖、桂花卤即可。

功效：

莲子的功效前面已述，本品因为有荷叶和桂花的清香，更是沁人心脾，准妈妈服用可补益心脾，治疗妊娠肿胀。

猪肝菠菜汤

原料：

猪肝100克，菠菜150克，酱油、盐、味精、花椒水、肉汤、猪油各适量。

做法：

1. 将猪肝洗净，切成小薄片备用。

2. 将菠菜洗净，切成5厘米左右的小段。

3. 点火，将锅内倒入肉汤，汤烧开后把猪肝、菠菜倒入锅内，加适量酱油、盐、花椒水、味精，待汤烧开时，再加少许猪油，起锅即可。

功效：

猪肝味甘、苦，性温，入肝经，富含蛋白质、脂肪、碳水化合物、钙、磷、铁、硫胺素、核黄素、烟酸，并含维生素A、维生素B_1、维生素B_2、维生素C等。菠菜不仅含有大量的胡萝卜素和铁，也是维生素B_6、叶酸、铁质和钾质的极佳来源，此外菠菜含有十分可观的蛋白质，每0.5千克菠菜相当于两个鸡蛋的蛋白质含量。本品可以预防和改善孕中期准妈妈缺铁性贫血。

荷包鲫鱼

原料：

鲫鱼300克，瘦肉150克，葱、姜、酱油、料酒、糖、盐、味精、油各适量。

做法：

1. 将鲫鱼去鳞、去鳃，从背脊而不是肚边开刀，掏出内脏，洗净，再在鱼身上划两三道刀痕。

2. 将瘦肉剁成细末，加盐、味精拌匀，从鲫鱼背上开刀口处塞入。

3. 锅置火上，放油，预热后加入姜丝炒香，然后将鱼下油锅，两面煎煮，放入料酒、酱油、糖、汤水。

4. 加盖烧15分钟左右，启盖后加味精，淋少量油起锅。

功效：

鲫鱼味甘，性平、温，入胃、肾经，具有和中补虚、除湿利水、补虚羸、温胃进食等功效，同时含有丰富的蛋白质、脂肪、碳水化合物、无机盐、维生素A、B族维生素、烟酸等营养物质。本品鲫鱼味道鲜美，肉质细嫩，对妊娠期水肿有一定疗效。

香菇合

原料：

香菇干60克，瘦猪肉150克，鸡蛋1个，火腿1根，鸡汤或肉汤100克，姜、葱、淀粉、酱油、味精、盐各适量。

做法：

1. 将香菇干用温水泡发，去蒂，洗净，摊开压平备用。泡发香菇的水不要丢弃，可加入备用的鸡汤或肉汤中。

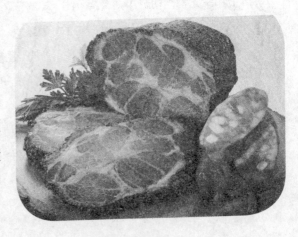

2. 将猪肉、火腿、葱、姜均切成碎末。

3. 将鸡蛋打开，与淀粉、酱油、味精、盐一起拌匀，将2中的原料倒入，拌匀，做成肉馅备用。

4. 将香菇摊开，把调好的肉馅摊在香菇片上，再另用一片香菇盖在上面，这样就做成了香菇合，然后码放在大盘中，蒸15分钟左右，取出。

5. 用少许酱油、盐、味精、鸡汤或肉汤调成汁，入锅热一下，浇在香菇合上即可。

功效：

香菇具有高蛋白、低脂肪、多糖、多种氨基酸和多种维生素的营养特点，可增强人体抵抗疾病的能力。此外，香菇中富含谷氨酸及一般食品中罕见的伞菌氨酸、口蘑酸及鹅氨酸等，故味道特别鲜美。火腿能生津、益血脉；猪肉滋补肾阴、滋养肝血。故本品能益气补虚，健脾和胃，适于准妈妈贫血及补钙者食用。

腐竹豆芽黑木耳

原料：

腐竹150克，绿豆芽100克，水发黑木耳50克，黄豆芽汤200毫升，花生油20克，姜、盐、味精、水淀粉、香油各适量。

做法：

1. 将腐竹提前3～4个小时用开水浸泡，至无硬心时捞出，切成3厘米左右长的小段，洗净备用。

2. 将黑木耳在流水中择洗干净，在开水中过一下捞出，将大朵撕成小片。

3. 将绿豆芽择洗干净，放开水中烫一下捞出备用；姜切成末。

4. 炒锅上火，放油烧热，下姜末炒香，下绿豆芽、黑木耳翻炒，再加

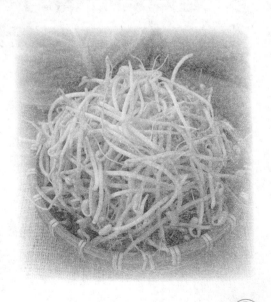

黄豆芽汤、盐、味精，倒入腐竹，细火慢烧5分钟，用水淀粉勾芡，淋入香油，盛盘，即成。

功效：

腐竹和黄豆的营养价值及功效前文已述，本菜含有丰富的蛋白质、脂肪、碳水化合物和钙、磷、铁、锌、维生素C等多种营养素，能补气健胃、润燥、利水消肿，可治疗高血压，适于孕中、晚期准妈妈食用，是胎儿骨骼发育所必需的食品。需要特别提出的是，黑木耳有抗着床和抗早孕效果，故孕早期注意少食或不食。

 温馨提示

准妈妈不要经常吃咸菜和腌制品，这类食物中的维生素、蛋白质等营养成分受到破坏，而且可能存在致癌物质，如亚硝酸盐，对胎儿和母体有害无益。

第五节 准妈妈心情与"孕"动

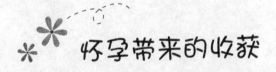 怀孕带来的收获

准妈妈一般给人们的印象，多数是身材臃肿、举止笨拙、反应强烈、脾气不好。人们甚至把怀孕过程看作是理所当然的"受磨难"。

然而，准妈妈换一个角度看，难忘的妊娠40周能给自身增添众多的收获。

＊ 养成健康新习惯

怀孕会让女性抛弃很多不好的生活习惯，做出种种积极改变。很多女性都因为怀孕养成了良好的饮食和健身习惯。

＊ 告别痛经

很多女性怀孕前会面临痛经的苦恼，怀孕后痛经便消失了。

＊ 减少癌症概率

有研究发现，女性怀孕的次数越多、初次怀孕的时间越早，妇科肿瘤的发生率就越低；而且母乳哺养超过3个月以上也会降低癌症的发生率，从未怀孕或没有哺乳过的女性则易患乳腺癌。

＊ 自我认识能力提高

怀孕是女性建立自信心的一种特殊方式。女性经过生育，会对自己的能力有一个全新的认识。如果把生育过程当作一次人生的马拉松长跑，女性在孕期身体状况的改变很大，证明自己完全有能力参与多项活动，承受巨大压力。怀孕和生育会使女性产生更乐观的生活态度。很多职业女性当了妈妈后重返职场，与人沟通、协作、互助能力有了很大的提高。

学做孕妇体操

准妈妈可以趁着现在身体还不特别笨重、行动还不是特别不方便，体力和精力也比较好的时候，及早开始学着做一做孕妇体操。

孕妇体操是专门为准妈妈设计的。准妈妈经常做一做能活动浑身酸疼的肌肉组织，加快新陈代谢，对于自身和腹中的胎儿都能起到保健作用，也是对胎儿进行胎教的方式。

* 脚部运动

双脚要支撑逐渐加重的身体，因此，准妈妈比平时应更加容易感觉到疲劳，腿也容易抽筋。准妈妈保持双脚良好的血液循环很重要，随时随地都可以活动脚腕、脚弓及脚趾各个部位。准妈妈在看电视或者工作间隙，都可以抓紧时间活动活动双脚。

动作1：脚心不离开地面，脚尖尽量向上跷，呼吸一次后把脚放平，反复几遍。

动作2：坐在椅子上把腿搭起来，将一条腿的脚尖勾回和脚腕绷紧，慢慢上下活动，然后换另一条腿再做。

* 鼓胸运动

取坐位，身体放松，双手放在胸前，吸气时手向外伸展，胸部随着扩展，呼气时收回。妊娠后子宫变大，腹压增高，常会感觉到呼吸困难，多做鼓胸运动有益。

* 盘腿坐

盘腿坐，双手交叉放在膝盖上，然后轻轻地向大腿根方向推，呼吸一次把手放回膝盖上。每天早晚各做一次，持续两三分钟。习惯后可以延长到10分钟。此动作能放松腰部关节，拉长下腹及产道的肌肉，有益于临产婴儿的娩出，可以在早晚各做一次。

* 骨盆震动

腰部贴在床上，轻轻挺起腹部，使背和床之间出现空隙，然后慢慢放下，再放松休息。可以根据身体情况逐渐增加次数。早晨起床前和晚上睡觉前做，同时练习深呼吸。此动作能松弛脊柱、强壮腹部肌肉，增加支撑胎儿体重的力量，减少孕晚期疼痛感。

* 骨盆扭转

膝盖着床，头下垂，脊背向上弓起，支撑上半身重心，然后抬头使腰部向前移动，身体重心随之前移，再逐渐恢复到卧姿。此动作能松弛骨盆关节，使肌肉韧性变强，消除腰部疲劳，还有强健腰腹部肌肉、预防便秘的效果。

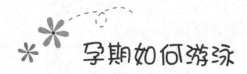

孕期如何游泳

怀孕中期是胎儿和准妈妈的情况都比较稳定的时期，准妈妈比较适宜进行适当运动。

游泳属于节奏徐缓的柔和运动，配合缓慢的深度呼吸，有利于全身血液循环，对母体和胎儿都十分有益。

国外的孕产专家一般鼓励准妈妈游泳，认为游泳是适宜孕期舒展身体的全身性运动。但要注意的是，准妈妈游泳时的水不能太凉，以免下水后引起下肢肌肉痉挛。孕期游泳动作要轻柔缓慢，不要太猛烈，注意适可而止，别把自己弄得太疲劳。

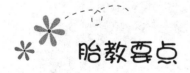

胎教要点

进入妊娠第6个月，孕程已经过半，准妈妈身体状态良好、心情舒畅，因为胎动带来的幸福感、自豪感油然而生，现在，正是实施胎教的良机。

6个月龄的胎儿，已经开始有了意识、有感觉、有反应，能感受到母亲情绪的细微变化，嗅觉、听觉都已经发育；会自主地喝入羊水、排尿；能自由自在地在子宫内活动，手脚活动频繁，经常会用小手或小脚推撞母亲的腹壁。

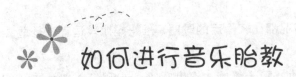

如何进行音乐胎教

准妈妈在听音乐时，实际上胎儿也在"欣赏"。音乐胎教中应注意的是，音乐的音量不宜过大，也不宜把音箱或喇叭直接放在肚皮上，以免影响胎儿听觉系统的发育。

* 胎儿天生喜欢音乐

胎教专家发现，有的准妈妈每天在胎动的时间听优美的音乐，胎儿就会很快安静下来，好似在聆听那悦耳的旋律，而当音乐一停下来，胎儿便又开始活动起来；有的准妈妈错过了每天听胎教音乐的时间，胎儿便会在子宫"等不及"，一阵猛动让准妈妈感到不舒服，赶紧"补课"才会安静下来。由此可见，胎儿很喜欢音乐。

* 应该给胎儿听的音乐

目前，音乐胎教有两种：一种是给准妈妈欣赏的，音乐舒缓动听，令人产生美好的遐想，使心灵得到净化，情绪达到最佳境界；另一种是给胎儿聆听的，音乐轻松活泼，音量大小适中，促进胎儿对声波产生良好的刺激感应。

科学研究表明，胎儿喜欢听与子宫内胎音合拍的音乐，如优美的西欧古典音乐等。在巴赫、莫扎特的乐曲中，蕴藏着和人类生命节律相通的意趣，那是一种犹如

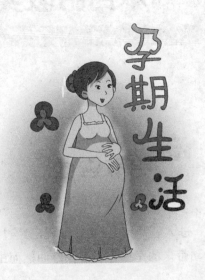

孕期生活

河水潺潺流动样的周期波形声音，与大脑波和心跳波动的图形相似，很容易被胎儿和准妈妈接受。

节奏强烈、声音变化大的刺激性音乐，如激烈摇滚舞曲、迪斯科舞曲、爵士乐，或是带有悲伤、忧愁情绪的慢爵士舞曲、安魂曲，都不适合做胎教音乐。前者有可能造成过分的不良刺激，后者可能会使准妈妈情绪低落。

除此之外，胎儿也不愿意听高调的音乐，而是喜欢较低沉、委婉的声音，节奏和音量过强的音乐也会导致胎儿的组织细胞损伤。

准爸爸、准妈妈真正做起来就会发现，胎教并非那么神秘、高不可攀，并不是要正儿八经地"上课"，也并不需要专门耗费大量的时间和精力。

✳ 父母给胎儿唱歌

现在的胎儿不仅喜欢准妈妈的声音，对爸爸低沉宽厚的声音也非常喜欢。准妈妈可在每天一定的时间里或是做家务时，轻声哼唱一些自己喜欢的优美抒情歌曲，如摇篮曲等，这样才能唱出感情。准爸爸、准妈妈可以边唱边充分想象胎儿的可爱样子，一起感受温馨、幸福的家庭氛围。

音乐胎教的认识误区

市面上销售的胎教音乐种类繁多，面对琳琅满目的胎教音乐商品，会令人无所适从。

究竟选择什么样的胎教音乐成了很多准妈妈苦恼的问题。

其实，犯不上为这事儿伤脑筋、费神，胎教音乐选择的最基本原则是准妈妈自己喜欢和感兴趣的，这样才能心情舒畅、精神愉悦、神清气爽。

准妈妈没有必要强迫自己听不爱

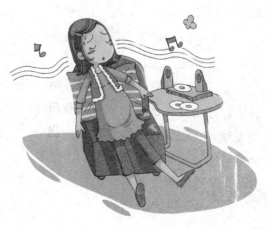

听的音乐，哪怕是世界名曲，如果自己不爱听，也会让心情变得糟糕。

准妈妈在进行音乐胎教，要注意以下几方面的认识误区：

＊ 误解1：胎教音乐等于世界名曲

并非所有的世界名曲都适合作为胎教音乐。例如，贝多芬的交响名曲《命运》、柴可夫斯基的交响名曲《悲怆》、圣桑的名曲《骷髅之舞》，虽说这些乐曲表达的是人与自然、命运的抗争，成年人能欣赏并从中感悟生活，但处在特殊阶段的准妈妈听这些乐曲会产生压抑感。

胎教音乐还是应该尽量选择一些经典、舒缓、欢快、明朗的乐曲。

＊ 误解2：音乐播放器应放在准妈妈肚子上

音乐播放器离胎儿太近或声音太大，会影响甚至伤害胎儿的听力。给胎儿听音乐应当使用专用的胎教传声器，音乐频率范围在500～1500赫兹；或者干脆不借助任何器械，让胎儿隔着妈妈的肚皮听。

＊ 误解3：不分早晚，想起来就听

胎儿和成年人一样有自己的作息规律，如果希望自己在欣赏音乐的同时，也能让肚里的宝宝有所收获，那么建议先掌握宝宝的作息规律，知道胎儿什么时候在睡觉，什么时候醒着而且很活跃。尽量选择胎儿清醒并很活跃的时候进行音乐胎教，每天最好养成规律，也让胎儿形成条件反射，喜欢参与每天的"妈妈的音乐时间"。

＊ 误解4：给胎儿听音乐时间过长

一般给胎儿听音乐，每次在半小时之内为宜。

音乐胎教时要让胎儿反复聆听音乐，才会产生适当的刺激。有研究发现，受过音乐胎教的宝宝，出生后会喜欢音乐，反应灵敏，性格开朗，智商较高。

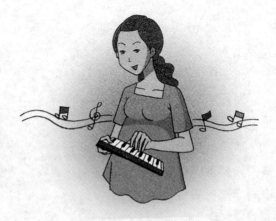

怀孕第七个月

第一节

胎儿和母体的变化

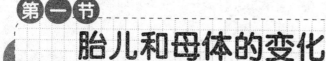

胎宝宝的变化

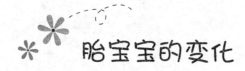

7个月时，胎儿会出现打嗝似的规律性悸动，眼球开始转动，眼睑的轮廓较清楚，眼睛能睁开。

胎儿身长已达30~35厘米，体重1 200克左右。皮下脂肪沉积较少，皮肤表面有一层白色或灰白色的油脂物即胎脂。全身皮肤上都有胎毛，头发眉毛已长出。指（趾）甲还未达到指（趾）尖。男性胎儿的睾丸已下降到阴囊内，女性胎儿的阴唇已经发育良好。这个月的胎儿神经系统进一步发育，胎动变得更加协调而多样化，胎儿不仅能手舞足蹈，而且会转身。眼皮也能睁开，但眼珠上还蒙着一层薄膜。如果胎儿此时出生，能啼哭，会吞咽，但由于肺部发育还不成熟，生存能力弱，必须在良好的条件及特殊的护理下才能生存。

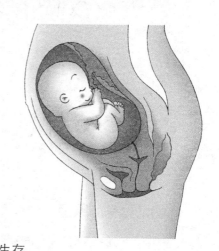

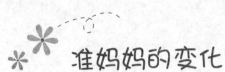

准妈妈的变化

母体腹部变得更大，下腹部与上腹部都变得更加膨隆。

宫底高度在脐上三横指处，腹部越来越增大，脐上部也膨隆起来，下肢可能出现静脉曲张，有的准妈妈还会出现水肿。

有一些准妈妈会觉得心神不宁、睡眠不好，经常做噩梦，是因为对即将来临的分娩感到恐惧和忧虑不安，要注意调整情绪，保持良好心境。

怀孕的过程很辛苦，常常会伴有许多不适，准妈妈要掌握正确的方法来避免或减轻这些不适，顺利度过妊娠期。

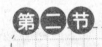 第二节 **本月优生知识**

胎动异常

✳ 胎动异常的原因

胎动具有一定的规律性，如果胎动出现异常，则代表胎儿健康出现问题。常见的胎动异常包括：

❶ **胎盘功能不佳**：造成胎盘供给胎儿的氧气不足，胎动会减缓。

❷ **脐带绕颈**：由于胎儿可以在羊水内自由地活动，所以易发生脐带缠绕住颈部的情况，严重者会造成胎儿缺氧、胎动减少，甚至死亡。

❸ **胎盘剥离**：造成妈妈剧烈的腹痛、阴道大量出血和胎儿心跳减速，通常较容易发生于有高血压病史或腹部曾遭外力撞击的准妈妈。

＊ 胎动减缓的处理

虽然胎动是反映胎儿活力的信号，但也不要太过于在意。有一些准妈妈只要1小时感觉不到胎动，就担心胎儿是否出了问题，这样只会加重心理压力，徒增烦恼。

所以，当感觉到胎动减少时，应安静下来不要慌张，先停止走动或忙碌的状态，休息一会儿以后，再观察胎儿的活动。如果发现胎动真的减少，甚至是停止了，就应尽快地找医生做进一步检查。一般情况下，怀孕到现在为止，对胎动的规律准妈妈已经胸中有数，知道什么时候动得勤、什么时候动得少。如果准妈妈发现胎儿不像平时那样有规律的胎动，表明可能有问题。

温馨提示

随着妊娠月份的增加，本月过后，即将进入孕晚期，准妈妈身体会越来越笨重，行动越来越不方便。有些准妈妈还会出现"第二次妊娠反应"，会感受到种种不适。但有利的因素是，准妈妈适应能力已经越来越强，胎动、胎心音每一天都能向母亲传达胎儿的信息，母爱会越来越强烈。

＊ 准妈妈能用药吗

因为担心会对腹中的胎儿带来不利影响，很多准妈妈会谈药色变，有了不舒服的病症，宁可自己难受、硬撑硬扛着也不愿意吃药，坚持与药物"绝缘"，这是对孕期用药的误解。准妈妈既要承受病痛，又因为不敢用药延误了病情，甚至带来更大的不利。

妊娠期间准妈妈得了病，还是需要采用适当的药物治疗，关键在于合理使用药物。准妈妈需要掌握的大原则，是应当相信医生，掌握妊娠期合理用药的要点：

❤ **及时用药**：发生各种不适感和病症，绝对不可以硬扛着，要及时就医、及时用药，避免疾病给母子带来损害。

❤ **不宜自行用药**：准妈妈必须在医生的指导下进行服药，不能自行服用药物。如果病情允许，可用不可用药时尽量不用。准妈妈尤其是要遵医嘱，避免服用危害母子健康的药物。

❤ **看清说明用药**：准妈妈服用复方制剂药物，必须先看清楚说明书上介绍的药物成分，不能简单看药名或用量就服用。

准妈妈必须用药时，选择毒性较小、副作用小、对胎儿无致畸作用的药物，且宜小剂量服用。

准妈妈合理用药的最基本原则，就是遵医嘱。

＊ 用药分级

了解一点孕期用药分级知识，对于科学服药、不乱用药很有好处。

由于妊娠期的特殊性，一般用药分为A、B、C、D、X五个级别。

目前，已被证实对胚胎有影响的药物，包括抗癫痫药物、某些精神科用药、某些特别种类的抗生素等，这些药物被证明直接对胚胎有影响，而其他药物影响虽不明显，但仍要谨慎使用。

《药物手册》记载各种用药的分级和对胎儿的影响，基本分类如下：

A级：目前临床实验证实对胎儿无害。

B级：目前动物实验证实对胎儿没有致死性的或不良的反应，人体实验尚无报告。

C级：目前动物实验证实对胎儿有不良的反应，人体实验尚无报告，但必要时可用。

D级：目前临床实验证实对胎儿有不良的影响，但在危及母体生命情况下可用。

X级：目前临床实验证实对胎儿有不良的影响，绝对禁止使用。

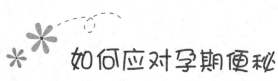

如何应对孕期便秘

便秘，几乎是每一个准妈妈都会遇到的难题。

什么是便秘？怎样才算排便正常？

没有便意、排便次数太少，3天以上才排便1次或每周少于3次，就可以算是便秘。

＊ 造成孕期便秘的原因

许多孕前消化功能正常的女性，怀孕后常会发生便秘。

整体上来说，造成便秘的原因包罗万象，除了准妈妈在孕期因为子宫受到胎儿发育影响，压迫直肠，影响直肠蠕动，容易形成便秘以外，一般造成便秘的因素还包括整体环境、情绪、饮食的影响。

❶ **精神过度紧张**：有些准妈妈生活节奏太快、工作过度劳累和精神紧张，会使大脑排便中枢神经受到抑制，发生便秘和腹泻交替的状况。

❷ **缺乏适度运动**：久坐办公室的上班族准妈妈，身体缺乏适度活动，使肠道肌肉逐渐松弛、蠕动功能减弱，粪便在肠道积存过久，水分一直不断被吸收，最后就变成难以排出的硬便。

❸ **饮食不均衡**：很多上班族准妈妈，因为工作忙碌经常无法规律进食，无暇顾及均衡营养的摄入，再加上如果没有吃足量的蔬菜、水果，自然就容易便秘了。

❹ **长期不良的排便习惯**：有的准妈妈一旦遇上工作忙碌或时间太过紧迫，即使有了便意，也常常忍住，长此以往，感觉神经变得迟钝，而造成习惯性便秘。

❺ **水分摄取不足**：有的上班族准妈妈工作一忙，会议一开，一天下来水分摄取量明显不足，时间一久，自然也容易成为便秘一族。

＊ 远离便秘这样做

准妈妈在日常生活中把握以下几个细节，自然能够远离便秘。

❤ **少吃辛辣刺激的食物**：少吃辛辣、刺激的食物，还要少喝咖啡、浓茶等。

❷ **每天不少于4杯水（500毫升／杯）**：每日饮用2 000~2 500毫升水，可让粪便维持适当的软硬度，尤其是起床后喝一杯温开水或无糖热豆浆，都有助于排便。

❸ **定时上厕所**：最好养成在固定的排便时间。很多人喜欢边看杂志边排便，无形中拉长排便时间，使便意减弱，从而更容易便秘了。

❹ **顺时针轻轻按摩腹部**：准妈妈可以每日顺时针环形按摩腹部，使胃肠道得到适度的刺激，帮助排便功能恢复正常。

❺ **爬楼梯**：爬楼梯时，腹部会用力，加上全身运动，能刺激肠胃蠕动。便秘的准妈妈不妨试试多爬楼梯，下楼时再改乘电梯，减少膝关节的负担。

❻ **吃糙米饭**：糙米饭含纤维丰富。纤维素具有吸水及膨润粪便的效果，可以刺激胃肠蠕动，有利通便。此外，五谷杂粮、黑枣及葡萄干也富含许多纤维素，有助排便。

❼ **做锻炼腹肌的运动**：可适当做锻炼腹肌的运动，以增强腹肌收缩能力。

❽ **一有便意就上厕所**：长期习惯忍耐便意的人，如果经常忍着便意，即会造成习惯性便秘。

❾ **喝蜂蜜水**：能防止便秘，滋养皮肤。如果排泄大便艰难，喝蜂蜜水则有助于排便，但要视个人身体情况而定。

从生活习惯上着手，根本防治和改善便秘情况，是预防痔疮的最佳方案，也是保持身体正常的新陈代谢，保证皮肤光洁、减轻痘斑、妊娠斑的有效措施。

 温馨提示

　　蜂蜜的气味芳香可口，不仅是滋补、益寿延年佳品，又是治病良药。营养分析表明，蜂蜜中含有大约35％的葡萄糖、40％的果糖，这两种糖都可以不经过消化作用而直接被人体所吸收利用。蜂蜜还含有与人体血清浓度相近的多种矿物质，含有一定数量的维生素B_1、维生素B_2、维生素B_6及铁、钙、铜、锰、磷、钾等。蜂蜜中含有淀粉酶、脂肪酶、转化酶等，是食物中含酶最多的一种。酶是帮助人体消化、吸收和一系列物质代谢及化学变化的促进物。

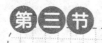

第三节　舒适家居生活

准妈妈如何提高睡眠质量

妊娠期间睡眠的时间，一般要比平常多出1～2小时，每天最低睡眠不能少于8小时。睡眠不足会引起疲劳过度，特别是上班工作的劳作妈妈，一定要确保足够的睡眠。合理的孕期睡眠应当是夜间保证8小时，中午再睡1～2小时，让每天10小时左右的睡眠时间分为两次，更有利于孕期健康。

孕期睡眠要注意保证质量，妊娠中期后，采取左侧卧位睡眠，舒适的睡姿可以保证睡得香甜，特别在腿脚疲劳时，或有水肿、静脉曲张时，把腿部垫高可以提高睡眠质量。睡前可以洗个温水澡，使身体清爽，提高睡眠质量。被褥常晒一晒也有益。

准妈妈如果失眠，不要随便吃安眠药，应当从调节生活节律方面入手，可以适当做一点家务事，稍累而不过度疲劳有益睡眠。临睡前，不要想不愉快的事，也不要过于兴奋，不宜过于专注于电视节目，引发兴奋；可以适当听一些古典音乐和轻音乐，达到精神放松，有助于睡眠。

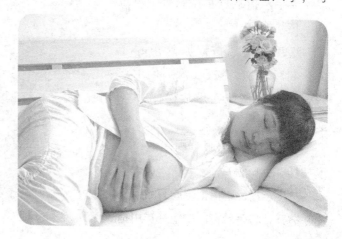

准妈妈如何进行自我按摩

以下几种按摩，对于消除皱纹、解除疲劳有很好的效果，可以经常做一做自我按摩和夫妻按摩。

✳ 前额

双手四指并拢，手指向上，用指腹从眉毛向上轻推额部到前发际，重复10次。

双手示指、中指并拢，用指腹按额头中央，向两边做按揉，到太阳穴时轻按压一下再返回到额头中部，重复5次。

双手示指、中指并拢，右上左下相贴按在额头中央，同时向上、下方向按压皮肤，直到整个额部。

左手中指置眉上，示指置前发际下，同时轻轻用力把额部皮肤撑开，右手示指和中指并拢，沿皱纹轻轻纵向按揉，渐到整个额部。

四指并拢，用指面轻轻拍打额头1分钟。

✳ 眼周

双手示指端按住双眼内角睛明穴，每秒强按压一次，共5次。

双手示指端垂直按眼眶下承泣穴，每秒按压一次，共5次。

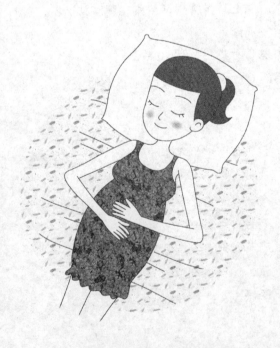

双手示指端按双眼外角瞳子穴，每秒一次，按压5次后闭上双眼，再向外按此穴后放松，共10次。

双手示指腹沿眼眶周围做小幅度按揉，共5圈。

左手示指、中指把眼周有皱纹处皮肤撑开，右手示指、中指并拢用指腹在皱纹处轻轻按摩，共5次。

用手指轻轻拍打眼周围皮肤1分钟。

* 整体按摩

日常生活中，自己按摩和适度压迫腰部，能使酸痛的腰部感到舒服。分娩时，按摩腰部配合正确的呼吸方法，有助于顺利进行分娩。

按摩腹部，同时伴以鼓腹式深呼吸，吸气时双手沿腹部向上抚摸，呼气时向下方抚摸。

用拇指按压腰肌，呼气时用力压，吸气时放松，反复做数次，能缓解腰酸背痛症状。也可以用同样方法，按摩脊背疼痛部位。

由上而下用手指推、擦、按、揉，或用毛刷推擦膝盖下足阳明胃经脉络5次，按揉足三里穴1分钟。

用手指或毛刷推擦揉按膝盖下足三阴经，包括脾经、肝经、肾经脉络，从上到下5遍，按揉三阴交和血海穴各1分钟。

从上向下用手掌推擦腰背部经络依次按摩脾俞、胃俞、肝俞、肾俞穴半分钟。

以脐下至耻骨中心为轴，用手掌顺时针方向旋转，按摩腹部5～10分钟。

温馨提示

自我按摩，是缓解疼痛、舒展肌肉组织、放松身体的良方。可以经常适度做一些自我按摩，调整种种不适感。

按摩加保养祛除妊娠纹

妊娠纹出现在腹部等由于怀孕而迅速增大的身体部位，留下永久性瘢痕，虽然大多数妊娠纹出现的部位都位于私密部位，但是毕竟会影响整体皮肤的光洁和美观。因此，也是怀孕期间令人烦恼的事。

妊娠纹是一种皮肤扩张纹，又称萎缩纹，是因为有强大的拉力把皮肤撑开，也就是因为腹围增长过快，皮肤来不及扩张，使得皮肤表皮与真皮层变薄，以致产生纹路。这种现象不仅发生在准妈妈身上，也会出现在体重增加较快的人身上，如青春期的少年，尤其是生长特别快速的位置，如膝盖、小腿、后腰部等。

准妈妈的腹部，是被撑得最大的地方，最容易发生扩张纹，因此，被称为妊娠纹。除了腹部之外，臀部、大腿、手臂内侧，甚至乳房、胸部都可能会有妊娠纹产生。

另一种原因是准妈妈的激素影响皮肤纤维细胞的发育，阻碍了皮肤细胞的新陈代谢，使得皮肤变薄了，因此产生妊娠纹。

妊娠纹的生长，大约分为两期，初期呈现红色或紫红色的纹路，摸起来甚至有点凸起的感觉，可能会感觉到有一点痒痒的，不太舒服，类似于发炎的反应，通常都发生在怀孕后期腹部被撑大时；过一段时间后，纹路会萎缩，变成白色，就像瘢痕一样，摸起来会有一点凹下去的感觉。有凹下去的部位，代表皮肤变薄了。

大多数准妈妈都会有妊娠纹，只是轻重程度不一，不过也有准妈妈属于不容易长妊娠纹的体质，是因为皮肤弹性纤维特别强韧，或是身体对怀孕分泌的激素反应不强烈。另外，妊娠纹从初期发展到后期所需的时间，会因人而异，每一个准妈妈也不一样。

妊娠纹的生成，表示皮肤已被撑开，使弹力纤维变形，就不容易再恢复原状，而一旦妊娠纹变成白色萎缩的瘢痕，就更难消除掉。在孕期，涂擦妊娠霜可以减少妊娠纹的产生，皮肤本需要适度的滋润与保养，只要涂擦的保湿产品不含维生素A酸，对准妈妈都无害。

怀孕时，适度地使用妊娠霜按摩胸部与腹部（怀孕前3个月要避免刺激乳头，以免造成子宫收缩而有

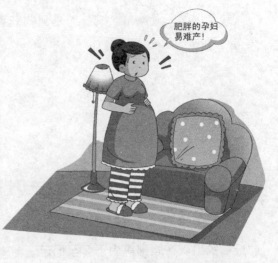

肥胖的孕妇易难产！

流产之虞），可以帮助血液循环较顺畅，皮肤的延展性也会比较好，多少能降低皮肤被快速撑开的程度。

按摩方式是从离心远的部位朝着心脏的方向按摩，腹部则由中央（肚脐）朝两侧推，后背的部位则是由后背部中央朝两侧推。

下列几种成分，通常会被应用在妊娠霜中，以减少妊娠纹的产生：

❶ **维生素C、维生素E、维生素A醛及A醇**：作用是增加胶原蛋白的生成，不过须注意，孕期不能使用含有A酸类的产品，必须等到产后才能使用。

❷ **维生素B$_5$、硅胶**：减少瘢痕形成。

❸ **椰子油、不饱和脂肪酸**：滋润皮肤，使之更健康。

不要让自己的体重增加太多，可以减少皮肤被撑大的概率。如果已经有了妊娠纹，若妊娠纹还处于初期阶段，可在产后擦拭维生素A酸加以淡化，或是使用激光法来治疗，但若已经变成瘢痕，表示组织已定型，就比较难消除了。

托腹带可以减轻腰腿负担

怀孕进入中后期，逐渐变大的子宫会使得准妈妈的腹部越来越突出，腰部和下肢承担了很大的重量，这时候就可以考虑用托腹带了。

托腹带是一条有弹性的宽带子，使用时，围在准妈妈的腰腹部，可以从下腹部微微倾斜地托起增大的腹部，阻止子宫下垂，保护胎位，并能减轻腰部的压力。

准妈妈使用托腹带的时间有早有晚，有些情况可以提前使用。比如，多胞胎或胎儿过大，有非常明显的骨盆或腰部酸痛，托腹带都能起到帮助作用。

如果一切正常，妊娠六七个月以后，可以考虑开始使用。

尽管托腹带好处多，但为了不影响胎儿发育，在选购和使用托腹带时，要注意以下几点。

❶ 使用时不可包得过紧，晚上睡觉时应解开。

❷ 尽量选择穿戴方便的，最好是能随腹部增大调整长度和松紧度的。

❸ 要挑选透气性好的，特别是夏季不会造成过度闷热，否则容易引起疾病或过敏。

市场上有一些前腹加护的内裤，也在腹部增加了弹性，这种内衣非常适合准妈妈。不过因为厚度和弹性有限，并不能真正替代托腹带。

使用托腹带以前，最好在产前检查的时候，找医生指导正确的使用方法，特别要注意不要强行为了遮蔽腰腹部的凸显，勒得太紧，让宝宝在腹内舒展不开身子。

每月膳食营养要平衡

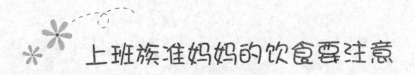
上班族准妈妈的饮食要注意

如果准妈妈先前对营养结构、营养素需要量等常识了解得不多，进入这个阶段，完全有必要花一点时间，费一点心思来弄明白它们，不仅仅是妊娠期间需要，未来的育儿过程中，了解相关知识，更能当好合格妈妈。

进入妊娠7个月后，胎儿牙齿、骨骼钙化加速，需要母体供给大量的钙。据国内的营养专家报告，我国人口的每日膳食，所含钙量不足500毫克，与准妈妈所需要钙的摄入量相差很大。因为缺钙，有的准妈妈会发生肌肉痉挛和手脚的"抽筋"现象。

准妈妈每日的饮食中，应当选用牛奶、虾皮、海带、大豆、豆腐、银耳、油菜等来充实菜谱。

每天进餐量：主食400克、牛奶250克、鸡蛋100克、豆腐100克、猪排骨100克、青菜400克、紫菜10克、虾皮10克，含钙总量能达1500毫克，可以基本满足钙的需求。

妊娠中期，每日营养素需要量如下所述：

＊ 热量

我国膳食营养素每日供给量建议，妊娠中期每天增加热量摄入836千焦（200千卡）。相当于每天比平常增加2个鸡蛋和100毫升牛奶。

热量摄取和分配的适合比例：碳水化合物占60%～70%、脂肪占20%～25%、蛋白质占15%～20%。

＊ 蛋白质

从妊娠4个月开始每天应另外增加15克的蛋白质。妊娠7个月后，每天应增加蛋白质25克。

＊ 矿物质及微量元素

❶ **钙**：孕期钙摄入量应比孕前增加1倍。每天需要量约为1 500毫克。

❷ **铁**：准妈妈和胎儿在妊娠期和分娩时，共需要铁约1 000毫克。其中350毫克满足胎儿和胎盘的需要，450毫克为孕期红细胞增加的需要，其余用于补偿铁的丢失。铁的膳食供给量由每日18毫克提高到每日28毫克。

❸ **锌**：孕中期应增加锌摄入量，由15毫克增至20毫克。

❹ **碘**：孕中期和末期膳食的碘摄入量，由150微克增加到175微克。

❺ **维生素A**：每日摄入量为1 000微克。

❻ **维生素D**：每日膳食供给量为10微克。

❼ **维生素E**：推荐供给量每日12毫克。

❽ **维生素B_2**：供给量为每日1.8毫克。

❾ **维生素B_1**：供给量为每日1.8毫克。

❿ **烟酸**：烟酸的膳食供给量应与维生素B_1保持合适比例，每日膳食供

给量应为18毫克。

⓫ **叶酸：** 每天400微克。

⓬ **维生素B$_6$：** 每日膳食供给量为2.2毫克。

准妈妈宜吃全谷、根茎类食物

不少人早在怀孕前就有体验，因为怕胖，不吃或少吃淀粉类和主食。当然，白米饭、面条或白面包的确应少吃，因为都属于精加工类食物，所含营养成分有限。同样能提供淀粉的五谷杂粮和根茎类食物却含有丰富的营养素，还能让人易有饱腹感，最适合不想发胖又希望胎儿健康成长的准妈妈吃。

吃得好，吃得营养，有利于健康而不发胖，当然是每一个人的愿望。对于准妈妈来说，在自己的孕期食谱中，添加大量的五谷杂粮，既能综合摄取多种营养，又能防止体重增加过快，健康而吃不胖。

✳ 全谷杂粮有哪些

稻米、小麦、大麦、玉米、燕麦、荞麦等，统称为全谷杂粮，这些食物是人类最早的食物来源之一，能提供糖类(即碳水化合物，碳水化合物中的主要成分则为淀粉)。全谷杂粮含有大量对人体有益的营养成分，不仅能

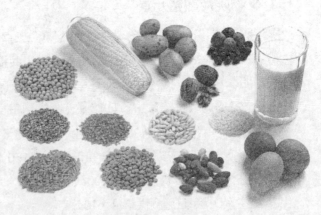

提供准妈妈孕期所需的各种营养素，更能够对抗和预防各种疾病，如癌症、心血管疾病、糖尿病与肥胖等。

但大多数人平常都极少吃杂粮，多数人平时吃的白米饭、白面包与白面条都是精加工类谷物，而原本全谷物中所含的营养素、抗氧化剂与植物性营养素都被

去除掉了，只剩下淀粉。这些精加工类的谷物又被制作成饼干、面包和蛋糕，吃上去口感虽好，但吃后容易使人发胖，也没有摄取到原本存在于谷物中的维生素和矿物质。

真正的全谷物类食物，包括燕麦、大麦、小麦或其他谷物，包含谷物的三个部分：

❶ **麸皮**：是谷物的外层，又称为糠，有益健康、富含纤维，含有B族维生素、矿物质、蛋白质和其他植物性化学物质。

❷ **胚乳**：谷物中间部分。含有碳水化合物、蛋白质，以及少量的B族维生素。

❸ **胚芽**：谷物的核心。营养丰富，含有B族维生素、维生素E和植物性化学物质。

另外，面包是麦粒磨碎成面粉做成的食品，而全麦面包属于全谷物做成的制品。纯全麦面包是由全麦面粉所制成，全麦面粉是由一颗颗完整的麦子（包含麸皮、胚芽与胚乳）直接磨成面粉，完全未剔除任何成分。一般的白面粉则只保留中间的胚乳，其余的麸皮与胚芽则被去除掉。然而，多数的B族维生素与其他营养素主要存在于胚芽与麸皮中，因此，全麦面粉与白面粉之间的营养成分差距极大，

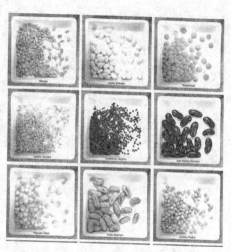

例如，全麦面包含有的铁、钾、磷大约是白面包的4倍，钙质则有2倍，而纤维素更高达38倍。

＊ 根茎类食物

同样，提供淀粉的根茎类食物比白米饭、白面条含有更多丰富的营养素。根茎类食物含有丰富的淀粉，可以作为主食。这类食物包括薯类、马铃薯、山药、芋头、牛蒡等。这些根茎类食物不仅含有淀粉，还有丰富的纤维质、矿物质和维生素。

＊ 全谷和根茎食物的重要性

糖类也就是碳水化合物是最底层、最重要的食物之一，能直接供应身体所需的热量，是肌肉、脑部与中枢神经系统的必需养料。

建议每人每天应视个人的活动量摄取2.5~4份五谷根茎类食物，而准妈妈又要比怀孕前增加1/2的分量。进一步来说，根据针对准妈妈的每日营养建议表，准妈妈在怀孕中期与后期每天必须从六大类食物中多摄取1 254千焦（300千卡）的热量，在哺乳期时则须增加2 090千焦（500千卡），同时也必须增加矿物质与维生素的摄取量。

全谷杂粮不仅能提供丰富的维生素、矿物质、纤维，全谷杂粮还含有丰富的植物性化学成分。例如，多酚类、木酚素、香豆素、植物固醇、蛋白酶抑制剂等。这些物质虽然不是营养素，却具有抗氧化剂的功用，可以预防癌症。

＊ 吃全谷、根茎好处多

在孕期必须增加蛋白质、钙、铁、维生素B_1、维生素B_2，以及维生素C的摄取量，而全谷杂粮含有丰富的B族维生素以及铁、磷等矿物质，同样的，根茎类中的土豆与红薯不仅含有丰富的维生素C，也含有钙、钾等矿物质，对于准妈妈来说，食用五谷根茎类食物是再好不过的选择。

不要以为全谷杂粮只有B族维生素与矿物质，全谷杂粮也能提供丰富的蛋白质，尤其是黑糯米、糙米、大麦、燕麦、荞麦和小米中含量更是丰富。全谷杂粮再搭配上豆类，就能摄取到完全蛋白质，是准妈妈在肉类之外获取蛋白质的优良来源。

＊ 防止发胖

全谷类食物含有的纤维素，能延缓胃排空的速度，以及肠道对葡萄糖的吸收，避免胰岛素过度分泌，不仅能控制血糖，还能降低热量转变成脂肪储存在体内，很适合担心发胖或是有糖尿病的准妈妈食用。

＊ 强化胃肠功能

全谷、根茎类食物有利通便，能防止或改善准妈妈便秘现象，因为这些食物含有许多粗纤维，例如糙米与薯类均是代表性食物，而薯类的外皮中还含有一种不溶解于水的黏多糖成分，有润肠、通便效果，而马铃薯还能改善胃肠道消化不良的情形。

全谷类中含有的果寡糖与菊糖的功能与水溶性纤维相同，能改变肠道的细菌生态，降低有害细菌，并且增进有益菌的生长，进而保护肠道组织，提高人体的免疫力。

✳ 与豆类混合能摄取完全蛋白质

全谷杂粮如果加豆类一起烹煮，准妈妈可以从其中获取到完全蛋白质，也就是人体必须从饮食中摄取的8种氨基酸，这一点对于习惯吃全素食的人尤其重要。不过，全谷杂粮与豆类的混合分量比例以3：1为佳，因为豆类分量过多较不易消化，而且尿酸值容易增高。

✳ 混合种类求变不求多

孕期除了要避开食用薏苡仁之外，可任意选取不同的全谷类食物做搭配，但并非种类越多越好，过多可能会引起消化不良。一般来说，五六种谷物就已足够，重点在于要多变换每天食用的种类。

孕期食物多变化，每天吃多种食物，才能从不同的食物中获得不同的营养素。再者，若每天吃同一种食物，也可能会产生害处。举例来说，薯类虽然属于主食，但甜度较高，也容易产气，不建议天天吃。包括山药，虽能促进激素分泌，也不能天天吃。

✳ 连皮一起吃更好

根茎类的食物如果新鲜，鼓励清洗干净后连皮一起吃。根茎类食物除了含纤维素较丰富之外，碳水化合物含量也少。不过如果发现外皮有发霉，还是去皮为佳。

✳ 食用有禁忌

有一些病症不适合吃全谷类杂粮，有下列现象不宜吃五谷根茎类食物：

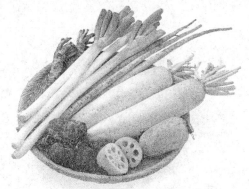

肠胃疾病：假使有肠胃疾病，如胃溃疡、肠胃炎者，必须减少或暂停食用全谷杂粮，因为它们的纤维素较高，会刺激肠胃蠕动。等到肠胃功能恢复正常之后，再食用全谷杂粮。

痛风、肾脏病：这是因为全谷杂粮中含有的嘌呤，不适合痛风与肾脏病者食用。一般人则没有这个限制，肉类所含的嘌呤最高，而全谷杂粮所含的嘌呤甚至比豆类低，三餐所吃的全谷杂粮中所含的嘌呤总量，可能还没有一块肉高，因此天天吃杂粮不会有问题。

糖尿病：多数的全谷杂粮食物均为低升糖指数食物，但是根茎类除了薯类之外，马铃薯、山药、芋头均属升糖指数较高的食物，不过这些食物如果连皮一起吃，升糖指数会较低。再者，如果准妈妈没有尿糖高的问题，还是可以放心地食用。

✳ 有胀气感很正常

如果刚开始食用五谷根茎食物有胀气感，可能是因为肠道内的细菌群在改变，通常这种现象会在一个星期内改善，体内的气体会随着排便而排出。排出来的气体如果有臭味，代表自己的肠道不健康，但只要坚持食用有益肠道环境的食物，如全谷杂粮、薯类或酸奶等食物，一般一个星期以后，肠道环境应能获得改善。

本月准妈妈的营养食谱

枸杞牛肝汤

原料：

牛肝125克，枸杞20克，盐、味精、花生油及牛肉汤各适量。

做法：

1. 将牛肝洗净，切成2厘米左右的块；枸杞洗净，备用。

2. 锅置火上，放入花生油烧至八成热，放入牛肝翻炒一下，待到5分熟，起锅入盘。

3. 锅洗净置火上，注入适量牛肉汤，倒入牛肝、枸杞、盐，共煮炖至牛肝熟透，再以味精调味即成。

功效：

牛肝味甘、性平，入肝经，富含优质蛋白、铁、铜及维生素A、B族维生素、维生素C等营养物质，是治疗营养不良性贫血的主要食物，还具有良好的补肝明目的作用。枸杞能滋阴明目、益精填髓。本品肝嫩汤鲜、清淡爽口，有滋补肝肾、明目益精的功效，对孕中、晚期准妈妈因肝血虚引起头晕眼花、贫血等症有辅助治疗作用。

鸡汁玉米羹

原料：

嫩玉米棒500克，鸡蛋2个，熟鸡肉50克，鸡汤适量，鸡油、盐、味精、淀粉、水、料酒、糖各适量。

做法：

1. 玉米棒去皮、须，洗净，加糖煮熟约20分钟取出，稍凉后，用不锈钢食匙将玉米粒刮下。

2. 将鸡蛋清打散，熟鸡肉撕碎备用。

3. 将铁锅置于炉上，放入鸡汤、鸡肉、料酒、盐、味精、玉米粒，加适量清水煮熟、烧开，加糖和盐调味。

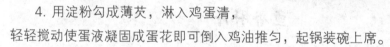

4. 用淀粉勾成薄芡，淋入鸡蛋清，轻轻搅动使蛋液凝固成蛋花即可倒入鸡油推匀，起锅装碗上席。

功效：

玉米、鸡肉、鸡蛋的营养成分和功效前文已述。本品羹汁粉浆稀薄均匀，稠而不黏，肉末鲜嫩，乳香浓郁，略有甜味，适合孕中期准妈妈食用。

菠菜粥

原料：

新鲜菠菜250克，粳米100克，盐适量。

做法：

把菠菜洗净，放入沸水略烫数分钟，捞出后切细，同粳米煮粥，煮好后可加入适量食盐调味。

功效：

菠菜利于补血，本品温热服食，对于孕中、晚期身受便秘、贫血乃至妊娠高血压之苦的准妈妈来说，简单实用。

鸭血豆腐汤

原料：

鸭血50克，豆腐100克，香菜叶、高汤、醋、盐、淀粉、胡椒粉各适量。

做法：

1. 将鸭血洗净，划开成小块备用。

2. 将豆腐切成2厘米见方的小块，连同鸭血一起放入煮开的高汤中炖熟，加醋、盐、胡椒粉调味。

3. 以淀粉勾薄芡，最后撒上香菜叶，起锅即可。

功效：

豆腐的营养成分和功效前文已述，是补钙的理想食品；鸭血味咸、性寒，入脾经，能补血、解毒。本品酸辣口味不仅能调动准妈妈的胃口，还能促进钙质的吸收。需要特别指出的是，本品要趁热食用，因为鸭血热服才能更好发挥其功效。

鱼香肝片

原料：

猪肝200克，泡椒20克，淀粉30克，葱、蒜、姜、盐、味精、醋、酱油、料酒、白糖、高汤、菜油各适量。

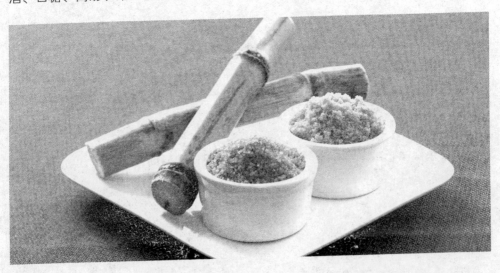

做法：

1. 将猪肝切成长约4厘米、宽约2厘米的条片，加盐、水及20克左右淀粉码匀。

2. 将姜、蒜去皮，切成末；葱切成葱花；泡椒剁成碎末。

3. 用10克左右淀粉兑水、料酒、酱油、醋、白糖、味精及高汤，调成调味汁。

4. 炒锅置旺火上，下菜油，烧至热香时倒进猪肝，炒散后倒入泡椒、姜、蒜末。待猪肝炒至9分熟时下葱花和3中的调味汁，翻炒后起锅，入盘。

功效：

猪肝的营养成分和功效前文已述，本品肝片细嫩，姜、葱、蒜味醇厚，最宜孕中期准妈妈少吃多餐。

水晶肘子

原料：

猪肘子1个，猪肉皮150克，精盐、料酒、大茴香、花椒、葱白、姜和鸡汤适量。

做法：

1.把猪肘子用温水泡30分钟，用刀刮净皮上的毛和油泥，洗净后剔去骨头，放入沸水中煮七成熟取出。

2.将肉皮用刀刮净，清洗，放入沸水中氽一下，捞出后再洗净切长条。

3.将葱白洗净切成段；姜洗净后切成块用刀拍一下。

4.将肘子皮朝下放在大碗中，加入肉皮、葱段、姜块、大茴香、花椒、精盐、料酒并添汤，放入笼屉内蒸烂出锅。

5.将肘子捞入另一个大碗内，把汤内的葱、姜、肉皮、大茴香、花椒去掉，用3层纱布滤去杂质，倒在肘子碗内，放凉，凝结成冻。吃时把肘子带冻切成0.5厘米厚的片，放在盘内即可。

功效：

鲜香凉爽，滋味鲜美，肉烂不腻。不仅含有优质动物蛋白质和脂肪，而且也是铁、磷、B族维生素和胶原蛋白的良好来源。

芹菜炒肉片

原料：

芹菜2棵，瘦猪肉200克，葱、姜、精盐、水淀粉、酱油、植物油各适量。

做法：

1. 将芹菜择洗干净，切成小斜段，用开水烫一下，捞入凉水盆内过凉，晾干备用。

2. 将猪肉切成2厘米左右的小肉片，放入盆内，加入水淀粉25克、精盐5克左右拌匀上浆，入锅，用热锅温油滑散，捞出沥油。

3. 将油放入锅内，热后下入葱、姜末炒香，投入芹菜、肉片翻炒均匀，加入酱油、精盐炒匀，加水少许，开后，勾芡出锅即成。

功效：

芹菜性凉、味甘，具有散热、祛风利湿、健胃利血、清肠利便、润肺止咳、降低血压、健脑镇静的作用。芹菜含蛋白质、钙、磷、铁，其中蛋白质含量比一般瓜果蔬菜高1倍，铁含量为番茄的20倍左右，芹菜中还含有丰富的胡萝卜素和多种维生素，富含膳食纤维，利于排便。同时，研究证实，糖尿病患者取芹菜绞汁煮沸后服用，有降血糖作用。所以，孕中、晚期的准妈妈多吃芹菜很有好处。

凉拌豆角

原料：

嫩豆角400克，精盐、酱油、醋、香油、味精和大蒜适量。

做法：

1.将豆角掐去两头，洗净、切成3厘米长的段，放入沸水锅内烫一下，捞出控水，放入盘中。

2.将大蒜剥皮、洗净、捣成蒜泥，放入精盐、酱油、醋、香油、味精后调匀，浇在豆角上，拌匀即可。

功效：

脆嫩新鲜，咸香清口。含有多种维生素、矿物质，还含有较多的植物蛋白质和粗纤维，是适宜孕妇常吃的家常凉菜。

第五节
准妈妈心情与"孕"动

孕期自我心理调适法

准妈妈孕期不仅要制怒，遇到十分高兴的事也不要失态，要始终保持冷静，保持清醒，避免给自己和胎儿造成损伤。准妈妈可以通过以下几种方式调适心情：

* 布置温馨的环境

在房间的布置上做一些小调整。如果家庭以前是典型的二人世界，现在可以适当地添一些婴儿用品，让可爱的小物件随时提醒自己，一个新生命即将降临。同时，还可以贴一些画片，选择自己喜欢的漂亮宝宝的照片贴在卧室里。

* 通过语言传递心声

每天花几分钟的时间，和腹中宝宝说几句悄悄话，比如"宝贝，我爱你""你知道吗？我是妈妈"等，利用外出散步的时间，可以悄悄地说"外面的天气真好！阳光明媚"等。

* 接受音乐的洗礼

人们都知道音乐不仅能促进胎儿的身心发育，对准妈妈本人也能起到一定的放松作用。每天花20分钟，静静地听上一段音乐，同时想象音乐正如春风一般拂过脸庞，自己正沐浴其中。当然，也可以播放自己最喜欢的歌曲，大声唱出来，精神状态能调整到最佳点。

* 与幽默结缘

笑是人生极大的生活享受，不妨多为自己创设能开心一笑的机会。欣赏喜剧，看一些幽默、风趣的散文和随笔，还可以收集一些幽默滑稽的照片、影像制品，每天欣赏，还可以要求准爸爸收集笑话、好玩的传闻，在餐桌上发挥，让自己经常开心一笑。

＊ 记心情日记

孕期每天写一段日记，记录下每天的心情。这份长久的纪念，将来某一天也许会和宝宝一起来重温这些难忘的生活片段，珍贵的细节必定令人获得更多的天伦之乐。

对着镜子打量自己，也是一种自我心理调整的良方，带着欣赏的眼光，看一看自己在镜子里变化了的身姿，朝着镜子里的自己道一声：辛苦！都能有调整心情、改善情绪的功能。

学做简易产前运动

简易产前运动，也是专门针对孕期设计的活动项目，适宜在家庭环境中，随处、随意、随时做活动。具体运动包括：

足踝交叉，坐在地上，交叉的足踝尽量靠近身体，以舒服适度为原则。保持这个姿势坐几分钟，每天做两三次。

采取类似坐姿，但足踝不交叉，使双脚的脚掌相对，坐好，用双手自外侧托住双膝，双腿及膝部用力朝下压，双手用力上托。做的同时慢数拍节，随后双手和双膝一起放松。反复做数次，刚开始可以量力而行，逐渐增加到能做10次左右，每天早晚各做一回。

双腿向前平伸，坐在地上，双足相距35厘米左右。弯身试用双手触及右脚，然后坐直，再弯身试用双手触及右脚，反复练习。开始也不必贪多，逐渐增加到可以做到10次左右，每天早晚各做一次。

取坐姿，坐定后试着收缩骨盆肌肉，从底部开始用力，然后逐渐向上收缩。配合骨盆收缩，慢数节拍，数到十以后，骨盆肌肉已经由下向上全部收缩紧张。然后，沿着相反顺序，使骨盆肌肉由上朝下逐步放松，同时数节拍由十到一。数完以后，骨盆肌肉完全放松。每天做两三回，每回坚持数分钟。锻炼骨盆肌肉收发自如的能力，有益于未来分娩。如果做得正确有效，在上厕所时，试着收缩骨盆底部肌肉，如果能止住小便，则为正确有效。

第六节 本月胎教实施方案

制订每日胎教计划

全职的准妈妈可以参考以下日程，安排一天的起居、进餐、活动，在晚上放松时段里听一听胎教音乐，做一做抚摸胎教。

＊ 上午：

7时：起床。

7时至7时半：户外散步。

8时至9时：吃早餐、饭后休息。

9时：进行音乐胎教。

选择的胎教音乐，可以根据自己的实际情况，上午和下午有所不同：上午适合听一些舒缓平稳的音乐。比如民族音乐《江南好》《春风得意》；听一些开发胎儿大脑的音乐，比如：莫扎特的《莫扎特弦乐小夜曲》《摇篮曲》，贝多芬的《献给爱丽丝》。下午天气比较燥热，可能心情会烦躁，可以选择抒情性强的民族音乐《春江花月夜》《平沙落雁》，还有莫扎特的《幻想曲》《摇篮曲》，巴赫·古诺的《圣母颂》。

9时半：休息喝水、吃水果、零食等。

10时：进行语言胎教具体内容：听一个童话故事，或者朗诵一首古诗，阅读有漂亮插图的幼儿画报、与胎儿问好……

11时：漫游在网海，随意休闲、浏览。

12时至1时半：做午饭，吃午饭。

饭后，在小区花园中散步20分钟。

＊ 下午

14时：开始午休。

15时：起床，喝水吃零食、水果。

15时半：音乐胎教。

16时：阅读报纸、书籍半小时。

17时：漫游网海。

18时：户外散步半小时。

19时：吃晚饭。

20时至21时：户外散步。

21时：看电视和家人聊天，这可是交流感情，对胎儿实施情绪胎教、环境胎教的好时机。

21时半：洗澡准备睡觉。

22时：准时睡觉，同时进行抚摸胎教。因为一般胎儿在这个时候动的时间最久，所以，适合做抚摸胎教。当然，同时可以伴有准爸爸的语言对话，作为"伴奏"。

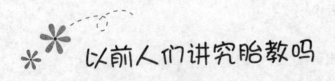

以前人们讲究胎教吗

对于胎教的作用，难免会有疑问：为什么以前人们不讲究胎教，也能出人才？

今天的人们重视胎教的作用，市面上关于胎教的相关产品种类繁多，让人眼花缭乱，选都选不过来。在实施胎教的过程中，难免会让人疑问重重：既然胎教这么神奇，那么从前生活条件简陋，没有讲究胎教的环境，照样能生育出高素质的人才？

实际上，通过进行追踪调查的数据资料发现，许多成才儿童，都在不同程度上得到过胎教，他们的父母也都在无意中进行过胎教。虽然生活上比较清苦，但身体健康、感情热烈，母亲受孕时具有天时、地利、人和三大因素；受孕后的父母热爱腹中胎儿，对宝宝充满希望；丈夫勤快，体贴妻子，家庭气氛温馨；母亲温和，喜欢在宁静的环境中工作和休息；饮

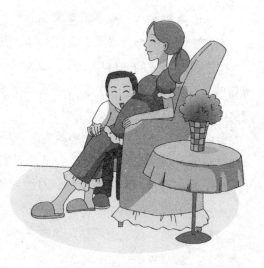

食不高档但注意卫生、可口；整个孕期内母亲心情愉快，时时想着宝宝……这些都是胎教，是实行了无意胎教。

无意胎教虽有一定作用，但科学性和实际效果都有一定限制，为此，需要推广有意胎教。

什么是有意胎教

有意胎教就是自觉地、有意识地实施胎教，追求胎教的质量。

有意胎教对儿童心理发展的影响是很显然的，主要方法和作用如下：

音乐胎教通过音乐声波的和谐振动，培养胎儿敏感的听音能力，并使胎儿形成外界环境是美的感觉。

触摸胎教通过父母对胎儿的谈话、讲故事，培养亲子感情，并在胎脑中储存语言信息，有利于开发胎儿潜能。

学习胎教通过"宫内学习"形成胎儿良好的条件反射能力，在胎儿脑中积累一定的信息，以便于出生后接受知识方面比其他宝宝领先一步。

现代超常儿童越来越多，与父母的有意胎教有一定关系。一代人比上一代更聪明、能力更强，是人类社会进步的大趋势。

当然，最根本的一点是，有意胎教的根本目的，并不是专门造就天才，而是为了提高下一代的综合素质，提高人口质量。

在安静、舒适的环境中受孕；放松自己、灯光要柔和、制造幸福的气氛；保持愉快、平稳的情绪，在家人的祝福和关怀中，享受即将成为母亲的幸福；规律的生活，避免感冒。

以上这些点点滴滴，都和胎教有着密切联系。

听音乐：胎儿在5～7个月时，听觉正发育成长中，音乐有助于心智发展。

与胎儿谈话：用爱关心胎儿，对胎儿谈话、打招呼，看树、看花，并且告诉胎儿今天的天气、妈妈在做什么等。

适度的运动，促进血液循环，提供胎儿适当的营养和健康成长的气氛，对脑部的发育成长有效。

建立属于母体与胎儿的母子理想环境，做一做手工，学习庭园盆景，或学习纸艺、黏土制作，剪或捏一个想象中的宝宝的脸庞，或带着胎儿一同欣赏美的事物等。

准爸爸参与胎教

共享天伦之乐，包括腹中胎儿在内的"全家"一起其乐融融，对于正在服"预备役"的准爸爸来说，其实也是一件做起来令人兴味盎然的事情。对腹中的胎儿和爱妻谈话，能加强浓厚的亲情，增进彼此之间的了解，拉近感情距离，展示自己的才艺和能力——简直是一件一举多得的好事，何乐不为呢？

晚饭后的一小时至一个半小时，是正式进行胎教的时间。这时，准妈妈就可以坐在宽大舒适的椅子上，心情舒畅愉快地缝制小衣服、做手工或者干脆闭目静听准爸爸对胎儿的谈话。

* 语言胎教——准爸爸谈话

国外有专家实验的资料证明，男性说话的声调、频率比女性要低沉，更能被胎儿感知，因此，主张准爸爸在妊娠中期、胎儿听觉感知能力发育后，经常对准妈妈和胎儿谈话。

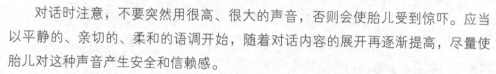

这样做的显著好处是：一方面可以让胎儿熟悉准爸爸的声音，培养亲子感情联系；另一方面，"全家"一起关注、实施胎儿的语言胎教，能提供温馨、和谐的家庭氛围，对准妈妈和胎儿都是良好的外部环境胎教元素。

准爸爸抑扬顿挫的讲话，准妈妈要全神贯注地倾听，有了问题当场询问，要努力去弄懂丈夫讲的内容，因为这是决定准爸爸参与胎教有效程度的关键。

由于讲话的对象是准妈妈和胎儿两个人，所以不能离得很远，最好离开50厘米左右的距离。

对话时注意，不要突然用很高、很大的声音，否则会使胎儿受到惊吓。应当以平静的、亲切的、柔和的语调开始，随着对话内容的展开再逐渐提高，尽量使胎儿对这种声音产生安全和信赖感。

作为前期课程，与准爸爸对话的关键不是传递知识，而是让胎儿熟悉准爸爸的声音，从而产生一种安全感。这是因为，胎儿一天24小时接触的主要是准妈妈的声音，对低沉的男性声音是不很熟悉的。

出生不久的婴儿常常会有这样的情况，即使陌生的女性逗他也会笑；而准爸爸逗就会哭。这正是从胎儿时代到出生后的一段时间里，不熟悉男性声音造成的。为了消除宝宝对男性，包括对准爸爸所持有的不信任感，妊娠中期进行父胎谈话，让胎儿习惯和喜欢听到准爸爸的声音，也很重要。

＊ 亲子谈话的内容

准爸爸尽情地展示自己的才艺，对爱妻和爱儿尽可能地妙语如珠、滔滔不绝。准爸爸既然能征服爱妻的芳心，难道把小家伙"拿下"，还有什么困难吗？相信即使是再木讷、再不善言辞的准爸爸，面对世间自己最爱的"两个人"，也不难做到既口若悬河又声情并茂吧。

凡是准爸爸能用自己的语言说明其形状、性质的事物都可以作为题材。反过来也可以说，胎教的事物和内容，只有准爸爸自己首先掌握了以后，再用简单的语言传授给胎儿，才能奏效。不要用书本上那种机械式的语言，要抓住本质，用

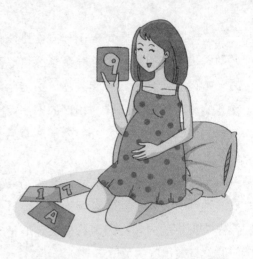

通俗易懂的话语，对妻子和胎儿娓娓道来。

适合准爸爸进行胎教的内容，首先是关于科学、机械等方面的知识，通常准爸爸比准妈妈接触此类事物更多一些。

另外，有关政治、历史等话题，也适合由父亲来教。准爸爸的话题越是能唤起母亲的好奇心，胎教的效果就会越明显。准爸爸要用母亲接触较少的事物，或是对母亲来说陌生的新知识为内容进行对话，这样，可以通过引发母亲的兴趣来唤起胎儿的感知力。

当然，准爸爸胎教的这段时间，主题不需要特别规定，既可以聊一聊当天的工作，也可以根据准爸爸的爱好、兴趣或知识范围，随意制订每天的课程。

例如，去什么地方，遇见什么人，说了些什么话；午休时和同事谈了些什么话题；回家的路上看到的夕阳又红又亮……

准妈妈会逐渐对准爸爸所讲的事情感兴趣，因为能从中了解到丈夫的工作情况，有些是以前从没有注意到的，经常会有一种新鲜感，也有利于增进夫妻之间的交流和相互了解。

当然，绝不是要让成人使用"宝宝语言"，成人标准的发音，正确的选词用句，对婴儿的情绪发育，以及正确的语言感觉、发音都是至关重要的。对胎儿也是同样，绝不能看不起胎儿，要仔细推敲选择自己的语言，要像对待一个完整的成年人那样，认真对待和胎儿的谈话。

在"学习"开始和结束的时候，可以用抚慰的语调对胎儿谈话。类似"在妈妈肚子里舒服吗？一定很寂寞吧？爸爸会告诉你外界的一切，给你讲美好的事物"，"你是一个聪明的宝宝，愿我对你做的，能对你将来有用"等。

温馨提示

从起跑线上就让宝宝优秀，超前一步，让宝宝能领先一生，自然是每一个家庭养育宝宝的希望和目标。胎教，则是从新生命诞生以前、律动之后，就开始实施的百年育人大计的最初阶段。

怀孕第八个月

第一节

胎儿和母体的变化

胎宝宝的变化

胎儿身长约40厘米，体重1500～1 700克。胎儿主要的器官已初步发育完毕，胃、肠、肾等功能已达到出生后的水平。覆盖在皮肤上的细绒毛消失，被胎脂取代。眼球表面的薄膜被眼睛吸收。皮肤深红，脂肪增多，位置开始稳定。生存能力比7个月的胎儿强多了，如果出生，在适当的护理下能存活。

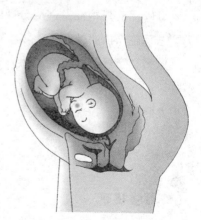

胎儿在这个妊娠月份，会自己调整位置，很好动。因此，会让准妈妈担心小家伙头朝上还是朝下、胎位正不正。

这个月，胎儿会自己经常变换在母体中的体位。胎儿有时候头向上，有时候又向下，还没有到固定下来的时候。当然，大多数胎儿都会因为头部较重，自然形成头向下的位置。如果需要纠正，产前检查时医生会给予适当指导。

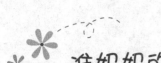

准妈妈的变化

子宫底高达到25～27厘米，准妈妈会感到身体沉重，经常腰背及下肢酸痛，乳晕、脐部和外阴色素加深。在仰卧时会感到不舒服。此时宫底的高度在脐与剑突之间。初产、大龄妊娠和多胎妊娠要注意，这段时间是妊娠中毒症的多发期，主要症状为高血压、水肿、蛋白尿等。如果1周内体重忽然增加500克以上时，便要怀疑是否患上了妊娠中毒症。这段时间如果有腹痛或阴道出血现象，要立即去医院诊治。

准妈妈孕晚期身体行动不便、举止受限，实施胎教会感到很辛苦。如果收不到胎儿的反馈信息，会让准妈妈产生怀疑，甚至会有放弃继续坚持胎教的想法。准爸爸应当起到鼓励坚持的作用，激发准妈妈持之以恒的精神，克服懈怠和急功近利的心理。

胎动会越来越多，有时候甚至"拳打脚踢"地吓妈妈一跳，引起腹痛。准妈妈的肚子偶然会一阵一阵地发紧、发硬，出现假性宫缩，也属近期内的正常现象。

可以提前开始准备迎接分娩的锻炼，练习分娩的呼吸法、按摩、压迫法和用力方法等临产前的辅助运动。

熟悉和了解分娩相关知识，对产程、分娩要素、配合医生及新生儿知识有所认知。

遵照医嘱，按照《保健手册》提示的时间，每周一次定期到医院进行产前检查。

温馨提示

由于离临产越来越近，准妈妈对分娩既充满期待，又心存顾虑；既盼望早日和宝宝见面，又担心分娩时会出现异常情况，这种心理是普遍性的，尤其是初产准妈妈。

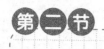

本月优生知识

孕晚期如何自我监护

孕晚期准妈妈的自我监护尤为重要，特别要注意以下几点：

❶ 按时去医院做产前检查，以便及时发现异常情况，及时采取治疗措施。

❷ 多吃营养丰富的菜肴，尤其要注意摄入蛋白质、钙、铁以及微量元素。

❸ 妊娠后期汗腺分泌旺盛，要勤洗澡、勤换衣。但要洗淋浴，不宜洗盆浴。每天要清洗外阴、换内裤。

❹ 在妊娠8个月后停止性生活，以防早产和产后感染。

❺ 妊娠后期身体负担加重，容易疲乏，要注意休息。睡眠姿势宜取左侧位，有利于子宫、胎盘血液供应，使胎儿发育良好，还能减少水肿。

❻ 从妊娠32周起，每天计算胎动。双手放于腹部两侧，感到一次或连续几次胎动则计数为一次胎动。如果胎动每小时少于3次或突然频繁时，应当再持续计数1小时。如果没有出现好转，应当立即去医院。

❼ 出现以下情况之一时，要立即去产科医院：阴道流水及流血；5分钟左右一次有规则的子宫收缩、腰痛、下腹坠胀、腹痛及有血性分泌物，表示产程即将开始。预产期超期10天或胎动异常。下肢水肿明显增加，头晕、血压增高。

 温馨提示

在这个阶段的例行产前检查中，产科医生除了会继续观察胎儿的发育外，还会观察胎盘功能和胎儿宫内情况，结合并发的高危因素如妊娠期高血压疾病、心脏病、甲亢等进行综合评估。

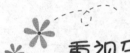
重视孕晚期产前检查

随着妊娠历程的增加，进入孕晚期以后，产前检查的次数、频率和检查内容会越来越多，直到母子平安度过分娩大关。

定时产前检查，是防止早产、前置胎盘和发现妊娠高血压综合征的最佳途径。每一次做产前检查，医生都会为准妈妈测量血压，化验尿液和称量体重，同时会仔细检查准妈妈是否有腿部水肿现象。这些都是判别是否患上了妊娠高血压综合征的最重要指标，如果稍有异常，即能马上发现，医生可以及早地进行对症治疗。

进入妊娠后期以后，准妈妈身体会越来越笨重，行走不便，食欲不振，有时候吃完饭还会有胃部不适感。但令人欣慰的是，胎儿更加强健有力，胎动明显，甚至能在腹壁上看出明显的胎动。

孕36周前每2周检查一次，36周以后每周要检查一次，临近预产期则要根据具体情况，改为每两三天检查一次。发生异常情况的准妈妈，要比规定时间提前住院观察。

妊娠后期，一定要按照医生的约定时间，及时进行产前检查。

检查项目包括，常规检查如身高、体重、血压、宫高、腹围、胎位、胎心等项目与孕中期相同。此外，辅助检查项目如尿常规、血常规等根据准妈妈是否有水肿、高血压、贫血等需要重复检查，以便诊治。B超检查在37周以后要重复检查一次，如果有条件的要做三维超声检查，可以看到比较清晰的胎儿情况。如果查出胎心异常者，可能需要做胎心监护。

大部分医院都会在妊娠37周左右进行全面检查，为分娩做准备。有的检查项目需要的时间比较长。高危准妈妈的检查时间和项目，由医生根据具体情况决定。

如何保养眼部肌肤

黑眼圈、眼睑水肿、眼周围又多了一条皱纹……这些令人烦恼的皮肤细节，会不会留下永久的印记呢？保养眼睑和眼睛周围的皮肤，防止出现衰老迹象，当然是女性最关注的事。

眼部肌肤，因为许多的原因容易发生变化，基本上可分为皱纹、黑眼圈、眼袋及水肿几大问题。在保养品的选择上，要挑选针对不同眼部问题所设计的眼部专用保养品。

眼部的皱纹一般分为以下几种情况：

＊ 干燥细纹

由于眼部肌肤几乎不能分泌油脂，所以，即使是油性肌肤，在眼部周围也容易呈现出干燥的情况。因此，眼部肌肤很容易因为干燥缺乏水分而产生细纹，需要特别加强眼部保湿品的补充。

＊ 眼部皱纹

眼部皱纹分为动态和静态两类。

表情纹（动态性皱纹），也就是俗称的鱼尾纹，常见于外眼角。因为眼部长久的表情动作如眯眼、眨眼、哭笑等造成眼部肌肉习惯性的紧缩。

增生皱纹（静态纹），这一类皱纹常见于眼部周围肌肤，产生的原因包括内在的老化及外在的刺激，如阳光、自由基等，使得眼部肌肤真皮的胶原蛋白（负责肌肤的抵抗力）产生断裂，肌肤丧失弹性，因而造成皱纹增生。

＊ 黑眼圈

黑眼圈按照形成原因，分为两种：

❶ 血管性黑眼圈： 鼻塞、熬夜、生活作息不规律，都会让眼部肌肤血液循环不佳，造成血红蛋白沉淀，因为携氧能力不足而造成血红蛋白颜色变深，青黑色的黑眼圈就会出现。

❷ 色素性黑眼圈： 阳光中的紫外线、长期使用眼部彩妆（尤其烟熏妆）、眼部卸妆不完全、卸妆过度的刺激以及遗传因素，都很容易在眼部周围形成一圈茶褐色的黑眼圈。

＊ 眼袋水肿

眼袋的形成原因基本上可分为两种：

❤ 水肿性眼袋： 眼部充水，是造成水肿眼袋的主要原因。造成水肿的原因包括过敏、缺乏睡眠（熬夜）、不当的饮食、抽烟喝酒，都会影响血液及淋巴液的循环。此外，使用过于油腻的眼部卸妆或保养品，由于渗透压的影响，也会造成眼部水肿加剧。有时候白天一早醒来，看见双眼肿得厉害，就是因为晚上睡觉眼皮呈密闭不活动的状态，少了眨眼的动作，无法进行眼部淋巴液循环，才会让眼部积水现象严重，变成泡泡眼。

❷ **松弛性眼袋：**这一类眼袋的成因，主要是由于肌肤老化使得眼部周围的肌肉松弛，压迫到眼球下部脂肪，造成脂肪往前突出，在视觉上就会看到下眼睑部位凸出，加上肌肤松弛，就容易令人看起来既苍老又疲惫。

眼袋主要是因为血液循环不好、保湿不好而使肌肤松弛、压力、疲惫等原因造成。日常护理可以利用冷热敷来加强血液循环，比如早上用冷热水交替洗脸，或使用具有保湿效果的眼霜，让眼部肌肤充满水分，舒缓眼部肌肤让眼袋看起来不明显。不过，平日还是要注意，不要摄取过多盐分，临睡前不要喝太多的水。

因为作息时间不规律引起的黑眼圈，如因为疲惫而不自觉眨眼造成眼部细纹，或熬夜血液循环不好造成黑眼圈，可以先调整作息时间、保证正常睡眠之后，再依照眼部的状况使用适当的眼部保养品。

＊ 眼部肌肤需要专门保养品

眼部肌肤需要专门保养品：眼部的角质很薄，眼部肌肤的表皮层、真皮层和皮下组织也比脸部其他部位的皮肤要细薄得多。因为眼部肌肤下的组织结构比较松弛，且脂肪包含在周围，一般面霜虽然能提高皮肤的保湿度与紧实度，但是对于眼部肌肤来说，面霜的分子细致度若不够，眼部肌肤更不易吸收而产生小肉芽。

＊ 延缓出现眼周细纹

由于眼睑活动频繁，当皮肤开始老化后，眼周围的细纹也随之出现。眼睑组织是全身皮肤中最薄弱、最敏感的部位，由于眼部周围的血液、淋巴液容易循环不良，使多余的水分淤积在眼睛下方，便容易形成泡泡眼；而不当的眼部彩妆或清洁、保养品，也容易引起眼部肌肤过敏、皮肤发炎，造成色素沉淀，让黑眼圈更严重。

＊ 慎选眼部保养品

市面上，眼部保养品的有效成分相当多。例如，维生素A及其衍生物、维生素C及其衍生物、维生素E还有当红走俏的胶原蛋白等，的确都是有效的成分。但是在促进肌肤新陈代谢、活化焕肤的同时，可能会发生过敏刺激，甚至出现红肿发炎的情况；或在加强滋养时，因为质地不适合，会长出难以祛除的小脂肪粒，常常觉得无法达到广告宣传的神奇功效，因此，照顾眼部肌肤，一定要选择最适合自己的产品。

眼部保养法：使用眼部保养产品时，可取适量以无名指轻点眼周肌肤，切忌用拉扯的方式，不然，会拉出小细纹。此外，当眼周疲劳显得晦暗时，可以用中指由内而外轻压眼周围穴位。

每天早晚各做一次眼眶的四周穴位指压和按摩，帮助积压的血液流通，加速肌肤的新陈代谢，眼部肌肤的老化问题就可以获得改善。

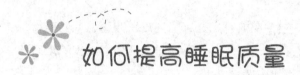

如何提高睡眠质量

随着人们生活水平的不断提高，孕期的营养一般都能得到保证，然而人们对孕期可能出现的恶心、心口灼热、发闷和打鼾等现象常常束手无策，这些反应困扰孕期睡眠，影响准妈妈的情绪和精神状态。

准妈妈试一试以下的做法，可以帮助安然入眠，酣然入梦。

❶ 远离烟酒：香烟中的尼古丁会通过母体危害胎儿的健康，会使人的中枢神经系统兴奋，令人难以入眠。要想睡好觉，首先要远离烟酒，还包括被动吸入的烟雾。

❷ 减少咖啡因：摄入咖啡因有使人兴奋的作用，茶、咖啡、可乐和巧克力等都含有咖啡因，孕期每天下午起，应完全避免摄入这些食品或饮料。

❸ 卧室舒适温馨：孕期体温比常人稍高，卧室应保持清凉宜人。卧室最好采取一些隔音和遮光的措施，以避免噪声和强光影响睡眠。

❹ 睡前不运动：运动后，人体会处于兴奋状态，如果没有足够的时间使身体恢复，就会影响睡眠。睡前运动会缩短深度睡眠的时间，使人得不到充分休息，醒后依然感到疲劳。

❺ 适当午休：午饭后小睡15～60分钟能起到提神、增强记忆力的作用，提高下午的工作效率。准妈妈由于身体负荷较重，易疲劳，午间更应抽空休息。午睡一般不宜超过1小时，否则会影响晚上睡眠质量。

⑥ 按时作息：有规律的作息，对平衡人体的生物钟至关重要。应尽量在轻松、闲适的气氛中进晚餐。饭后听听音乐、看看书、洗个热水澡，都有助于身心放松，容易安眠。

⑦ 床只用于睡觉：有些人长期养成在床上看书或看电视的习惯，容易导致视力疲劳。床是睡觉的场所，睡前多花些时间和丈夫温存、谈心，有利于增进夫妻间的感情，放松情绪和身体。

⑧ 远离忧虑：孕晚期情绪容易焦虑，会对家庭生活、夫妻关系、未来宝宝的抚养、教育和开支等产生想法和打算。建议喜欢想事的准妈妈，把每天想到的问题用记事本记下来，在晚饭前就把问题搁置一边，想不通的事情，留到第二天再解决。

⑨ 睡不着干点别的：一般人在躺下20～30分钟后还无法入睡，容易变得烦躁不安。不要继续辗转反侧，以免更加难以入睡。不妨起床，到书房安静地听一段音乐或看一会儿杂志，到困倦时再上床睡觉。

⑩ 睡前吃点心缓解不适：被恶心、呕吐所困的准妈妈最好在正餐之间吃些小吃和点心，如牛奶、面包、饼干等。尤其在睡前，不要空着肚子上床。

⑪ 避免吃辛辣食物和过饱：辣椒、番茄等辛辣、酸性的食物，易引起心口灼热和消化不良，晚餐要尽量少吃。如果临睡前吃得过饱，也会导致相同的症状。饮食宜清淡，避免暴饮暴食或忽饱忽饿。

⑫ 睡前不要饮水过多：由于体内水分增多，容易出现尿频和夜尿增多的现象。为减少夜间起床上洗手间的次数，最好在上午多喝水，下午和晚上相应减少水的摄入量。

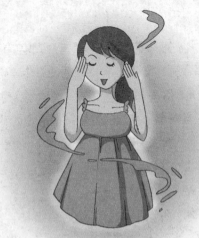

⑬ 左侧躺卧：向左侧躺卧有助母体血液和养分流向胚胎和子宫，可帮助肾排出废物和尿液。最好孕早期就开始训练向左侧睡，以便肚子渐渐隆起后睡得更香。

⑭ 睡不着别着急：孕期半夜醒来是再正常不过的事，越是着急，会越发睡不着。放松身心，是尽快入梦的基本要素。

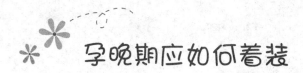

孕晚期应如何着装

进入妊娠后期，准妈妈日常生活中的行动会变得越来越不方便。最后的12周时间里，为了保持正常的日常起居，为自己选择适合妊娠后期特殊需要的着装，显得十分重要。

* 鞋

孕晚期足、踝、小腿等处的韧带松弛，应当选购鞋跟较低，穿着舒适的便鞋。身体越来越笨重起来后，要穿平跟鞋以保持身体平衡。从现在起，足、踝等部位会出现水肿，准妈妈可以穿大一点的鞋子，鞋底要能防滑。

* 内衣

准妈妈应当选择大小合适的纯棉质的支撑式的乳罩。妊娠后期乳房变化很大，婴儿出生或断奶后，乳房还容易下垂。需要能起支托作用的乳罩，背带要宽一点，乳罩窝要深一些。先买两副，然后可以根据乳房的变化情况再买合适的，同时可以备有几个夜用乳罩。

* 内裤

准妈妈不宜再选用三角形、有松紧带的紧身内裤。宜选择上口较低的迷你型内裤或者上口较高的大内裤。内裤前面一般要有弹性纤维制成的饰料，有一定的伸缩性，以满足不断变大的腹部需要。

* 弹力袜

弹力袜能协助消除疲劳、腿痒等症状，防止脚踝肿胀和静脉曲张，尤其对于孕期需要坚持上班工作的准妈妈，效用会更加明显。

* 上衣

上衣要保证宽大和长度，宽松下垂的T恤、圆领长袖运动衫或者无袖套领T恤衫，这类上衣穿着舒适，准妈妈分娩后仍然能穿。

* 背带裤

准妈妈选用质地、造型、款式适合的背带装，或裙或裤，从视觉效果上修饰日渐臃肿的体型。

＊ 裤子

运动装裤子既舒服又无拘束，只需要把裤腰处松紧带拆掉改为背带，做成宽大的背带裤，就能适应妊娠后期变大的腰围。

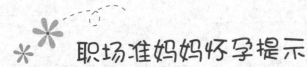

职业女性在怀孕期间，并不是都能全职在家休养。因此，上班途中的安全，8小时以内的自我保健，必须引起重视。

＊ 上班途中安全

对于职业准妈妈来说，上班路上常常会遭遇到许多常见的意外情况，因此，上班之前提早出门，加强自我保护意识，对于途中可能碰上的意外情况要有心理准备，就能保障自身安全。

一般来说，上班路上容易碰上的意外情况有：

❶ **碰到鲁莽行人**：上班途中，忌低头慢行，应当眼观前方，发现对面有行色匆匆的行人走过来时，应立刻避让，免得被撞到。

❷ **地板打滑**：腹部突出，使得准妈妈的身体重心发生变化，胎儿的重量会使准妈妈身体向前，如果在打滑的地板上行走，要稍稍向后倾，以抵消向前的重力，以免摔倒。

❸ **摇椅不稳**：不要在办公室里坐摇椅，摇来摇去极可能导致失去平衡而跌倒。

自己开车上班的准妈妈，要牢记系好安全带。正确的系法是：横带一段箍在腹下及大腿骨之上，把带子紧贴骨盆部位，可以在身后加坐垫，以减轻腰背的压力。

搭乘出租车上班的准妈妈，不要坐在车的副驾驶座，以防撞伤腹部。

搭乘地铁或公交车上班的准妈妈，应选择待在空气流通好的位置，而且尽量避免被人碰撞到。

* **久坐须运动**

妊娠期间，准妈妈背部下方以及骨盆的肌肉会拉紧，长时间挺住腹部的负荷，坐着工作，颈、肩、背和手腕、手肘酸痛的可能性要比平时多得多。所以，工作中时常偷闲做一些小运动，非常有必要。

❶ **改善颈痛**：颈部先挺直前望，然后弯向左边并将左耳尽量贴近肩膀，再把头慢慢挺直，向右边再做相同动作，重复做两三次。

❷ **改善肩痛**：先挺腰，再把两肩往上耸以贴近耳朵，停留10秒后，放松肩部，重复动作两三次。

❸ **减轻腹部负担**：将肩胛骨往背后方向下移，然后挺胸停留10秒，重复动作两三次。

❹ **改善肘腕部疼痛**：手部合十，把手腕下沉至感觉到前臂有伸展感，停留10秒，重复两三次，接着再把手指转而向下，把手腕提升到有伸展的感觉为止，重复两三次。

每月膳食营养要平衡

孕晚期应摄入哪些食物

孕晚期是指妊娠第29~40周，是胎儿生长最快的阶段，胎儿体重的增长约为初生时的70%。这时，除满足胎儿生长发育所需要的营养外，准妈妈和胎儿体内还要储存一些营养素，因而准妈妈的进食量大幅度增加。这段时间内，膳食应当在孕中期的基础上作相应调整，多吃富含蛋白质、维生素、矿物质等可以增加热量的食物，要控制食盐的摄入量，防止水肿。

在孕晚期，饮食中应当常包括以下食品：

＊ 鲜奶

牛奶、羊奶含有丰富的必需氨基酸、钙、磷和多种微量元素，还有维生素A、维生素D和B族维生素。条件许可者，每天饮用鲜奶250～500毫升，应当鼓励不喝奶的准妈妈从少量开始喝奶，逐渐增加。喝奶以后如果有胀气不适，可以煮沸稍冷后，加入食用乳酸、醪糟汁或浓酸果汁制成酸奶食用。如果喝奶后引起腹泻，则不要强求饮用。

＊ 鸡蛋

鸡蛋是提供优质蛋白质的最佳天然食品，也是脂溶性维生素及叶酸、维生素B_2、维生素B_6、维生素B_{12}的丰富来源，铁含量亦较高。食用蛋类不仅烹调方法简单多样，甜、咸均可，且易于保存。凡条件许可者，每天吃鸡蛋1～3个。

＊ 鱼、禽、瘦肉及动物肝脏

这些都是蛋白质、矿物质和各种维生素的良好来源。准妈妈每天饮食中应供给50～150克。如果有困难，可用蛋类、大豆及豆制品替代。鱼和鸡蛋是最好的互换食品，可根据季节选用。动物肝脏是准妈妈必需的维生素A、维生素D、叶酸、维生素B_1、维生素B_2、烟酸及铁的优质来源，也是供应优质蛋白质的良好来源，每周至少食用1～2次，每次100克左右。

＊ 大豆及豆制品

是植物性食品蛋白质、B族维生素和矿物质的丰富来源。豆芽含有丰富的维生素C，农村或缺少肉、奶供应的地区，每天进食豆类及豆制品50～100克，以保证准妈妈和胎儿的营养需要。

＊ 蔬菜水果

绿叶蔬菜如冬寒菜、小白菜、豆苗、青菜、菠菜，黄红色蔬菜如甜辣椒、胡萝卜、红心红薯等都含有丰富的维生素、矿物质和纤维素。每天应当摄取新鲜蔬菜250～750克，其中有色蔬菜应占一半以上。水果中带酸味者，既合准妈妈口味，又含有较多的维生素C，还含有果胶。每天供给新鲜水果150～200克，瓜果类蔬菜中黄瓜、番茄等生吃更为有益。蔬菜、水果中含的纤维素和果胶，对防治妊娠后期便秘十分有利。

* 海产品

应当经常吃一些海带、紫菜、海鱼、虾皮、鱼松等海产品，以补充碘，内陆缺碘地区应当食用加碘食盐。

* 坚果类食品

芝麻、花生、核桃、葵花子、榛子仁、松子等，蛋白质和矿物质含量与豆类相近，也可经常食用。各种食品的供给量，以中等身材、从事脑力工作的孕期女性为例，为适应妊娠中、末期热量需要量的增加，在上列食品均能按要求提供的前提下，每天需摄取主食400～500克，炒菜用油40～50毫升。

妊娠中、后期曾有孕期水肿、低钙血症等并发症的准妈妈，还有糖尿病患者妊娠时的饮食，都有一定的特殊性，可以咨询营养学专家或遵医嘱。

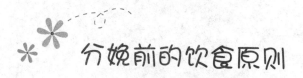

分娩前的饮食原则

进入妊娠后期，与宝宝见面的时间越来越近。由于准妈妈的体重会以每周增加约500克的速度直线上升，所以，应当养成不偏食的习惯，并保持适当的运动，为顺利分娩做准备。

妊娠后期是指从妊娠29周到分娩时刻，这个阶段胎儿成长最为快速，而母体子宫及乳房组织的成长，足以提供后期战备所需。这个时期可以称作"诞生的前奏"，准妈妈每周体重约增加500克，各类营养素的增加量要与中期的量相同（除了铁质外）。

* 少量多餐、多吃营养价值高的食物

妊娠后期因为子宫体上升而压迫到胃部，容易造成胃部不适、食欲下降，应避免油腻及油炸食物；另外，用餐时要保持愉快、轻松的氛围，有助于提高用餐意愿。随着胎儿的成长、发育，进食时会感到不容易吞咽。建议少量多餐，吃些营养价值高和容易消化的食物，如瘦肉类、海鲜类、奶类、蛋品、豆腐等。

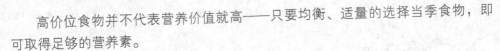

高价位食物并不代表营养价值就高——只要均衡、适量的选择当季食物，即可取得足够的营养素。

* 补充蛋白质

母体需要蛋白质来生长本身组织、成长胸部、弥补分娩时血液的流失，也可防止全身性水肿；胎儿也需要蛋白质来建造组织，所以蛋白质的量一定要增加。准妈妈每天要增加10克含量，如1杯牛奶＋30克肉类或蛋、半碗饭＋1个蛋、1份豆制品＋1盘青菜。

* 不要摄取过多盐分

为了预防罹患妊娠期高血压疾病，含盐分高的食物不能摄取太多，尽量不吃腌渍品、加工食品、罐头制品。烹调时，选择新鲜食材、清淡烹煮为宜。

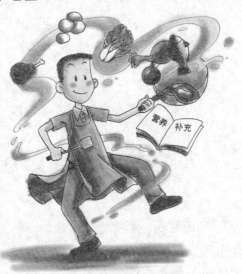

* 摄取适量水分

饮用过多水分，是造成身体全身性水肿的原因之一。一天所需的水分，可依食物摄取热量数做参考，摄取4.18焦耳（1卡）热量就要摄取1毫升水分。也可以计算前一天的尿液量，再加500毫升即为应摄取的水分。一般如果有水肿发生，可以减少水分到与尿液等量；若已减少但仍无法消除水肿情况，则应请医生查明水肿原因，或咨询营养师来调整饮食。

* 适量摄取奶类

奶类是钙质与维生素D的最佳食物来源，若每天能摄取2～3杯牛奶或2～3份乳制品，钙质、B族维生素都可以达到建议量。营养美味的乳制品包括西式浓汤、巧克力饮品、奶酪、优酪、酸奶，也可制成各式各样的水果牛奶，如在牛奶中加入木瓜、酪梨、香蕉、苹果等，风味和口感都不错。

* 饮食禁忌

如果准妈妈没有特殊的疾病，除了怀孕晚期的恶心、呕吐时要避免油腻及重口味食品外，一般没有特别的饮食禁忌。

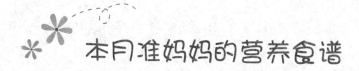

本月准妈妈的营养食谱

乌鸡糯米葱白粥

原料：

乌鸡腿1只，糯米45克，葱白1根，盐适量。

做法：

1. 将乌鸡腿洗净，切成小块，在开水中烫一下，洗净，沥干。

2. 葱白去头须，洗净，切成细丝备用。

3. 将乌鸡腿加400毫升左右的水熬汤，用大火烧开后转用小火，约煮一刻钟；再倒入糯米，用中火煮开后转用小火。

4. 待糯米煮熟后，再加入盐调味，最后入葱丝焖一下即可。

功效：

乌鸡性平、味甘，具有滋阴清热、补肝益肾、健脾止泻等作用，并含有丰富的黑色素、蛋白质、B族维生素、多种氨基酸和微量元素，其中烟酸、维生素E、磷、铁、钾、钠的含量均高于普通鸡肉，血清总蛋白和球蛋白含量均明显高于普通鸡，而且含铁元素也比普通鸡高很多。本品肉质鲜美、皮薄肉嫩，不仅能补气养血、安胎止痛，还能改善气血虚弱引起的胎动，对孕晚期的水肿、便秘、贫血等症状的调养都有一定的功效。

淮杞羊腿汤

原料：

羊腿500克，淮山药20克，枸杞20克，桂圆肉20克，荸荠2个，姜10克，味精、盐、油等若干。

做法：

1. 将羊腿去毛，刮皮，洗净，剁成小块。

2. 山药、荸荠肉、姜切片，枸杞洗净备用。

3. 置砂锅于火上，加水1.5升左右，加少量食盐，大火煮沸后，将羊腿、山药、荸荠、枸杞、桂圆肉及姜片等全部材料放入，煲2～3个小时，待羊肉熟烂，便可加食盐、味精等调味。

功效：

羊肉性温、味甘，为优良的强壮祛疾食品，有益气补虚、温中暖下、补肾壮阳、生肌健力、抵御风寒之功效。羊肉蛋白含量高，脂肪含量低，并富含磷脂。本品能补气健脾、祛风除湿，孕晚期准妈妈食之大有裨益。

宫保鸡丁

原料：

鸡胸肉100克，花生米50克，黄瓜50克，蒜、姜、葱、辣椒、花椒、醋、糖、酱油、料酒、淀粉、盐、油各适量。

做法：

1. 将黄瓜洗净，切成1厘米见方的方块，备用。

2. 将辣椒切成2厘米的段，去子；葱切成小段，蒜去皮洗净切片；将所有调料调和成芡汁待用。

3. 将鸡肉平铺，拍松，切成2厘米左右的肉丁，放入碗中，加酱油、淀粉、油拌匀。

4. 锅中倒入适量油（能没过花生），起火，倒入花生，用中火翻炒待花生变色后捞起，沥干油，撒上少量盐和糖，晾凉。

5. 炒锅用旺火烧热，倒入适量油，放入干辣椒段和花椒炒成棕红色，放入鸡丁炒散，倒入黄瓜丁，加入蒜片、姜片、葱段，炒出香味，加入炒香的花生米炒匀，然后加入芡汁炒匀即可。

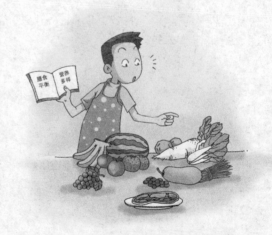

功效：

黄瓜味甘、性凉，入脾、胃、大肠经，能除热、利水、解毒、治烦渴、咽喉肿痛、火眼。黄瓜含有蛋白质、脂肪、糖类、多种维生素、膳食纤维以及钙、磷、铁、钾、钠、镁等成分，尤其是黄瓜中含有的细纤维素，可以降低血液中胆固醇、甘油三酯的含量，能促进肠道蠕动，加速废物排泄，改善人体新陈代谢，对糖尿病人来说，黄瓜是很好的食物。鸡肉和花生的营养成分前文已述。本品营养丰富却不肥腻，孕晚期准妈妈可以多食。

松仁海带

原料：

松仁50克，干海带50克，鸡汤、盐、油各适量。

做法：

1. 干海带提前两个小时用开水泡发，清水洗净，切成细丝。

2. 松仁用清水洗净、沥干。

3. 锅置火上，加入少量油，油热后放入鸡汤、松仁、海带丝用文火煨熟，加盐调味即成。

功效：

海带的营养价值很高，富含蛋白质、脂肪、碳水化合物、膳食纤维、钙、磷、铁、胡萝卜素、维生素B_1、维生素B_2、烟酸以及碘等多种微量元素；松仁性平、味甘，具有补肾益气、养血润肠、滑肠通便、润肺止咳等作用。本品松仁健脾滋阴，海带散结软坚、通便，孕晚期准妈妈食用不仅可防治便秘，还有利于安胎。

参芪红烧鲫鱼

原料：

活鲫鱼两条（约500克），黄芪10克，冬笋片15克，党参6克，香菇15克，白糖、料酒、食盐、酱油、葱、姜、蒜、味精、水淀粉、花生油、猪油及清汤各适量。

做法：

1. 将活鲫鱼去鳞抠鳃，去除内脏后洗净，在鱼身上斜切两三刀，以便入味。

2. 黄芪、党参切成片；香菇用温水泡发后切成对开，泡发香菇的水不要倒掉，可加入清汤中备用；姜、葱、蒜切成碎末。

3. 将炒锅置火上，放花生油烧至六成热时，下鲫鱼炸成表面金黄而未焦，捞出去油。

4. 将炒锅置火上，放入猪油、白糖翻炒至锅内成糖浆状，放入炸好的鲫鱼，同时下黄芪、党参，加清汤烧开改用文火。

5. 待鱼熟汤浓时停火，将鱼捞出盛入盘内，除去锅中的黄芪片、党参，再把笋片、香菇、葱、姜、蒜放入汤内，调入味精，烧开后撇去油沫，用水淀粉勾芡，起锅，淋入鱼盘即成。

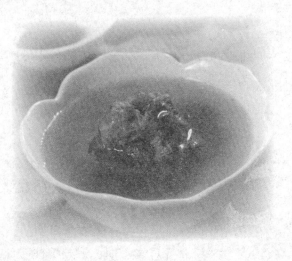

功效：

黄芪味甘、性微温，能补脾益气、补肺固表、利尿消肿，含皂甙、蔗糖、多糖、多种氨基酸、叶酸及硒、锌、铜等多种微量元素，有增强机体免疫功能、保肝、利尿、抗衰老、抗应激、调节血糖、降压和较广泛的抗菌作用。本品能补血补气、除湿安胎，尤其适用于孕晚期肺气虚所致的咳嗽气短、妇女体弱、胎动欲坠以及小便不利等症。

蒸鳝鱼羹

原料：

活鳝鱼1 000克，玉兰片40克，板油10克，葱白和豌豆苗适量。

做法：

1. 将鳝鱼处死，去头、骨及内脏，用清水洗去污血，放入沸水锅中烫一下，用清水漂洗干净，切成6厘米长段，背面剞十字花刀，摆在盘中。

2. 将葱白切段，玉兰片均匀切成片，板油切成小丁，都撒布在鳝鱼上，然后加入高汤、精盐、料酒、味精，上蒸锅蒸15分钟，将原汤滗入锅中，再加高汤煮沸勾芡浇在鱼身上，撒豌豆苗作点缀即可食用。

功效：

滋补壮阳，养血通络，尤其对体虚、肝肾虚损、腰膝疼痛者有效。

虾皮烧冬瓜

原料：

冬瓜200克，虾皮45克，盐、味精、花生油等适量。

做法：

1. 将冬瓜削去皮，洗净，切成2厘米左右的块。

2. 虾皮用温水浸泡，洗净备用。

3. 锅置火上，放油，烧热后下冬瓜快炒，然后加入虾皮和盐及少量水，调匀，盖上锅盖焖3分钟，待冬瓜烧透入味即可。

功效：

冬瓜味甘、淡，性微寒，含有大量的水分和维生素C，有清热解毒、利尿消肿、止渴除烦的功效。因其利尿，且含钠极少，所以是慢性肾炎水肿、营养不良性水肿、准妈妈水肿的消肿佳品。它含有多种维生素和人体所必需的微量元素，可调节人体的代谢平衡。虾皮含有丰富的钙、碘等成分，是准妈妈不可缺少的元素。本品清淡适口，准妈妈吃此菜，可提高身体免疫能力，有利于胎儿骨骼的生长。对孕晚期患糖尿病、高血压的准妈妈们尤为适用。

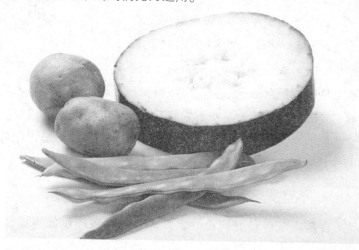

准妈妈心情与"孕"动

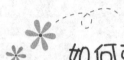 如何克服分娩的恐惧感

孕晚期心理保健的核心和要点，是充分了解分娩原理及有关科学知识，相信现代医学科学的水平和能力，从根本上克服对于分娩的恐惧感。

最好的办法是自己了解分娩的全过程以及可能出现的情况，进行分娩前的有关训练。

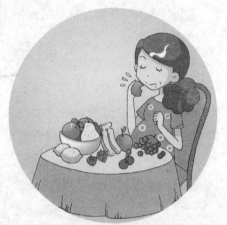

✳ 参加产前培训

现代城市医院或妇幼保健机构均会不定期地经常举办"准妈妈学校"，在怀孕的早、中、晚期对准妈妈和丈夫进行教育，专门讲解有关的医学保健知识，以及在分娩时的配合知识。这对有效地减轻心理压力，解除思想负担以及做好孕期保健，及时发现并诊治各类异常情况等均大有帮助。通过学习，还能认识一些同处妊娠期的准父母，互相交流，成为好朋友。因此，最好能早一些报名参加学习，多交几个正在服"预备役"的准妈妈做朋友，互相交流、互相勉励。

✳ 不宜提前入院

提前入院等待临产不一定好。首先，医疗设施资源是有限的，如果提前入

院，不可能像家中那样舒适、安静和方便。其次，入院后较长时间不临产，会有一种紧迫感。看到后入院者已经分娩，也是一种刺激。再次，产科病房内发生的每一件事，都可能会影响住院者的情绪，这种影响并不十分有利。

所以，应当稳定情绪，保持心绪的平和，安心等待分娩时刻的到来。除非医生建议提前住院，不要提前入院等待。

❋ 做好分娩准备

分娩的准备包括妊娠后期的健康检查、心理上的准备和物质上的准备。一切准备的目的都为母婴平安。所以，准备的过程也是对准妈妈的一种心理安慰。如果了解到家人和医生为自己做了大量的工作，并对意外情况也有所考虑，心中就会有底得多。

孕晚期，特别是临近预产期时，准爸爸也应时刻做好准备，让妻子心中有所依托。

准妈妈为什么多梦

日有所思，夜有所梦。

梦境，是心理活动的延续，这个道理原本人人皆知。然而，进入妊娠后期以后，特别多梦、梦境重复再现，会困扰大多数准妈妈。

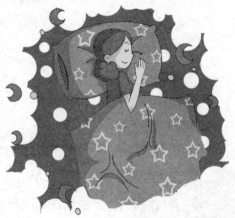

女性普遍想象力丰富，特别是进入妊娠后期的准妈妈，往往容易把幻境与事实混淆。而一般的电影、电视剧、小说类文艺作品，为了情节吸引人，往往故弄玄虚，弄一些稀奇古怪的幻象，虽然明知是演戏，但恐怖、凶残的镜头，看过后往往会时常留在准妈妈脑海里，甚至会因为印象深刻而难以入眠。准妈妈如果接触这一类恐怖的影像，对胎儿有很不好的影响，妊娠后期最好避免看这一类影视作品。

到孕晚期，各种噩梦往往会令准妈妈焦虑难耐。到了此时，因为身体笨拙，全身各处不适感等多方面的因素，往往睡眠质量不好，睡不踏实，极易被惊醒。

出自生理特点和心理上的压力感，会使孕晚期准妈妈夜间休息时，经常处在浅睡眠期。浅睡眠期里，虽然身体处在休息状态，但大脑却并没有完全休息，部分大脑区域尚且因朦胧睡意却分外活跃。日常生活中一些琐碎小事，潜意识中担忧的一些恐惧感，往往会在这种情况下出现的梦境中浮现出来，并且会被夸大和渲染，内容还会随着每个人想象力和经历、见识的不同而丰富多样化。

因为孕晚期身体的种种生理不适感，准妈妈心理上焦虑和恐惧的事比较多，做噩梦的事会比较多。会经常梦见遭遇难产、生了怪胎，会梦见宝宝被人抢走，会梦见自己生了宝宝以后，没有奶水哺育……种种夸张和变形的梦境，反映出的是准妈妈潜意识中担心和忧虑的事。

因此，对噩梦的困扰，不必忧心忡忡，整天自寻烦恼。要明白，梦境并没有预示未来的功能。

明白了这些道理，通过梦境，就可以了解到自身不完全明白的隐藏疑虑，进行自我疏导，对症解决，从而加倍小心，保护好自己和腹中胎儿。

温馨提示

孕期多梦，而且多种相同内容的梦境重复出现，只是反映出准妈妈潜意识中的焦虑因素，这些夸张和渲染的噩梦，不应成为准妈妈的心理负担。其实，做梦具有缓解孕期的精神压力的作用。

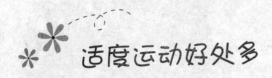

适度运动好处多

进入妊娠后期，准妈妈已经成为家庭中的重点保护对象，家务劳动不让做，活动和锻炼也普遍减少和受到限制。

身体越来越笨重，腹部膨起，行动迟缓，准妈妈本人也会变得慵懒许多，通常会能坐不站，能靠不坐，能躺不靠。卧床静养的时间加长，活动量减少，成为一个"养"的对象。

其实，适当的活动、适量的运动，能增强对于各种不适症状的抵抗能力，还能减少难产的发生概率。每天保持一定的户外活动时间，去空气清新的公园、郊外、田野里、江河畔，呼吸新鲜空气，接受充足的阳光照射，有助于机体合成维生素D，促进胎儿的骨骼生长发育。

越是进入行动不便的妊娠后期，准妈妈越要坚持运动，这样才更有益于身体。适度合理的运动，能促进消化吸收功能，为腹中的宝宝提供充足营养，准妈妈自己也会有充足的体力进行顺利分娩，还能在分娩后迅速恢复身材。

适当活动，可以促进血液循环，提高血液携氧能力，消除身体的疲劳和不适感，保持精神焕发和心情愉悦。

孕晚期的适度运动，能刺激腹中胎儿的大脑、感觉器官、平衡器官和呼吸系统良好发育。活动能促进母体和胎儿的新陈代谢，增强准妈妈体质，加强胎儿的免疫力。

孕晚期坚持运动，保持适度运动量，能令准妈妈的肌肉和骨盆关节等保持活力，受到锻炼，能为临产的顺利分娩创造条件。

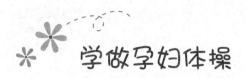

学做孕妇体操

孕妇体操不但有利于控制孕期体重，还有利于顺利分娩。体操锻炼可以增加腹肌、腰背肌和骨盆底肌肉的张力和弹性，使关节、韧带松弛柔软，有助于分娩时肌肉放松，减少产道的阻力，使胎儿能较快地通过产道。坚持做孕妇体操者，正常阴道产率显著高于没有做体操的产妇，产程也较后者短。

孕期体操能缓解准妈妈的疲劳和压力，增强自然分娩的信心。

怀孕毕竟是一个特殊的生理过程，准妈妈在练体操时要注意运动时间、运动量、热身准备，防止过度疲劳和避免宫缩。另外，有习惯性流产史、早产史、此次妊娠合并前置胎盘或有严重内科合并症不宜进行孕期体操。

适合孕晚期做的几款孕妇体操：

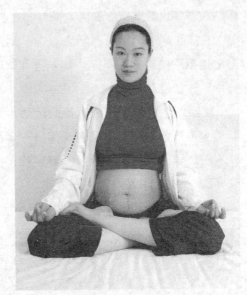

＊ 盘腿

放松耻骨联合与股关节，伸展骨盆底肌肉群，让胎儿顺利通过产道。

笔直坐好，双脚合十，用手拉向身体，双膝上下活动，宛如蝴蝶振翅，做10次。

用同一姿势，吸气伸直脊背，呼气身体稍向前倾，做10次。

＊ 猫姿

振动骨盆的运动，可以缓解腰痛。还可以锻炼腹部肌肉，更好地支持子宫。

趴下，手与双膝分开。边吸气边弓起背部，头部弯向两臂中间，直至看到肚脐。

边呼气边恢复到趴姿，边吸气边前抬上身。

边呼气边后撤身体，直至趴下，重复10次。

＊ 吹蜡式

锻炼腹肌。产后可恢复松弛的腹肌。

仰卧，曲起双膝，将手指立于离嘴30厘米处。把手指视为蜡烛，为吹熄烛焰而用力呼气。

＊ 电梯式

练习收缩阴道肌肉。与活动骨盆底肌肉群同要领，收缩臀部和阴道肌肉，如开动电梯一般上抬腰部。从"1楼"到"5楼"分5层上抬，在"5楼"处保持2～3秒后，一边呼气，一边分5层放下腰部。

需要特别注意的是，猫姿和电梯式在妊娠后期、胎头入盆或胎位固定以后，就不能再做。

如果要抽出专门的时间来练习体操，许多人会嫌麻烦而坚持不下来。因此，可以一边看电视，一边顺便做操。还可以每天请准爸爸陪着自己、为自己喊着口令来做。

温馨提示

进入妊娠后期以后，身体越来越显得笨重，行动越来越不方便，量力而行地学一学、做一做孕妇体操，对自己和腹中宝宝的健康大有裨益。

本月胎教实施方案

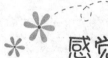

感觉系统发育——胎教的前提

进入妊娠后期，胎儿发育逐渐成熟，每一天的胎动，已经成为母胎交流的重要生活内容。这个时期可以开始进行全方位的胎教，包括音乐胎教、语言胎教、游戏互动胎教、美育胎教。由准妈妈日常生活决定的环境胎教、营养胎教、情绪胎教，也都贯穿在为期3个月的日常生活当中。

进入妊娠第8个月的胎儿，以脑为主的神经系统和肺、胃、肾等脏器发育已经近于成熟。胎儿的听力增强，对外界的强烈声音有反应，内部主要脏器和脑、神经系统都发育到了一定程度。

胎儿的感觉系统发育，是进行下一步胎教的基本前提。

妊娠30周以后，通过超声波监测，能看得出胎儿的手脚肌肉紧张程度有所提高，并且能使肌肉保持在结实的收缩状态。这个阶段以后，胎儿也会很活泼，用脚踢妈妈腹部的力量也变大了很多，甚至可以在母体的腹部外面，看得出胎儿的动作来。

* 听觉

在这个月龄，胎儿对于日常生活中的各种声音都会有一定反应，能区分父亲的声音和母亲的声音。如果听到类似玻璃破裂的声音或者他人突然的高声叫喊，胎儿不仅会吓一跳，而且能作出相应的动作。这个阶段，准妈妈对胎儿温柔地、喃喃说话，胎儿也会有所反应和动作。

* 视觉

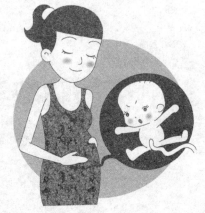

近期内，胎儿的视觉也有一定的发育。但视觉功能要长到7岁时才真正完成，与其他感觉相比较，发展得非常迟缓。因为，在所有的感觉功能中，视觉是最高等、最复杂的感官能力，包括远近、立体、浓淡、色感等多项复杂的内容。

* 触觉

胎儿的触觉出现得最早，甚至要早于感觉能力最发达的听觉。由于母体内黑暗的子宫环境，限制了胎儿视力的发展，所以，触觉和听觉就相应更为发达。

皮肤是胎儿在羊水中活动，自己发育而成的，母亲拥有温柔敦厚的情绪，则有助于胎儿健康成长。

准妈妈如果感到不安，或者处在不愉快的激动状态，体内会释放出肾上腺素。这种激素会导致心脏加快跳动，影响胎儿的血液供给，而肾上腺素经由脐带传递给胎儿，则有可能达到胎儿的脑部，让胎儿也处在受到压力冲击的应激状态。

胎儿的感官功能，在促进大脑的发展方面起着重要作用，通过感觉功能的发展，也相对促进了大脑的发达。值得注意的是，感觉功能在胎儿期只是奠定基础，发展到一定程度，真正成熟要到出生以后再继续完成。

胎教期间，对于胎儿的感觉能力发展，不必刻意去强求或期望过高。

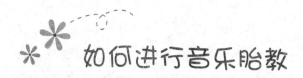

如何进行音乐胎教

胎儿能感知到每天听到的声音，并且能有所记忆，包括听到母体内血液流动和母亲说话的声音，是进行音乐胎教的物质基础。

妊娠第8个月的时候，胎儿与大脑连接的神经回路更加发达，而因为胎体增大，母亲的腹壁和子宫壁则会变薄。所以，胎儿更加容易听到外界的声音，而且能区别声音的差异，分辨出声音的强弱。

当然，胎儿虽然能听懂声音变化，但只能听得出节奏，真正能听得懂音乐的旋律与和声，则必须要等到出生3个月以后。

进行胎教的各种方法里，音乐胎教应当是最好的一种胎教方式。因为，欣赏音乐对于人的生理、心理和情感会产生一定的影响。而给胎儿听胎教音乐，正是利用音乐的这种积极作用，来促进胎儿健康成长。

* 结合胎儿特点选择音乐

健康优美的音乐，对于陶冶人的情操和性格，加强个人修养，促进身心健康，以及激发想象力等多方面都具有良好的作用，甚至可以说，没有音乐的世界，是单调、苍白的世界。音乐作品众多，怀孕期间，选择好胎教音乐，对于准妈妈和胎儿具有重要意义。

胎教音乐的选择，应当根据自己的身体状况、兴趣爱好，结合胎儿的承受能力来综合考虑，不能仅凭自己的一时兴趣。选择优美的音乐，经常沉浸于优美的音乐旋律中，能使准妈妈分泌更多的乙酰胆碱等物质，改善子宫的血流量，从而促进胎儿的生长发育，同时还能保持胎儿在子宫内的安定状态。

不同的音乐，听了会对人有不同的影响。欢愉明朗的音乐，听了会让人的心情舒畅起来；平静沉稳的音乐，听了会让人紧张情绪得到放松；抒情音乐听了会让人情绪舒畅；活泼轻快的音乐听了能让人解除抑郁；军乐、进行曲听了能让人精神振奋；催眠曲、安魂曲一类音乐听了能让人放松并且有助眠功效等。

胎儿和成年人一样，也有着自己独特的性格和气质，有好动的，也有好静的，这种特质在母体内就已经开始形成。选择音乐，也应当因材施教。

* 朗读吟唱

8个月的胎儿已经能区分声音的差异，对于声音强弱和节奏的变化，能作出不同的反应。实施音乐胎教时，在听音乐、欣赏乐曲的同时，可以伴着音乐的旋律和节奏，朗读抒情诗歌、散文，轻声吟咏伴唱。这样做，同样能有较好的怡情效果。内容比较丰富的胎教音乐作品中，往往会把器乐、歌曲、朗读三者有机组合，有条不紊、有张有弛、流畅生动，声情并茂，和谐怡然，欣赏起来能为母胎带来美的享受。

除了给胎儿听胎教音乐，自己欣赏音乐之外，准妈妈可以在音乐旋律的伴随下，或者完全不用音乐经常为胎儿吟唱，摇篮曲、儿歌、安魂曲、民歌小调甚至地方戏曲，都是音乐胎教的方式。作为音乐胎教方式，吟唱的同时，陶冶了自己的情绪，抒发美好的心境，获得了良好的胎教心理环境。和谐又愉悦的身心环境，能使胎儿也得到感觉和情感上的双重满足，有益健康。

听音乐，不宜多听节奏太快的乐曲；音量也不能太大，以免影响胎儿的听力发育。欣赏音乐也会令听觉系统和大脑疲劳。因此，每次听音乐时间不宜过长，有5~10分钟就足够。喜欢听、听来感觉舒畅的音乐，最好反复、多次听。

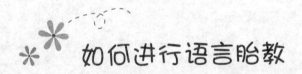

如何进行语言胎教

分娩的日期，眼看着一天一天的临近了。准妈妈因为身体开始臃肿、行动不便，做事情会变得举止迟缓。这种变化，也会影响平时说话的语速和语调，而这种节奏徐缓、声调悠然的喃喃细语，正是适合进行语言胎教的对话方式。

进入妊娠后期，父母每天坚持与腹中的胎儿对话，是一种积极有益的胎教手段。虽然胎儿还听不懂父母谈话的内容，却能通过听觉，感知父母的声音和语调，感受到父母的愉悦交谈和对胎儿的呼唤。因此，用语言胎教的方式，刺激胎儿听觉神经系统和大脑，对于大脑发育无疑是有益的。

* 谈话内容扩大

与胎儿对话，对着母体中的胎儿谈话，是训练胎儿听觉和感知能力、建立亲子感情联系的重要手段之一。在上个月的家庭亲子谈话基础上，继续有计划地进行家庭对话，为母体和胎儿继续提供亲情洋溢的温馨氛围，可以结合实际生活中的各种事情，不断扩大谈话内容和对话的范围。

每天的家庭谈话时间，需要继续坚持、扩大内容之外，准妈妈的对话可以主动掌握。因为，胎儿在母体内律动和胎动比较活跃的时刻，只有准妈妈能感受到。每逢感到胎动频繁，胎儿觉醒状态时，就可以和胎儿对话。注意运用自己特有的喃喃细语的方式，可以用一些日常用语，也可以告诉胎儿自己正在做什么。当然，谈话内容不能过于复杂，吐字要清楚，保持声调平稳、柔和。每次时间也不宜过长，有10分钟左右就足够。这种母胎对话，不必拘泥于专门的时间、地点，也不必在意自己是坐、是卧或是正在家里做什么事，只须保持室内相对安静，胎儿能感知到母亲温馨、柔和的声音就好。

＊ 述说生活细节

对话内容，可以把日常生活中的细节，愉快的生活环节都说给胎儿听，让胎儿在母体内的时候，就能感受到家庭温馨的氛围，加强亲情感受和联系。

和胎儿谈话时，不必考虑宝宝是不是能听得懂，却一定要声音平稳、缓和、轻柔。这样，仅仅听到谈话的声音，就能让胎儿产生一种安全感。

到了这个月，胎儿的听觉已经能完全区分出声音频率的高低。如果父亲经常和胎儿对话，胎儿熟悉父亲特殊、低沉的声音以后，就能作出相应反应。而且，胎儿能在出生以后，迅速识别出自己父母的声音，对自己熟悉的父母呼唤，能有亲切感、自然而然地有所表示。这对于做父母的来说，会有很令人欣喜、激动和自豪的收获。

对于胎儿自身来说，出生后降临在陌生、嘈杂的世界里，能听到熟悉的声音，在心理上和情绪方面，无疑能得到巨大的安慰和抚慰，消除和减轻因为环境突然改变带来的紧张和不安。

温馨提示

亲子谈话、语言胎教，重点在于建立稳定的家庭成员之间的感情联系，塑造良好的家庭氛围，享受血浓于水的天伦之乐。

怀孕第九个月

第一节
胎儿和母体的变化

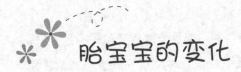

胎宝宝的变化

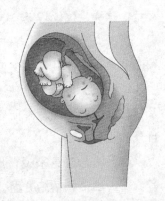

胎儿身长45~46厘米，体重2 300~2 500克，皮肤为玫瑰色，指（趾）甲已达指（趾）尖，能啼哭，也能吮吸。全身浑圆，皮下脂肪较多，身体上被覆的毳毛明显减少，面部皱纹消失。

此时胎儿头部大都朝下，进入临产前准备姿势。胎儿已经充满整个子宫，因而子宫不能再扩大。胎儿在子宫内也难以翻身了，但体重会继续增加。此时出生，存活率较高。

有的胎儿的头部已经开始下降，进入母体盆腔；有的胎儿已经长出了一头的胎发，指甲也长到指尖。胎儿的体重大约已经接近2 000克，在妈妈子宫中显得很拥挤，活动余地变小得多。

胎儿对于外界的声音，尤其是母亲的声音有了心跳速度变化的反应，对光照也有了明显的反应，胎儿的意识开始萌芽，因此，适宜继续实施综合的光照、对话、运动、音乐胎教。

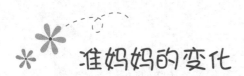

准妈妈的变化

准妈妈越来越感觉到身体沉重，因为子宫向上挤压心脏和胃，引起心悸、气喘或胃胀，影响食欲。小便次数频繁，阴道分泌物增多。腹重的增加会引起腰、背痛，足部的扎痛感也会明显。腿脚水肿更重，甚至会出现在面部和手臂上。准妈妈会懒于活动，容易疲惫；会有轻微的子宫收缩，子宫底高度在剑突下二横指。

准妈妈身体负担变得沉重，行动不方便，弯腰和下蹲困难，人也变得容易疲倦、浑身无力且懒于动弹。种种生理上的不适感引起准妈妈多少会有一些焦躁情绪，盼望着早一点儿把宝宝生出来。当然，这可是急不得的事儿。准妈妈要及时消除这种心理，才有利于未来的分娩。

因为胎儿的生长，子宫逐渐变大，宫底的位置也逐渐上升。大约在本月底，子宫上升到心窝附近会直接压迫到胃部，引起胸口总像是有被顶住的感觉，造成准妈妈食欲不振。

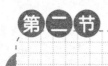

本月优生知识

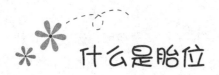

什么是胎位

预产期一天一天临近，此时准妈妈最需要了解的应当是胎位知识。

所谓胎位，通俗地说就是胎儿在子宫内的位置和姿势。胎儿出生前，在子宫里的姿势非常重要，关系到准妈妈是顺产还是难产。子宫内的胎儿浸泡在羊水中，由于胎儿头部比胎体重，所以胎儿多数是头下臀上的姿势。

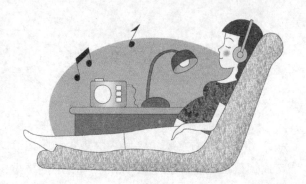

母体的产道，是一个纵行、长而且弯的管道。如果胎儿身体的纵轴和母体的长轴互相平行，叫纵产式。最先进入骨盆入口的胎儿部分，叫胎先露。如果纵产式的胎儿头在下方，臀在上方，就是头先露，这样的胎位叫头位。胎儿背朝前、胸向后，两手交叉于胸前，两腿盘曲，头俯屈，枕部最低，医学上称枕位，此为正常胎位。

如果胎儿头和臀颠倒过来，臀在下、头在上，是臀先露，这种胎位叫臀位。臀位分6种：单臀位、混合臀位、全膝位、不全膝位、全足位、不全足位。

有些胎儿虽然也是头部朝下，但胎头由俯屈变为仰伸或枕骨在后方，就属胎位不正。此外的臀先露、腿先露等均属于胎位不正。

这些不正常的胎位，容易导致难产。例如，臀位容易导致胎膜早破，造成脐带脱垂或分娩时的出头困难，从而危及胎儿安全；横位会使分娩时先露部分不能紧贴宫颈，对子宫的压力不均匀，容易导致子宫收缩乏力、胎儿宫内窘迫或窒息死亡。

胎位不正及其应对措施

胎位是指胎儿在母体子宫最接近子宫颈的部位。在怀孕初期，因为羊水很多，胎儿在子宫内动来动去，姿势和位置都会改变，此时并没有固定胎位。到了怀孕约 7 个月时，子宫渐渐成为长椭圆形，这时候胎儿的位置才慢慢固定下来，通常因为胎头较重，朝下接近子宫颈的位置，而脚部向上，在活动空间较大的子宫底部，这种头下脚上的姿势是正常"头先露"的胎位。

胎位是最接近子宫颈的部位，因此也是胎儿出生时最先露出的部位。除了头骨先露的头位是正常的胎位外，其他如先露部是胎儿屁股的臀位、肩膀或手的横位以及颜面位和额位，都属于胎位不正。

❶ **臀位**：即胎儿在母体子宫内，是头上臀下的坐姿。胎儿的臀位虽然也有可能经阴道自然分娩，但由于先露部分不规则，不易与子宫下段紧贴，妨碍子宫反射性收缩，会发生子宫收缩乏力，宫颈口扩张缓慢，使产程延长、产后出血的风险增加。臀部比头部小而软，胎儿身体最大最硬的头部在娩出前失去变形的机会，容易发生胎头娩出困难。在怀孕中期，检查发现为臀位者，医生会教准妈妈通过胸膝卧姿势来纠正。孕期32周以后检查为臀位时，医生会通过外倒转术纠正，一般能使2/3的臀位纠正过来。臀位足先露者，初产者宜选择剖宫产较安全。

❷ **横位**：自然生产时，一般要慎防产前脐带脱垂的情况。接近子宫颈口的先露部是肩膀或手，接近预产期时，一旦有阵痛，就应当立即到医院检查，横位的情形是不可能自然产的，一定要剖宫产才安全。

❸ **颜面位和额位**：生产过程会较长，因此产道受伤、难产和胎儿窘迫的危险性也较大。大多是在分娩前子宫颈口开了2～3厘米时内诊才被察觉，胎儿头部向上仰起，枕骨贴靠近背部，对经产妇而言，即使是颜面位，只要产程进展顺利，也可能自然生产，但如果产程拖得过久，就要进行剖宫产。额位也是在分娩前子宫颈口开了2～3厘米时内诊才被察觉，头部部分向上仰起，枕骨前端的额部成了先露部。额位一定要转成颜面位或头位才能自然分娩，如果子宫颈口开全1小时仍持续停留在额位姿势没有改变，医生会立即决定进行剖宫产。

温馨提示

据临床统计，正常的头位约占95.7%、臀位约占3.5%、横位约占0.4%、颜面位和额位各约占0.2%。胎位不正的原因，除了可能是准妈妈骨盆腔太小、胎头无法进入外，胎盘着床太低或脐带太短都可能让胎头不易下降；有些生过宝宝的经产妇腹肌松弛，到了9个月时，胎位都可能还无法固定下来。此外，如果准妈妈患有子宫肌瘤、子宫肌腺瘤、子宫畸形等情况时，胎位不正的概率也会增加。

舒适家居生活

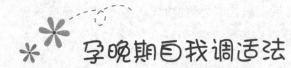

孕晚期自我调适法

准妈妈孕晚期最明显的感觉，就是总会觉得很疲倦，加上身体和动作不便，人也会显得慵懒很多，做事情常常会有力不从心、动作吃力的感觉。准妈妈遇到这种情况，就不要再苛求自己做事十全十美，能停就停下，能歇就多歇着。

准妈妈孕晚期最主要的任务，应当是保持体力。每天的睡眠时间可以适当延长，能睡到10小时左右最好。如果失眠、睡不着也没关系，躺下休息也对保持体力有益。

当然，保持体力和注意休息，并非要成天都躺着，适度做一做孕妇操，每天活动，去户外散散步，更有益于保持旺盛精力。只要不是遇到恶劣天气，每天都坚持去户外散步，能活动全身筋骨，转换心情，会油然产生怡然自得、心旷神怡的感觉。

保持良好心情，对于克服种种不适感、对腹中的胎儿健康都有益处。

此期准妈妈易出现的不适症状，是出现双脚或膝关节以下的水肿，上腹部总是有饱胀感，胃部常会有烧灼感，呼吸变得粗重，动辄气喘吁吁，便秘或痔疮也可能加重。

准妈妈要注意避免长时间站立，休息时有意把双腿抬高一点；晚上睡觉时可以把双脚垫高，对于缓解水肿会有帮助。

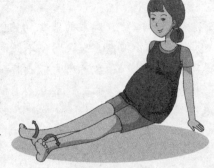

饮食方面，每一餐都不要吃得过饱，吃到七成饱就可以。每天可以改一日三餐为一日五六餐。如果条件限制，可以在两次正餐之间吃一些零食。在继续注意保持营养均衡的同时，注意多吃一些开胃、纤维素含量较高、容易消化吸收的食物。这样做有助于缓解胃部不适感，减轻便秘和痔疮症状。

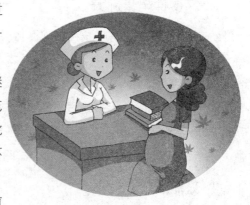

准妈妈还要坚持定期去医院做产前检查，出现特殊情况按照医生预约的时间复检；避免劳累，每天坚持午睡1小时；坚持计数胎动，掌握胎动的规律，发现胎动异常则尽快就医；节制性生活，最好避免性生活；注意个人卫生，勤换内衣，保持乳房、外阴部清洁。

孕晚期皮肤变化与对策

准妈妈一方面怀着迎接新生命的喜悦；另一方面却要为怀孕期间许多身体的变化而苦恼。

孕晚期在皮肤方面，可能会陆续出现许多恼人的生理变化，如瘙痒、色素沉着斑、静脉曲张、出油、多毛……如何应对呢？

＊ 妊娠瘙痒症

怀孕期间，由于雌激素水平上升，胆盐代谢降低，淤积在血液中；再加上前列腺素水平上升，控制痒感的阈值下降。所以，女性在怀孕期间常会有异常痒感，这就是所谓的"妊娠瘙痒症"，准妈妈常常会因不当搔抓而形成皮肤炎症。

应对：怀孕期间热水澡尽量不要过热，减少使用清洁剂的次数，并在沐浴后擦一点清爽的乳液来滋养肌肤。如果仍感到持续不适的痒感时应就医，必要时可口服抗组胺药，局部使用类固醇，甚至口服类固醇的治疗。

✳ 区域性色素沉着

约有90%的准妈妈皮肤会出现区域性色素沉着，好发部位包括乳晕、腹部中线、阴部、腋下及大腿内侧；另外原本的雀斑、痣及瘢痕也可能出现变深的情况。

应对：色素沉着大多是过渡性的，在产后6个月后会完全消失。值得注意的是，如果色素沉着不仅仅颜色变深，甚至异常地增大许多，或出现不正常的出血、溃疡，则建议立即切除作化验，排除恶性变化。

✳ 妊娠纹

妊娠纹是最让准妈妈感到棘手的难题，有80%～90%的准妈妈会受到困扰，但严重程度不一。通常在怀孕6～7个月后开始产生，除了腹部之外，大腿、腹股沟甚至胸部都有可能出现粉红或紫红色萎缩性斑纹。除了激素的影响，体重增加太快也是促成原因之一。

应对：建议准妈妈在怀孕期间，要控制体重的增加速度，另外可以涂一些含果酸的乳液或可以促进弹力纤维生成的妊娠霜，来紧致皮肤，预防妊娠纹产生。倘若妊娠纹已产生，在产后且妊娠纹尚未变白前，可以接受激光治疗，有改善的机会。

✳ 黑斑

约有70%的怀孕女性，皮肤会出现黑斑。黑斑即俗称的肝斑，因其色似猪肝色故得名，其实与肝功能好坏并无相关。黑斑好发部位以两颊为主，严重者包括前额、鼻子及下巴都会受影响。黑斑产生的原因虽与日光无关，但紫外线却会使黑斑变得更黑。黑斑大部分不会随着分娩结束而消失。

应对：在怀孕期间，应当加强防晒保护，要出门时，除了擦防晒乳、撑遮阳伞外，可加上涂抹维生素C、绿茶多酚乳剂，以预防黑素沉淀及自由基的伤害。如果黑斑已生成，在分娩以后可以找医生开退斑膏使用，或接受激光祛斑治疗。

✳ 孕期多毛和产后脱发

人体的毛发生长有3个时期，分别是生长期、休止期及死亡期。女性怀孕的时候，大多数毛发较粗黑且增生，在脸部、四肢及背部都可能有毛发增生的多毛情况，且头发会变得较浓密、粗黑。但在产后，头发生长会进入休止期，所以，有些准妈妈会在产后1～5个月开始出现脱发。

应对：孕期多毛的情况，大多数准妈妈会在产后6个月内慢慢恢复原状；至于产后脱发，会在产后半年后，慢慢地重新长回来（有些人甚至会持续1年半之久）。

* 多汗、皮肤出油

女性怀孕期间，由于小汗腺的分泌增加，所以有手汗、脚汗症的人可能会更不舒服，甚至有皮炎发生。此外，皮脂腺分泌增加，所以会觉得脸部、头皮及背上出油变多，但痤疮（痘痘）不一定会变严重。因为痘痘的生成还取决于其他因素，如毛囊过度角化、痤疮杆菌滋生与局部发炎。

应对：要穿着透气、吸汗的衣服，做好脸部及身体清洁工作。这些腺体的变化都是暂时性的，在产后会逐渐恢复正常。

* 血管扩张

女性在怀孕期间，由于体内激素的影响，局部区域会出现血管扩张、不稳定或增生，所以可能见到掌部潮红、牙龈充血、下肢水肿，或者在脸部、前胸可见"蜘蛛痣"的微血管扩张。

应对：属于过渡性现象，在产后3~6个月会逐渐消退。

准妈妈有了一些基础认识，就不会在皮肤一出现轻微变化时就很紧张，急着要治疗。但是，的确有些皮肤疾病是在怀孕期间才产生，需积极治疗，否则可能会影响胎儿，如严重的皮肤红疹，甚至起水疱、脓疱时，应请皮肤科医生诊治。

做好母乳喂养的准备

现代绝大多数人都了解母乳喂养对于未来宝宝和妈妈健康的好处。经历了漫长的怀孕期以后，日渐产生的母爱，更会促使多数准妈妈做好母乳喂养的思想准备。

准妈妈如果准备用自己的乳汁喂养宝宝，那么，从妊娠后期开始，就应该为将来的母乳喂养做好各方面的准备。

✻ 注意营养

母亲营养不良会造成胎儿宫内发育不良，还会影响乳汁的分泌。女性在整个孕后期和哺乳期都需要足够的营养，多吃含丰富蛋白质、维生素和矿物质类的食物，为产后泌乳做好营养储备。

✻ 注意乳头、乳房的保养

乳房和乳头的正常与否，会直接影响女性产后的母乳喂养。准妈妈在孕晚期要做好护理乳头的工作，在清洁乳房后，用羊脂油按摩乳头，增加乳头柔韧性；由外向内轻轻按摩乳房，以便疏通乳腺管；使用宽带子、棉制乳罩支撑乳房，能防止乳房下垂。扁平乳头、凹陷乳头的准妈妈，应当在医生指导下，使用乳头纠正工具进行矫治。

✻ 定期产前检查

发现问题及时纠正，保证妊娠期身体健康及顺利分娩，是准妈妈产后能分泌充足乳汁的重要前提。

孕晚期准妈妈如何做家务

准妈妈到了妊娠后期，身体笨重、行动迟缓，日常生活和起居受到很大干扰。如果能每天在家里做一些家务事，也是有益于健康的。

准妈妈做家务的基本原则，就是要安全、舒适，量力而行，根据家庭各个场所的不同，特别要注重体力和安全。

✻ 客厅

准妈妈擦地时，选择清洁工具相当重要，最好使用不需要弯腰的器具，打扫时要避免蹲下或跪在地上；可以用吸尘器来代替扫把，站立式吸尘器能根据使用者高度来调整长短，很省力。如果喜欢使用拖布，最好用长度在腰部，介于胸部与颈部之间的长柄式。

* 浴室

不主张准妈妈清洁浴室，除非浴室中有防滑设备，否则很容易滑倒。由于清洗浴室需要许多弯腰的动作，准妈妈顶多清洗一下洗脸柜就行，清洁厕所、浴室、洗脸盆的活儿，交给先生去做。

洗衣服：贴身小衣物只需要站在浴室的洗脸池旁搓洗，大件衣物还是交给洗衣机好。

* 阳台

准妈妈在阳台晾衣物时，以腹部为中心点、双手向上或往下的姿势太多，会牵扯腹部，要尽量避免类似动作。

准妈妈个子矮小或晾衣架太高，要踮起脚尖来够衣架会很危险，最好使用可以升降的晾衣架，使用方便、安全。

* 厨房

倒垃圾：不适宜提过重的东西，提东西时，两肩不要有费力提拉的感觉，使用腹肌力量会让肚子感到紧绷，一定不要让物品的重量超过自己一般能负荷的程度。

除油烟：尽量不使用化学清洁剂。要清除厨房墙壁、器皿上的油烟，可将锡箔纸类贴到墙上，只需撕掉纸，轻松方便地达到清洁墙壁的效果；或者购买滤网整面铺到抽油烟机上，油垢太多时撕掉，换一张新的就行。

* 卧室

如果床太低，可以采用下蹲姿势铺床单，两脚叉开与肩同宽、膝盖弯曲，蹲马步似的重心往后，不致因为腹部太大而前倾。最好与家人共同完成铺床单的动作。

取棉被：家庭收藏棉被尽量不要放得太高，取棉被时最好有家人帮忙，以免从高处取物牵拉腹部，最好使用轻巧、保暖的被子。

叠衣服：衣物的清洗、折叠是一项虽简单却极烦琐的家务事。折叠衣物时，谨记"能坐就不站，能靠就不坐"的原则，尽量不要弯着身子，以免腹部承受压力。

* 餐厅

如果餐桌没有靠墙放置，桌子的面积又大，收拾碗碟和擦桌子时，宁可移动身体转着圈擦桌子，也不要用腹部紧靠桌面，拼命去够擦桌子对面。如果是圆桌，就围着圆心擦，不要因为偷懒动作而牵拉腹部肌肉，擦拭桌面的时候，双脚要勤移勤换。

做不动了，累了，就停不下来歇息。不必强求自己，不要太劳累。降低要求，不苛求自己，别小看了这些改变，这也是一种能力哦！

第四节

每月膳食营养要平衡

掌握"吃得巧"的诀窍

一般来说，妇产科医生都会建议孕期增加体重的范围需控制在11~12.5千克，因此摄取充足营养又不囤积多余脂肪，需要掌握"吃得巧"的诀窍。

妊娠后期饮食，应当把握高蛋白质、低脂肪的概念。因为食物中的蛋白质成分可以促进身体内细胞组织的生成，帮助细胞成长，有助于胎儿健全发育；不吃汉堡、炸鸡、薯条、肥肉等高热量、高脂肪的食物，才能帮助控制体重增加的速度，减少脂肪堆积。

建议准妈妈尽量减少摄取富含动物性脂肪的食物，如肥肉、牛油、汉堡、香肠、炸鸡、薯条、冰激凌等。

* 食物种类

❶ **五谷根茎类**：属淀粉类食物，如米饭、面食等，作用是提供身体运行所需的能量。孕后期一天宜摄取米225~300克，其中稀粥两碗约等于一碗干饭、一碗面条、5片苏打饼干的量。

❷ **蔬菜和水果类**：富含维生素A、维生素C的深绿色蔬菜、水果，能帮助

体内生理作用的调节。蔬菜中的纤维素更可以促进肠胃蠕动，帮助排便，预防或改善孕期便秘的状况。因此，怀孕期间，蔬菜的摄取量每日宜增加1 500克（约等于三小碟），水果300克（1份约拳头般的大小或是一小饭碗的量）。

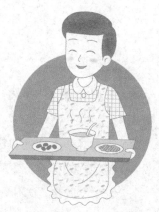

❸ **奶类**：每天两杯牛奶为最佳摄取量（约250毫升，其所含的钙质及蛋白质皆有助于胎儿发育。酸奶、奶酪等乳制品也能和牛奶互相交替食用，增添饮食变化。

❹ **鱼、肉、蛋、豆类**：鱼肉每次可食用100克左右；肉类120克；蛋每天宜食用1～3个；每天进食豆类制品50～100克。另外，牛奶的补充除了能提供丰富的蛋白质和维生素B_2外，还有丰富的钙质可以帮助胎儿骨骼的生长。若不喜欢或是不能喝牛奶者，可以用海鲜类替代，如小鱼干、蛤蜊、牡蛎等，并请教营养师或医生的建议。

❺ **油脂类**：准妈妈每日建议的食用油摄取量约40毫升。烹调时，应以市面上一般卖的纯植物油为主，动物性的油脂不宜多吃，避免胆固醇过高，增加心血管的负荷。

孕期常见的不适症状食疗方

蔬菜富含纤维素以及各种营养素，准妈妈多吃蔬菜不仅能提供宝宝生长所需的营养素，还能减轻孕期不适症状。下面针对孕晚期准妈妈常见的身体不适，提供几种改善身体不适，又能摄取营养的美味蔬菜食疗方法。

＊ 改善缺铁性贫血

准妈妈比一般人需要摄取更多铁质。提到富含铁质的食物，人们总会想到牛肉、猪肝，不过除了这些食物之外，植物性的食物，如紫菜、黑豆、龙眼干、金针菜以及红糖等都含有丰富的铁质，而紫菜更是其中的佼佼者。

土豆补血什锦汤

原料：

土豆1个、胡萝卜半条、干海带5厘米长、红枣10枚、当归1片、干金针菜10克。

做法：

土豆与胡萝卜去皮切块；红枣泡软切开去核。

海带泡软切细丝；金针菜以沸水氽烫1分钟后捞起沥干。

全部材料加水1 000毫升，大火煮沸后转小火续煮20分钟，加适量盐、淀粉与香油调味即可，宜趁热进食。

土豆的钾含量高，而钾是制造胰岛素不可或缺的矿物质，经常榨土豆生汁饮用，对降血糖有效，而钾也能结合体内多余的钠代谢出去，有助于改善高血压和水肿。另外，土豆也富含果胶与膳食纤维，能促进胃肠蠕动，改善消化不良与便秘。

金针菜富含β–胡萝卜素、磷、钙、铁、维生素B1（硫胺素）、烟酸、维生素B2（核黄素）等。日本把金针菜列入植物性食物中最具有代表性的健脑食物之一，适合准妈妈进食，对胎儿脑发育十分有益。

功效：

改善缺铁性贫血。

＊ 防治便秘

由于激素的影响，准妈妈肠胃的蠕动会变得较慢。在这样的情形下，准妈妈更需要多吃高纤维食物来防治便秘。

牛蒡泡菜

原料：

牛蒡1条、黑白芝麻数十粒。

做法：

牛蒡去皮刨细丝，马上浸入盐水中，半分钟后捞起，再用沸水氽烫1分钟后沥干。牛蒡丝与红糖、醋、盐及冷压麻油拌匀，撒上黑白芝麻粒，放入冰箱冷藏半天即可。可当作正餐的佐菜。

牛蒡根部内含丰富的菊糖，有助于胰岛素的分泌，最适合糖尿病患者食用，并能刺激肠道蠕动，防治便秘。另外，牛蒡含有大量的膳食纤维，能抑制体内有毒代谢物的形成，降低胆固醇，防止细胞突变，预防癌症的发生。

功效：

帮助排便。

荸荠西瓜汁

原料：

荸荠10粒、西瓜（连皮）300克。

做法：

荸荠去皮切半，用沸水汆烫30秒后捞起。西瓜去绿色外皮，将西瓜肉与白色内皮用榨汁机榨出原汁。将西瓜汁与荸荠以果汁机拌匀即可。宜趁鲜饮用。

中医认为，荸荠具有清凉解毒、利尿通便、消食除胀等功效，能治腹胀、便秘等症。此外，荸荠是蔬菜类中热量较高者，含有大量淀粉及磷质，能促进大肠蠕动、调理人体酸碱平衡，增进牙齿、骨骼、神经组织的健康。

功效：

改善排便不顺、水肿。

＊ 去水肿

除了冬瓜之外，玉米须也是很好的消肿食物。准妈妈如果担心消除水肿的食物较为寒凉，可在食物中加入姜。

玉米须瓜皮汤

原料：

老玉米须30克、西瓜白色内皮250克、冬瓜皮250克、赤小豆150克。

做法：

老玉米须彻底洗净，并用沸水汆烫1分钟，沥干备用。将老玉米须放入药袋（或纱布袋）中，连同西瓜皮、冬瓜皮、赤小豆加水3 000毫升，大火煮滚后转小火续煮约半小时，滤渣后饮用。老玉米须一般中药房有售。

中医学认为玉米具有补中健胃、滋养、利尿功效。玉米须能清热、利尿、平肝，能改善高血压、糖尿病、肾炎、水肿、黄疸、肝炎、胆结石等。

功效：

改善孕期水肿。

凉拌萝卜洋葱

原料:

洋葱半个、小黄瓜1条、白萝卜1/4条、醋30毫升、冰糖30克、葡萄干60克。

做法:

洋葱、白萝卜去皮切丝;小黄瓜切片。洋葱、小黄瓜、白萝卜、醋、冰糖拌匀,食用前再加入葡萄干即可。宜尽快吃完。

洋葱可以提高胃肠道张力、促进胃肠分泌消化液,有助于整肠健胃,促进食欲。

小黄瓜所含的钾能利尿消肿,排出体内多余的盐分与废物。另外,其嫩籽富含抗氧化剂,能预防流产。

白萝卜生吃,能帮助排出胃部、肺部的秽浊之气,同时能解毒、利尿,并有良好的清水退火作用。熟吃能改善腹胀、促进肠道蠕动。

功效:利尿消肿。

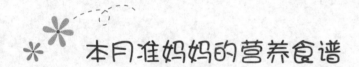

本月准妈妈的营养食谱

薏苡仁绿豆老鸭汤

原料:

老鸭1只,薏苡仁、绿豆各40克,陈皮2片,盐适量。

做法:

1.老鸭洗净切掉鸭尾,放入沸水中汆烫一下捞出。

2.陈皮放入温水中浸软,刮去瓤备用;薏仁、绿豆均洗净备用。

3.将砂锅置于火上,倒入适量清水煮沸,将所有材料放入煲内,用武火煮20分钟,再改用文火熬2小时,调入盐即可。

功效:

薏苡仁性味甘、寒,具有健脾利水、清热利尿等功效;绿豆具有清热解毒、止渴健胃、利水消肿的功效，而且绿豆中所含的蛋白质、磷脂均有兴奋神经、增进食欲的功效。孕妈妈多喝此汤能够起到安神补胎的作用。

干炸虾肉球

原料：

虾仁300克，鸡蛋2个，口蘑25克，肥猪肉15克，面粉50克，葱、姜末各2小匙，料酒2小匙，盐半小匙，鸡精少许。

做法：

1.将肥猪肉、口蘑、虾仁洗净，剁成末备用；鸡蛋打入碗中，搅成蛋液。

2.将肥猪肉、口蘑、虾仁、蛋液、葱、姜放入一个比较大的盆中，加入面粉、料酒、盐、鸡精，顺同一方向搅成馅。

3.锅内加入植物油，烧至五成热，将调好的虾肉馅制成大小均匀的小丸子，下入油锅中用文火炸至金红色，捞出来沥干油即可。

功效：

虾肉中所含的钙不但是胎儿骨骼和牙齿的重要构成成分，还具有降低孕妈妈神经细胞的兴奋性，预防抽筋、水肿，促进孕妈妈体内多种酶的活动，维持体内酸碱平衡的作用。

胡萝卜粥

原料：

胡萝卜150克，粳米100克，白糖适量。

做法：

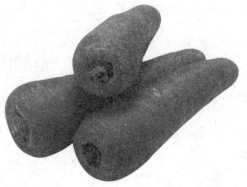

1.把胡萝卜洗净去除根须，洗净切碎；粳米淘洗干净。

2.将粳米放入清水煮，直至半熟，然后放入胡萝卜，拌匀。

3.直至米开粥稠，拌入适量白糖，即可食用。

功效：

胡萝卜含有丰富的胡萝卜素，被人体摄入后，可转变成维生素A，能保护眼睛和皮肤的健康。皮肤粗糙和夜盲症、眼干燥症者食之很有裨益。胡萝卜味甘性平，有健脾助消化之功；胡萝卜还含大量果胶，有收敛和吸附作用，腹泻者食用后可以抑制肠道蠕动。

黄鱼羹

原料：

黄鱼250克，精肉80克，韭菜50克，鸡蛋1个，酱油、料酒、味精、姜片、醋、淀粉及食油各适量。

做法：

1. 将黄鱼去头、尾，留皮，洗净，放入盘内。

2. 韭菜切碎，姜切成片；鸡蛋打散备用；精肉切成丝。

3. 将黄鱼盘中加入姜片、料酒少许，上笼蒸15分钟左右，取出，剔除小骨，剁碎备用。

4. 锅烧热，放入食油100克，肉丝下锅煸炒，加入料酒、酱油，再将黄鱼肉下锅，加汤水400毫升，滚起后加入醋、淀粉，最后放入打散的鸡蛋、韭菜、生姜末，加上熟油50克，出锅即可食用。

功效：

黄鱼蛋白质含量高，并且还含有维生素A和B族维生素等营养物质。本品能开胃益气、健脾升胃、安神止痢、益气填精，经常适量食用，能增进食欲，防止脾胃疾患和尿路结石等症。

雪菜拌黄豆

原料：

黄豆250克，雪菜100克，干辣椒、葱段、姜末、植物油、精盐、香油、醋各适量。

做法：

1. 黄豆泡3～4小时，沥干水分备用；雪菜洗净，切碎；葱、姜切成末。

2. 锅内烧热油，炒香葱、姜，放入雪菜和干辣椒翻炒1分钟，加入黄豆炒匀。

3. 加水与材料齐平，倒少许醋和盐，盖上，大火烧开，再用小火焖至汤汁收干，撒少许香油拌匀，即可食用。

功效：

黄豆和雪菜的营养成分和功效前文已述。本品含有丰富的蛋白质、维生素、氨基酸以及钙、磷、铁等人体所需元素，对孕晚期准妈妈开胃消食、解毒消肿、预防口腔溃疡、宽肠通便有帮助。

醋熘大白菜

原料：

大白菜500克，菜油、水淀粉、酱油、醋、盐各适量。

做法：

1. 大白菜除去老叶和梗，洗净，切成约5厘米长的片，加盐拌匀，腌约1分钟。

2. 将适量酱油、盐、醋、水淀粉等调成味汁。

3. 锅置火上烧热，将菜油烧至七成热时，放入大白菜炒熟，加少许清水再放入味汁，将汁收浓起锅。

功效：

大白菜性平微寒，味甘，入肠、胃经，能解热除烦、通利肠胃、养胃生津、除烦解渴、利尿通便、清热解毒。本品对于吃腻了鸡鸭鱼肉的准妈妈来说，能开胃健脾、清热除烦、利水解毒，犹如严冬之见青翠。

海苔牛肉片

原料：

牛肉200克，海苔100克，芝麻30克，麻油、精盐、味精各适量。

做法：

1. 牛肉洗净，整块放入锅内，加水用小火煮至九分熟，捞起冷却后切片。

2. 将牛肉片放入碗内，加芝麻、麻油、盐、味精调味，拌匀后装盘。

3. 海苔撕碎，撒在牛肉片上即可食用。

功效：

牛肉含蛋白质、脂肪、维生素B$_1$、维生素B$_2$及磷、钙、铁等营养物质，牛肉蛋白质中所含必需氨基酸甚多（如色氨酸、赖氨酸、苏氨酸、亮氨酸、缬氨酸等），营养价值甚高。怀孕晚期，准妈妈每天食用100克以上的红色肉类，能有效地预防贫血。牛肉中含有丰富的铁质，海苔的蛋白质含量较高，矿物质和维生素的含量极其丰富，并且含有能帮助胎儿大脑发育的不饱和脂肪酸。本品能安中益气、养脾胃，对孕晚期准妈妈有强筋骨、消水肿、除湿气等功效。

清炒猪血

原料：

猪血400克，姜3克，食用油、料酒、味精、盐各适量。

做法：

1. 将猪血放入开水锅中汆一下，捞出沥干水分，切小块。

2. 姜洗净，切成丝状。

3. 锅内放入食用油后，烧至七成热，再放入猪血及料酒、姜、盐翻炒几下，起锅时放入味精，即可食用。

功效：

猪血富含维生素B$_2$、维生素C、蛋白质、铁、磷、钙、烟酸等营养成分，还被称为"养血之王"，能养血补血、排毒养颜、抗衰老、增强免疫力；还可治头痛眩晕、神经衰弱、失眠多梦等病症。

糯米甜藕块

原料：

藕450克，糯米100克，莲子25克，蜂蜜40克，白糖、湿淀粉、蜜桂花各适量。

做法：

1. 将糯米用清水漂洗干净，浸泡两小时，捞起晾干。

2. 将藕洗净，切去一端藕节；再将糯米灌入藕孔内，填实；从中剖开，切成块，整齐摆入碗中，加入白糖。

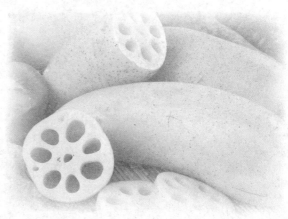

3. 将藕节入笼，用大火蒸半小时左右，取出，再用清水浸泡两分钟，撕去藕皮晾干，切去另一端藕节。

4. 待糖溶化后取出，扣入盘内，再将炒锅置于火上，加适量清水、白糖40克、蜂蜜、蜜桂花、莲子烧沸，用调稀的湿淀粉勾芡，起锅浇在藕块上即可食用。

功效：

糯米含有蛋白质、脂肪、钙、糖类、磷、铁及维生素，且富含膳食纤维等成分，能增进胃肠蠕动；藕含丰富的蛋白质、维生素、天门冬素等，营养价值很高。

第五节

准妈妈心情与"孕"动

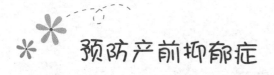

预防产前抑郁症

生育期女性是精神疾病高发人群。自我调节能力差的女性，如果在这个阶段没有得到适当照顾，心理压力过大，会表现出躁狂、抑郁、精神分裂的症状，甚至会出现意识障碍和幻觉，以致发生难以预料的意外事件。这就是产前抑郁症。

产前抑郁与产后抑郁病症表现差不多，例如容易哭、好发脾气等。产前抑郁症患者更容易产生焦虑，会担心生产过程的痛楚，会不会生下畸形胎儿，分娩过程是否会出错，会不会遭遇难产等。患产前抑郁症的准妈妈，通常都会把忧虑和抑郁延续至生产后，较易患上产后抑郁症。

准妈妈情绪波动对胎儿会有很大影响。精神状态的突然变化，如惊吓、恐惧、忧伤或其他原因引起的精神过度紧张，会使大脑皮质与内脏之间的平衡关系失调，引起循环系统功能紊乱，导致胎盘早期剥离，甚至造成胎儿死亡。此外，准妈妈情绪不安时，胎动次数会较平常多3倍，甚至高达正常的10倍。胎儿如果长期不安、体力消耗过多，出生时往往会比一般婴儿体重轻。另外，母体情绪起伏会刺激神经系统分泌不同的激素，透过血液进入胎儿体内，从而影响宝宝的健康。

因此，女性在妊娠期间保持乐观、稳定的情绪十分重要。一旦发现准妈妈有产前抑郁症趋向，要及时采取措施，千万不可随便用药，应该马上去找心理医生或者妇产科医生，听取专业意见，及时治疗。

准妈妈及其家人有必要了解一些生育的基本知识。在产前，应该对分娩和产后的卫生常识有所了解，减轻对分娩时疼痛的恐惧感和紧张感；要学会自我调节情绪，放松心情；适当参加一些户外运动，如短途旅游、做孕妇操等，参与一些社交活动；保持充足的孕期营养，足够的营养和充分的休息能够避免心理疾病的发生。

现代医学越来越发达，准妈妈完全没有必要对分娩的问题多疑或者过度焦虑。只要按时进行产前检查，听取医生的指导，安心度过孕期，一定能顺利生下健康的宝宝。

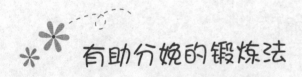

有助分娩的锻炼法

进入妊娠后期，准妈妈已经成为家庭重点保护的对象。家务劳动不让做，活动和锻炼也减少和受到限制，加上身体笨重、腹部膨起、行动迟缓，人也会变得慵懒许多，很多准妈妈通常会能坐不站，能靠不坐，能躺不靠，成天卧床静养时间加长，活动量减少，成为一个被"养"的对象。

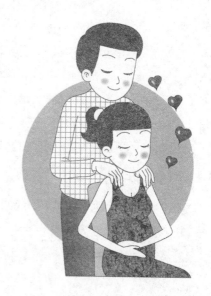

适当的活动能增强对各种不适症状的抵抗能力，还能减少难产的发生概率。准妈妈每天保持一定的户外活动时间，去空气清新的公园、郊外、田野里、江河畔呼吸新鲜空气，接受充足的阳光照射，有助于机体合成维生素D，促进胎儿骨骼的生长发育。

越是进入行动不便的妊娠后期，准妈妈坚持运动越是有益于身体。适度合理的运动，能促进消化吸收功能，为腹中的宝宝提供充足营养。准妈妈自己也会有充足的体力顺利分娩，还能在分娩后迅速恢复身材。

准妈妈适当活动，可以促进血液循环，提高血液携氧能力，消除身体的疲劳和不适感，保持精神焕发和心情愉悦；同时，能刺激腹中胎儿的大脑、感觉器官、平衡器官和呼吸系统良好发育。

活动能促进母体和胎儿的新陈代谢，增强准妈妈体质，增强胎儿的免疫力。

＊ 运动注意事项

准妈妈在妊娠后期的锻炼必须注意适度和适量，应注意以下几方面：

妊娠后期，准妈妈任何剧烈和过重的运动，均有可能引起早产，一定要选择轻松、稳妥的运动，避免挤压和震动腹部。

避免仰卧运动，以防沉重的子宫压迫腹内下腔静脉血管，使血液运行受阻。睡觉起床的动作最好也改为侧卧位，起身时先用手臂支撑上身改成侧身斜卧状态，然后再缓缓移动起来。

避免做需要平衡的运动，以防因为体态改变而影响身体平衡，发生跌倒摔伤。

避免做关节紧张的运动，保护好孕晚期已经变得较松弛的关节韧带。不要做伸展运动，防止腰部损伤。腰胯和会阴运动、摆胯运动，直立，双手叉腰，向前、后、左、右推动胯部活动或者扭动胯部，做圆周运动。可以锻炼腹肌和背肌，以承受胎儿对于母体腹部的压力。然后放松，再把右脚沿床朝下滑，做5次。然后右膝屈起，左脚伸直重复同样动作，也做5次后放松休息。

可以做锻炼会阴肌肉的运动：采取仰卧位置，双膝屈起，尽量使会阴部收缩，保持一会儿，然后放松。这项动作可以重复20次，每5次一组。

注意中间要适度休息，再接着做，不宜一次做得过于劳累。

＊ 爬行活动

爬行并不是婴幼儿的专利，准妈妈也可以用来作为妊娠后期的锻炼方式。

长期的直立导致人体易发生脑血管病变和脊椎、腰肌劳损。孕晚期进行适度的爬行，能增强腹肌力量，预防难产。产后爬行则会有利于子宫复位。

练习爬行前要注意，爬行时穿一些宽松、舒适的衣物，可以给膝盖戴上护膝。爬速宜慢，爬幅宜小，重复两三次，间歇20～30秒。

妊娠30周以后，如果胎儿还是臀位，也不必过于担心。此时准妈妈不能强行伸展腹部，可以在征求医生意见和指导下，使身体呈胸膝卧位，通过改变胎儿的重心，增加胎儿转为头位的机会。

＊ 保健操

预防小腿抽筋的操：用手指沿着脚指头向上，一直到膝盖，逐一按摩小腿。然后，沿着手指头按摩顺序，逐一不停地按压小腿。再双手握紧拳头，由下朝上轻轻捶打小腿，使腿部肌肉放松后；用一手按住膝盖，另一手轻轻拉扯脚指头，抻拉舒展小腿筋肉。

❶ 纠正胎位操：如果发现胎儿在母体中的睡姿不正，可以遵医嘱练习做纠正胎位操来纠正宝宝的睡姿，每天做一次，每次持续15分钟。具体做法：双膝跪在床上，双手撑住床面，臀部抬高，胸部尽量贴靠床面。拿几个靠垫叠加在一起，垫在身下，面朝天躺下，使身体呈弓形。

❷ 松弛运动：能使关节和肌肉更柔软，减轻临产前阵痛，为分娩作准备。可以在家自己做或去准妈妈产前运动班练习。

准妈妈在开始练习时，如果已过了妊娠反应期而进入各方面都正常的阶段，也不必担心。不要认为现在再做已经迟了，只要逐步建立起做松弛练习的习惯，做到每天至少能练习20分钟就可以了。

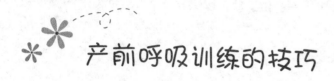

产前呼吸训练的技巧

* 腹式呼吸

准妈妈孕晚期应学会腹式呼吸。因为到这个时期，准妈妈的耗氧量明显增加，胎儿生长发育最快。胎儿居住的腹腔环境变得越来越小，如果准妈妈练习腹式呼吸，不仅能多给胎儿输送新鲜的空气，而且可以使母亲消除紧张与不适，在分娩或阵痛时，还能起到缓解心情紧张的作用。

腹式呼吸的具体做法是：首先，平静心情，并轻轻地告诉胎儿："宝宝，妈妈给你输送新鲜空气来啦。"然后，把背部紧靠椅背挺直，全身尽量放松。双手轻轻放在腹部，在脑海里想象：胎儿此时正舒服地居住在一间宽敞的大房间里，然后慢慢地长吸一口气，直到腹部鼓起来为止，随后缓慢地呼出。每天不少于3次。

不过，值得注意的是，这种练习最好请专业人士指导进行，避免做法不得当。

* 胸式呼吸

胸式呼吸也是助产方法之一。

胸式浅呼吸运动的目的：临产时胎头娩出，做这项运动能避免胎儿快速冲出而损伤婴儿或导致母体会阴严重裂伤。

胸式呼吸的具体做法是：平躺下把双腿伸直，张口做浅速呼吸，每秒呼气1次；每呼吸10次必须休息一下，再继续做，早晚各做3～4次。

产前放松训练的技巧

准妈妈如果出现疼痛、恶心、眩晕等症状，则是身体发出了停止或减轻运动强度的信号。

准妈妈要尽可能和朋友或家人一起做运动，以保障安全；运动前后都要多喝水，防止脱水。

放松练习是配合分娩应当提前学会的动作。

＊ 放松练习

放松的体位可以采取侧卧，上侧手臂在前，下侧手臂伸向后方，上侧腿屈膝朝前，下侧腿轻度弯曲。不管哪一侧腿放在下侧，只要自己感觉到舒适即可，也可以经常改变方向练习。做松弛练习，可以两侧都学，届时怎么舒服就怎么做。

具体做法： 做深呼吸的同时，握紧拳头；然后把拳头松开，整只手臂放松下垂，反复进行；做掰手腕的动作，用力要均匀，往回掰，再放松。腿脚、腹部、颈部等身体主要部位都做一紧一松练习，反复进行。

产前用力训练的技巧

＊ 用力练习

分娩时，如果用力得当，能使胎儿受到强大压力，能被持续的推动力从产道顺利娩出。临产前学会用力方法，对于顺利完成分娩有利。

具体做法： 身体仰卧，双膝弯曲，双腿分开。双手握住床沿或栏杆，背部贴床。大口吸气使胸部充满，然后轻轻地呼出，憋气，像排解大便时一样，慢慢地向肛门运气和用力。此时，下颌部要抵在胸口，后背紧贴在床上。用力期间不要漏气，不要弓起后背。等到充分用力后再慢慢呼气。要领在于不要使腰和背部抬起，头部和上身保持正直不要弯曲。

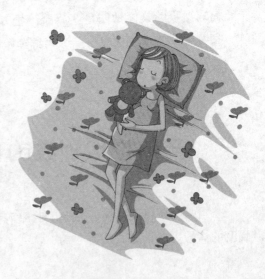

做用力练习时，最好在有经验的助

产人员或医生指导下进行，不可用力过度，重在掌握方法，要防止练习过度，引起不适甚至早产。

第六节 本月胎教实施方案

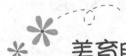

美育胎教具有奇妙的魅力

美育能陶冶性情，净化环境，开阔眼界，具有奇妙的魅力。

生活中处处充满了美，把美的信息传递给胎儿的过程，就叫作美育。美育是母亲与胎儿交流的重要内容，也是净化、美化胎教氛围的必要手段。

对胎儿的美育就是音乐美、色彩美和形体美的信号输入。轻快柔美的抒情音乐能转化为胎儿的身心感受，促进脑细胞的发育。准妈妈可欣赏一些绘画、书法、雕塑以及戏曲、影视文艺作品，接受美的艺术熏陶，把内心的感受描述给腹中的胎儿。

准妈妈临产的不安，可以用系统学习分娩知识和做练习来解除。那些锻炼放松法虽然已经学了好多次，现在不妨和准爸爸再一起学一次吧！或是练习练习呼吸法，或是准备住院必需物品等。

此外，夫妻俩也可以考虑一下出院后的生活，动手改变一下家里的布局。看着婴儿床，整理一番备好的婴儿用品，想象着婴儿天使般的笑脸，一定会幸福得不得了！

育儿的开始，也就是胎教的结束。自我检视一番，是不是充满了期待、充分准备好了迎接宝宝呢？

坚持巩固各种胎教效果

孕晚期，胎儿各器官、系统发育逐渐成熟，对外界的各种刺激反应更加积极。

到妊娠后期，准妈妈常常动作笨拙、行动不便。许多准妈妈因此而放弃孕晚期的胎教训练，这样不仅影响前期训练对胎儿的效果，而且影响准妈妈的身体与生产准备。

因此，准妈妈在孕晚期最好不要轻言放弃，自己要坚持运动和对胎儿的胎教训练。适当的运动可以给胎儿躯体和前庭感觉系统自然的刺激，能促进胎儿的运动平衡功能。

为巩固胎儿在孕早期、孕中期对各种刺激已形成的条件反射，孕晚期更应坚持各项胎教内容。

＊ 继续与胎儿对话

妊娠后期，不仅可以在前几个月的基础上有计划地继续进行对话，还可以结合实际生活出现的各种事情，不断扩大对话的内容和对话的范围。

准妈妈可以把生活中的每个愉快的环节讲给宝宝听。通过和胎儿共同生活、共同感受，使母子、父子间的纽带更牢固，并且为今后智力发展打下基础。

准妈妈可以针对分娩即将来临的特点，与胎儿主动进行沟通。比如可以告诉胎儿："我的小宝宝，不久以后你就要出来了，妈妈好盼望这一天。你一定很想和妈妈见面了，是吗？"或者夫妻一起对胎儿说："爸爸妈妈为迎接你的诞生，已经准备了整整10个月。外面的世界很美丽，你一定会喜欢的！"通过与胎儿对话，可促进双方情感的建立和心灵的沟通。

＊ 触摸胎教

妊娠9个月后，由于胎儿的进一步发育，准妈妈或准爸爸用手在准妈妈的腹壁上便能清楚地触到胎儿头部、背部和四肢。

你可以轻轻地抚摸胎儿的头部、背部和四肢。胎儿感受到触摸的刺激后，会作出相应的反应。

触摸胎教最好定时，可选择在晚间9时左右进行，每次5~10分钟。

触摸时要注意胎儿的反应，如果胎儿是轻轻地蠕动，说明可以继续进行；如胎儿用力蹬腿，说明被抚摸得不舒服，胎儿不高兴，就要停下来。

＊ 互动胎教

孕晚期准妈妈和胎儿的亲情互动也很重要。准妈妈要经常与胎儿交流，对胎儿的智能和感觉发育都有益处，不妨常与胎儿一起做做胎教游戏：

❶ 用一只手压住腹部的一边，另一只手压住另一边，轻轻挤压，感觉胎儿的反应。这样做几次后，胎儿可能会将手或脚移向妈妈手的方向。

❷ 随着音乐的节奏轻轻在肚子上打拍子，通常重复几次后，胎儿会有反射动作。

❸ 以二、三拍的节奏轻拍腹部，拍过几次后，再拍两下，胎儿会在刚刚拍过的地方回踢两下；若轻拍三下，胎儿可能会回踢三下。

❹ 胎儿睡觉时，最好不要去打扰他。

❺ 准妈妈与胎儿一边玩一边放轻柔、舒缓的音乐，给胎儿一个良性刺激，但如果感觉到胎儿不喜欢，就不要进行，玩的时间也不宜太长。

＊ 准爸爸的胎教任务

准爸爸和孕妻一起，已经度过了两百多天的胎教里程，临产时间越来越近，身为一家之主，在孕晚期应策划准备好以下这些事：

❶ 临近生产，要经常向妻子和胎儿传达爱的信息。

❷ 多为孕妻做腿部及腰部按摩，鼓励和增加妻子顺利生产的自信心，与胎儿进行交谈。

❸ 多陪妻子一起散步，做运动胎教。

❹ 与妻子一起准备生产需要的物品和婴儿用品。

❺ 因为妻子随时会有早产危险的可能性，要把自己的行踪告诉妻子，以便随时都可以联系到自己。

❻ 到医院所需要的时间、交通状况要事先计划好，最好能实地勘察，走一走，试一试。

怀孕第十个月

第一节 胎儿和母体的变化

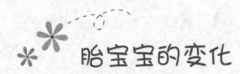

胎宝宝的变化

到37周末以后，胎儿如果降生，就能称为足月儿。从妊娠满38周开始到42周内降生的新生儿，都称为足月儿。胎儿已发育成熟，身长约50厘米，体重3 000克以上。皮肤呈粉红色，皮下脂肪发育良好，外观体型丰满。除肩、背部外其余地方的毳毛均脱落。指甲已超过指尖。胎儿能脱离母体很好地独立生活。

在母体子宫内这最后几周，宝宝继续从妈妈的血液里、脐带里，也从羊水里吸取生存最重要的物质——抗体。抗体能帮助胎儿对抗许多疾病。

从本月开始，胎儿在妈妈的子宫里每多待一天，会获得14克脂肪。

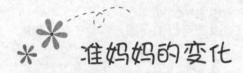

准妈妈的变化

90%以上的初产妇，在预产期前2～6周，胎先露部位下降到骨盆入口平面以下，胸腹憋闷的症状得以缓解，食欲变好。子宫较宽，宫底降至脐与剑突之间。

进入了怀胎十月的最后阶段，意味着已经接近于完成妊娠使命，宝宝随时可能降临人世间，母子血脉相通数月之久，马上就要相见了！

子宫变得柔软而富有弹性，在为胎儿的出生作准备。外阴分泌物会增多。有些准妈妈还会出现宫口提前扩张的现象。准妈妈要充分保持心情稳定，注意观察身体的细微变化。

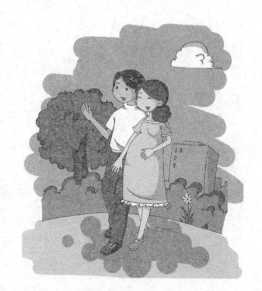

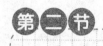

本月优生知识

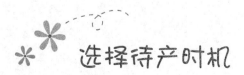

选择待产时机

胎儿在母体内的位置不断下降，会导致母亲逐步形成腹部坠胀感，不规则的宫缩出现的频率增加。准妈妈会总是想上厕所，排便次数增加，阴部分泌物也会更多，要注意充分保持身体的清洁卫生。

准妈妈此时期最重要的事情是充分休息，吃好睡好，保持旺盛精力和充足的体力，迎接随时随地可能发生的分娩。

随着预产期的临近，准妈妈和家人都要做物质和精神方面的准备。一般在预产期前3周，即怀孕第37周左右，就要准备好产妇及新生儿所需的物品，因为37周以后随时都可能临产。

除过物质上的准备之外，还要做好思想准
备。夫妻两人都要事先阅读一些有关分娩方
面知识的书籍，对分娩的过程有一个大体的了
解，做到心中有数。

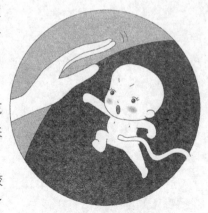

准妈妈要坚定信心，安定乐观，睡眠充
足，休息充分，以充沛的精力和愉快的心情来
迎接新生命的降临。

准妈妈和家人应当事先选择好一家条件比较
好、离家近的医院，免得分娩时临阵磨枪、慌了
手脚。事先还要了解好，临产后到医院需要办理哪些手续和办手续的准确地方，同
时还要了解清楚，哪些情况下准妈妈应当去医院准备生产，以免耽误入院时机。

孕晚期，准妈妈如果出现头昏、眼花、胸闷、气短等不适感，也要及时去医
院查诊。这个阶段的准妈妈，宁可被视为"娇气""过度小心"一些，也不敢轻
易放过任何不适，以防止引起威胁到母子健康的情况发生。

温馨提示

到了妊娠后期，不一定非要等到预产期才去医院待产，只要出现不适，一定
要及时去医院就诊，防止意外发生。

临产前这些情况有危险

怀胎十月，在临产前的这个月，准妈妈要特别小心，防止意外发生。

＊ 头痛、水肿、看东西模糊

这些症状可能是妊娠期高血压疾病的表现。特别是头痛剧烈，伴有眩晕、胃
痛、呕吐等，则是子痫的征兆。

* 血压增高

准妈妈如果原来就有高血压，孕晚期要积极控制血压。血压高的同时，如果伴有蛋白尿、水肿，则应当警惕妊娠期高血压疾病。

* 体重增加

准妈妈孕晚期体重增加要适当，每周不宜超过500克。如果体重增加过快，要设法查明体重过快增长的原因，若单纯因为饮食过量造成，则必须适当减少饮食摄取量。

* 阴道流血

准妈妈如果出现阴道流血，要注意有无发生前置胎盘、胎盘早剥等情况，必须找医生检查。

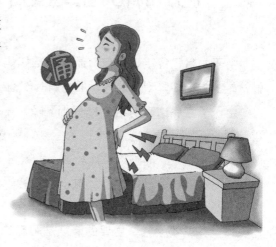

* 胎膜早破

准妈妈发生破膜之后，随时都可能发生宫缩，应当及早住院。

* 腹痛

准妈妈如果腹痛伴有阴道流血，则可能是胎盘早剥，还要警惕早产发生。

* 胎动减少或频繁

胎动有一定的规律性，如果比平时有减少或过度频繁的情况发生，则胎儿可能有危险，要尽快去医院。

* 胎动消失

胎动消失表示胎儿有危险，必须快速就医。

舒适家居生活

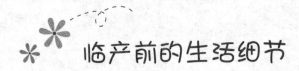

临产前的生活细节

由于本月已经接近临产，胎儿在准妈妈子宫内的位置下降，胎头沿着准妈妈骨盆轴的方向，降到骨盆内，准妈妈腹部凸出部分会感觉到稍有缩回。

由于子宫底比起前两个月有所下降，在腹部对心脏、胃、肺部的压迫感会有所减轻，呼吸不再觉得困难，会感到顺畅多了。同时，前一阵子那种"一吃就饱""吃不下饭"的感觉也减轻了，食欲也好多了。

准妈妈现在会身体变得沉重，特别懒于活动，还经常会有背痛、腰腿部的不适感，总是觉得疲倦，行动的难度也增加了许多。准妈妈这个月一定要记住：动作缓慢一些并不要紧，主要的麻烦是腹部的膨大影响，走路时不容易看清脚下。因此，步行在外和上、下楼梯时，都要格外注意，一定要踩踏实了再走。

如果感到子宫收缩腹痛或发胀，就要赶紧停下来休息。睡眠要充分，平时要抓紧一切时间休息，以确保自己的精力充足。

准妈妈睡觉的姿势，最好采取左侧卧位；注意尽可能不要坐低矮的小凳子和较为松软的沙发。

坐椅子的时候，双脚不要交叉，因为有可能会影响腿部的血液回流，增加心脏负担。

从现在开始，准妈妈要尽可能地把手表、饰物去掉，包括戒指、镯子等，以利于身体各个部位的血液正常循环。

准妈妈可能会发现，自己的头上油性分泌物开始增多，汗腺分泌也有所增加，皮肤会变得容易积存污垢，阴道的分泌物也增加，外阴部不再容易保持洁净。因此，对于孕晚期比较容易慵懒的准妈妈来说，更加要注意保持良好的个人卫生，经常洗头洗澡，勤换内衣内裤，外阴部要经常用温水清洗，以避免感染。

进入妊娠后期以后，尽量要用淋浴方式洗澡。如果用盆浴方式洗澡，极容易感染阴道疾病。而且，长时间的盆浴会使子宫充血，对胎儿不利。

妊娠后期的几个月，原则上要禁忌性生活。临产前的这段时间，更要特别注意，禁忌性生活，以免受到刺激，引起早产。

临产前准爸爸做些什么

临产时，准妈妈因为分娩前阵痛来临，有可能因为生理疼痛和心理上紧张兼而有之，很难清楚地表达自己的状况。此时，作为准爸爸，需要及时给医生通报相关的所有内容。

在入院之初，就要把准妈妈的详细健康状况报告给医生，尽可能地配合做好医生的临产检查，准确的报告内容包括：

❶ 什么时候开始有宫缩，每次的持续时间和间隔时间。

❷ 有无见红的情况，流血的时间、量、颜色等状况。

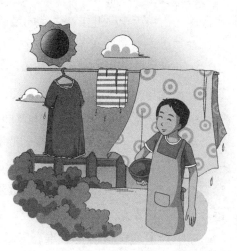

❸ 有无破水的状况，破水的发生时间、羊水颜色、变化等。

❹ 自我感觉有无头痛、呕吐、心悸、气喘等症状。

❺ 曾经患过的病症，如有无高血压，有无阴道流血史，有无肝功能异常等。

分娩开始后，准爸爸也扮演着很重要的角色，除了为妻子准备好第一产程中需要的食物、水等外，还要及时给予产妇精神上的鼓励与支持，即使产妇因为宫缩疼痛难耐而脾气暴躁或说气话，准爸爸也一定要宽容忍耐。

此外，如果准爸爸曾经和妻子一起上过孕育知识课程，就会大有用武之地，可以和临产的妻子谈一谈话，引导妻子较理性地分散注意力，合理调整呼吸，或为妻子做一点按摩以减轻疼痛，直至成功分娩。

住院时，可以带上一些能使准妈妈得到心理安慰的东西，比如平时喜欢的布娃娃、衣服、小摆设等，让准妈妈即使在医院里，也能感觉到熟悉和温馨。

准爸爸是妻子的坚强后盾

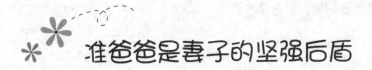

作为一家之主的准爸爸，不仅要周到呵护孕妻和胎儿，更需要用自己的乐观、大度、临危不乱的胸襟，来影响母子双方。

临近分娩，准妈妈难免会有些急不可待，作为准爸爸的丈夫，何尝不盼望早一些见到自己的宝宝？

这个时候，更要显示出为人之夫、初为人父的宽广大度胸襟来，要掩藏起自己同样盼望宝宝的心情，劝慰、安抚妻子，陪着她愉快地度过妊娠最后冲刺的这一段时光，携手走向迎接新生命的最后关头——分娩。

有不少宝宝出生以后，似乎会更加喜欢爸爸的声音一些，这与胎儿在母体中，喜欢低沉、宽厚的准爸爸的声音有很大的关系，因此，每天多对着胎儿说一说话，创造与出生后的宝宝建立密切、浓厚感情的基础条件。

由于准妈妈行动不便，要多方面细致、耐心地呵护和照料她，做到体贴入微。而且，耐心地坚持施行最后的胎教课内容的重任，主要靠准爸爸来完成。每一天，要陪同准妈妈散步、活动，帮助按摩不适的腰、颈、腿部，陪同爱妻一起温习分娩呼吸方法、做孕前体操，还要悉心观察、掌握尺度，不要让准妈妈太疲倦。此外，还要充分关注她的营养，让她保持充足体力来迎接临产。

在临产前的关键时刻，准爸爸的乐观态度和关爱呵护，正是准妈妈的坚强后盾。

温馨提示

父母的乐观性格，会影响胎儿性格形成的大趋势。母亲如果豁达乐观，每一天良好的情绪必然会有助于小生命的健康成长，更有助于出生以后形成活泼开朗的性格。

第四节 每月膳食营养要平衡

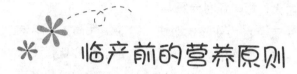

临产前的营养原则

在临产前最后阶段，虽然会有种种不适症状光临准妈妈的身体，但总体上，仍属于食欲旺盛、胃口大开的阶段。

最需要提醒的是：一定要随时监测体重增加速度，如果每天增加体重总量超过100克，就必须适度控制饮食，避免宝宝过大，造成生产和宝宝娩出的困难。

临产前的一个月，是营养素和热量积蓄的最后"冲刺阶段"。胎儿会大量储存营养素，为出生后独立生存和生理需求做好储备，准妈妈也要为分娩时消耗的热量和产后哺乳做好营养储备。

要知道，在妊娠最后一个月里，宝宝每在妈妈腹中多生活一天，就能从妈妈那里获得14克脂肪，为出生后储备热量。

临产前，每天的营养素摄入量为：蛋白质90～100克，糖类（碳水化合物）350～450克，脂肪70～100克，维生素C100毫克，维生素A 1 500微克，维生素$B_1$1.8毫克，维生素$B_2$1.8毫克，钙质1 500毫克，铁40毫克，锌20毫克，热量9 164～9 614千焦（2 200～2 300千卡）。

更主要的是，饮食种类多样化，能保证膳食均衡，营养全面，避免各类营养素比例失调，保证准妈妈和胎儿宝宝在最后数十天的"冲刺阶段"，能得到足够的营养。所以，在餐桌上，一定要在主食和副食上尽可能地多样化，尽量做到花样翻新，粗细粮要搭配，肉、菜、蛋、奶类食物交替，不要有丝毫偏食的倾向。

每一餐都不要吃得过饱，吃到七成饱就可以。

改一日三餐为一日五六餐，如果条件受限，可以在两次正餐之间吃一些零食来加餐。

饮食方面，在继续保持营养均衡的同时，注意多吃一些开胃、纤维素含量较高、容易消化吸收的食物。这样做有助于缓解胃部不适感，减轻便秘和痔疮的烦恼。

✳ 临产前吃的建议

临产前，正是胎儿脑细胞和脂肪细胞剧烈增殖的"敏感期"，更要注意补充富含蛋白质、磷脂和维生素的食物，以促进胎儿智力的发育。要限制脂肪和糖类食物，以免热量过多，使胎儿长得过大，影响顺利分娩。

"怎么会饿得这么快呢？"一方面，因为新陈代谢快、体能消耗高，所以会感觉饿得快；另一方面，腹中胎儿长大，子宫向上顶，占据了胃部的位置，让人还没吃多少就有了饱腹感，所以，饭量下降、饱得快也饿得快，是临产前的普遍特点。一般来说，只要不偏食，食物选配得当，在临产前需要适当增加一些副食品的种类和数量，就能满足胎儿宝宝和母体自身营养储备的需要。

产前阶段，需要供给充足的蛋白质、卵磷脂和维生素，能使胎儿脑细胞数目增殖，有利于胎儿的智力发育。准妈妈的食量会明显增加，但因为腹部容量受限的因素，又会总是感觉到吃不饱、饿得快。应当多吃一些含蛋白质、矿物质和维生素丰富的食物，如牛奶、鸡蛋、动物肝脏、鱼类、豆制品、新鲜蔬菜和新鲜水果。此外，还要多吃富含铁、维生素B$_{12}$和叶酸的食物，如动物血、内脏和深色蔬菜等。

要尽量少吃过咸的食物，避免过量饮水，以防止妊娠高血压综合征的发生。

还要注意少吃高热量食物，避免自己过于肥胖、胎儿长得过大。

进入临产前最后阶段，母体会分泌大量的孕激素，使得准妈妈胃肠平滑肌松弛，水分被肠壁吸收，常常会引起便秘。要注意多吃一些含有粗纤维的新鲜蔬菜和水果。此外，为了胎儿大脑的发育，可以吃一些核桃、花生、芝麻、葵花子等坚果类食物，其富含的不饱和脂肪酸，还能减少将来宝宝的皮肤病发病率。

多吃一些肝、青菜、豆制品等营养物质，能减少宝宝出生后贫血症的发病率。

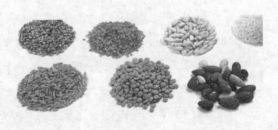

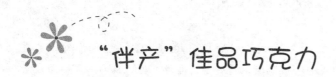

"伴产"佳品巧克力

据产科专家研究，临产前，正常子宫每分钟收缩3～5次，而正常产程需要12～16小时，总共约需消耗相当于跑完1万米所需的热量。而这些被消耗的热量，必须在产程中加以进补，才能保证有充足的体力使分娩顺利进行。

有人主张产妇在产前吃桂圆鸡蛋，实践证明桂圆有使子宫乏力之弊；也有人主张让产妇临产前喝人参汤或口含人参，效果却不尽理想。

什么食品能担当"伴产"食品呢？

营养学家首推巧克力，据测定，每100克巧克力中含有糖类50余克，蛋白质15克，还有微量元素、维生素、铁和钙等，能在短时间内被人体很快消化、吸收和利用，产生出大量的热量。

巧克力的营养价值，符合临产妇生理需要的几个特点：

❶ 含有大量能很快被产妇吸收利用的优质糖类，被吸收利用的速度是鸡蛋的5倍、脂肪的3倍。

❷ 富含临产妇十分需要的微量元素和维生素、铁及钙等。不但能加速产道创伤的恢复，还能促进母乳的分泌与增加母乳的营养成分。

❸ 体积小，热量高，而且香甜可口，吃起来也很方便，产妇只要在临产前吃上一两块巧克力，就能在分娩过程中产生出更多热量。因此，产前让产妇适当多吃些巧克力，对母亲与婴儿都十分有益。

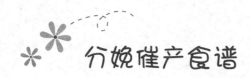

分娩催产食谱

到妊娠后期，适宜吃一些营养含量较高，脂肪和热量较低的食物，既补益于身体，为临近到来的分娩储蓄精力，也为腹中胎儿的营养储备提供来源。

红枣炖猪肘

材料与做法： 红枣8颗，水发黄豆100克，猪肘1只，生姜、盐、冰糖、红糖、料酒各适量。红枣洗净，猪肘去净毛，生姜去皮切片，葱洗净捆成把。锅内加水烧沸入猪肘、料酒，用中火煮至血水净，捞起冲净。把猪肘放入盅内，加入生姜、葱、红枣、黄豆、冰糖、红糖、盐，入清水加盖，入蒸屉隔水炖2小时，去掉姜、葱即可使用。

和胃健脾、气血两补，对临产阴虚气弱、乏力、口干等症有功效，且有助产后恢复。

小米面茶

材料与做法： 小米面1 000克，麻酱250克，芝麻仁10克，香油、精盐、姜粉各适量。芝麻仁去杂用水冲洗净，沥干水分，入锅炒至焦黄色后擀碎，加入精盐拌和在一起。锅置火上入适量清水、姜粉，烧沸后用小米面调成稀糊状倒入锅内，略加搅拌，开锅后盛入碗内。麻酱和香油调匀，用小勺淋入碗内，再撒入芝麻盐，即可食用。

咸香可口，补中益气、增加营养、助顺产。

空心菜粥

材料与做法： 空心菜200克，粳米100克，精盐少许，清水适量。空心菜择洗干净，切细；粳米淘洗干净。锅置火上入适量清水、粳米，煮至粥将成时，加入空心菜、精盐，续煮至粥成。

菜粥稠，味清淡，爽滑。有清热、凉血、利尿、助产的作用。临产前食用能滑胎易产。

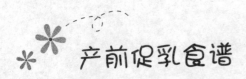

产前促乳食谱

临产期将至，适当吃一些有促进乳汁分泌作用的饮食，对于分娩后，对新生儿进行母乳喂养，对婴儿的健康成长有利，更有益于新妈妈产后身体功能的全面恢复。

螵蛸蛋茶饮

材料与做法： 桑螵蛸（又名桑寄生，中药店有售）100克，鸡蛋两只，红糖50克，茶叶5克。洗净后同入砂锅加清水，用小火炖煮1小时后，加放红糖和茶再煮沸，等到茶煮出香味后，取出蛋去壳，食蛋饮茶，每天饮数次。有强筋壮骨、安胎催乳功效。

菠菜鱼片汤

材料与做法： 鲤鱼一条约1 000克，菠菜300克，火腿200克，葱、姜、料酒、盐、植物油适量。鲤鱼去鳞及内脏洗净后切成半厘米的薄片，用盐和料酒腌渍半小时；菠菜择洗净切段，火腿切成末。锅入油上火烧到五成热后入姜、葱，爆出香味后下入鱼片，稍煎至发白后，加入适量水和料酒旺火烧开，改用文火煮20分钟后入菠菜段，汤沸后加入火腿末、盐即可。

香菇豌豆

材料与做法： 鲜豌豆300克，鲜香菇100克（或干香菇10克泡发），高汤、盐、味精、水淀粉适量。香菇去蒂洗净切丁，与豌豆一起入热油锅内煸炒，至豆由青变深色后，加入高汤和盐、味精调味，用水淀粉收汁即可。

奶油白菜

材料与做法： 白菜500克，牛奶100克，高汤适量，盐、味精、淀粉少许。白菜洗净切段，锅上火入油烧热后，加白菜翻炒后入高汤，煮沸至菜熟后，入盐和味精调味，淀粉用水调匀后，加入牛奶混合加入菜中收汁即可。

温馨提示

临产前这一个月，要严加节制食物中水分和盐分的摄取量，以免引起血压增高。

本月准妈妈的营养食谱

木耳炒茭白

原料：

茭白250克，水发木耳100克，葱1根，蒜2瓣，姜2片，高汤2大匙，淀粉2小匙，盐1小匙，鸡精、胡椒粉各少许。

做法：

1.茭白洗净，切成4厘米长的细丝；木耳洗净，撕成小朵备用；葱洗净切丝备用。

2.将盐、胡椒粉、鸡精、高汤、淀粉放到一个碗里，兑成芡汁备用。

3.锅内加入植物油烧热，放入姜片、蒜片爆香，再下入茭白、木耳炒至断生。

4.加入葱花及芡汁，待汤汁浓稠后即可。

功效：

茭白中含有的碳水化合物、蛋白质、矿物质等，能补充孕妈妈和胎儿所需营养；木耳是补血、降压的佳品，尤其是适合血压偏高的孕妈妈食用。

桃仁乌鸡

原料：

乌鸡300克，核桃仁75克，枸杞7克，葱、姜、花椒、料酒各适量。

做法：

1. 乌鸡洗净切块，汆水，去沫渣。

2. 加入核桃仁、枸杞、花椒、料酒、葱、姜等，同煮。

3. 煮开后转小火炖，至肉熟透，即可食用。

功效：

核桃仁性甘平、味苦，入肺、肝、大肠经，破血行瘀，润燥滑肠。乌鸡含有10种氨基酸，其蛋白质、维生素B_2、烟酸、维生素E、磷、铁、钾、钠的含量更高，而胆固醇和脂肪含量则很少，能滋养肝肾、养血益精、健脾固冲、延缓衰老、强筋健骨。配合核桃仁，能大大提升妇科圣品——乌鸡的补锌功效，而且具有补虚劳羸弱、止消渴、母体复旧及乳汁丰沛的作用，非常适合临产的准妈妈食用。

清炖牛肉

原料：

黄牛肋条肉500克，青蒜丝5克，精盐、味精、料酒、葱段、姜块各适量，植物油20毫升。

做法：

1.将牛肋肉洗净，切成小方块，放入沸水锅内焯一下，捞出放入清水内漂清。

2.炒锅置武火上，放入植物油烧热，下牛肉块、葱段、姜块煸透，倒入沙锅内，加清水（以漫过牛肉为度）、料酒，盖好锅盖，开锅后用小火炖至牛肉酥烂时，加入精盐、味精，盛入汤碗内，撒入青蒜丝即成。

功效：

牛肉酥烂，汤清味鲜。含有丰富的蛋白质、脂肪和钙、磷、铁、锌、烟酸、维生素E等多种营养素，具有补脾胃、益气血、除湿气、消水肿、强筋骨等作用。

蛋黄三鲜汤

原料：

鸡蛋1个，番茄50克，蛋皮丝20克，水发木耳丝20克，水发海米少许，精盐3克，味精2克，香油适量，鸡汤500毫升。

做法：

1.将番茄去皮、籽，切丝；鸡蛋打匀。

2.鸡汤烧沸，将蛋皮丝、木耳丝、番茄丝入锅烫一下捞出，随即甩入蛋液，加入海米、精盐、味精、香油，待蛋花浮起后，将汤倒入碗内，再将三丝顺次放于蛋花上即可食用。

功效：

汤清味鲜，富含维生素A、锌、铁。

牛肉粳米粥

原料：

粳米150克，牛肉100克，黄酒、葱段、精盐、姜片、味精、五香粉各适量。

做法：

1. 洗净牛肉，剁成肉末。

2. 将粳米淘洗干净。

3. 将水烧沸，放入葱段、姜片、牛肉末、黄酒、五香粉煮沸后，再捞出葱、姜，倒入粳米，煮成粥，用精盐、味精调拌，即可食用。

功效：

牛肉含蛋白质、脂肪、碳水化合物、钙、磷、铁、维生素A、B族维生素、维生素C等营养物质，具有补脾胃、益气血、除湿气、消水肿、强筋骨等作用，再配以粳米煮粥，更宜脾胃之气，因此产妇食用此粥，则可脾胃健壮、气血充盈、筋骨强健。牛肉为发物之品，因而乳母食用促进乳汁分泌。若产妇有腰膝酸软、虚损羸瘦、食少气怯、产后水肿等病症，食用此粥则有治疗作用。

打卤面

原料：

面条500克，熟猪肉150克，鸡蛋1个，木耳25克，黄花50克，花生油30克，花椒3克，酱油30毫升，精盐6克，味精和水淀粉适量。

做法：

1.将木耳用水泡胀，择洗干净，撕成小块；黄花用热水泡胀，掐去硬蒂，洗净理齐，切小段；熟肉切小片；鸡蛋打入碗内待用。

2.将锅内放清水400毫升，加入黄花、木耳、肉片，烧开后加入酱油、精盐、味精，用水淀粉勾芡，淋入蛋液，倒入小盆内；将油倒入锅内烧热，加入花椒炸出香味浇在卤盆内待用。

3.将面条煮熟，盛入碗内，浇上卤即可。

功效：

味道鲜美，易于消化。营养丰富，含有蛋白质、脂肪、碳水化合物（糖类）、多种矿物质和维生素。

鱼肉水饺

原料：

面粉100克，鲜鱼肉50克，猪肉馅10克，韭菜100克，酱油、花生油、料酒、精盐、鲜汤各适量。

做法：

1.将鱼洗净，去皮去骨，连同猪肉一起剁成肉蓉。肉蓉中加酱油、料酒、鲜汤搅成糊状，再加精盐、胡椒粉搅匀成馅。

2.将面粉用清水调制成面团，搓成细条，再揪成每个5克的小剂。

3.将每个面剂擀成圆皮，抹上馅，捏成月牙形的小饺子。饺子下入沸水锅内煮熟，捞出即可食用。

功效：

鲜香适口，营养丰富。富含优质蛋白质和维生素B_1。

桂圆猪心

原料：

桂圆肉100克，猪心1个，姜、胡椒、料酒、盐各适量。

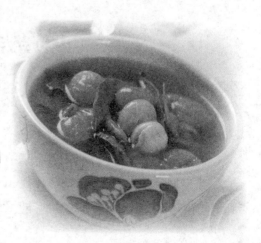

做法：

1. 将猪心剖开，去掉脂肪、筋膜，洗净；再将桂圆肉洗净，姜切成片。

2. 将猪心氽水、过凉，然后加入桂圆肉、姜片、胡椒、料酒、盐及适量水。

3. 转小火煮，调好味。

功效：

猪心含有蛋白质、脂肪、钙、磷、铁、维生素B_1、维生素B_2、维生素C以及烟酸等营养物质；桂圆性温、味甘，益心脾，补气血，具有良好的滋补作用。可用于心脾虚损、气血不足所致的失眠、健忘、惊悸、眩晕等病症，还可治疗病后体弱或脑力衰退。本品将桂圆与猪心同煮，不仅为准妈妈补充丰富的锌，还具有养血补气、健脾开胃、安神催眠的功效。

虾仁豆腐汤

原料：

豆腐300克，虾仁40克，菜心2棵，枸杞8克，精盐、淀粉、料酒、鸡精、胡椒粉各适量。

做法：

1. 将虾仁、枸杞、菜心洗净，菜心对剖成两半，备用。

2. 将豆腐放热水中略焯一下后，切成长宽均等的小块。

3. 锅中加油置旺火上烧热，放入虾仁、菜心爆炒，用料酒烩锅，然后加水，下豆腐、枸杞和精盐，将淀粉用清水调开倒入锅中，改小火炖煮15分钟后调入鸡精、胡椒粉即可食用。

功效：

虾仁含蛋白质是鱼、蛋、奶的几倍到几十倍；还含有丰富的钾、碘、镁、磷等矿物质及维生素A、氨茶碱等成分，且肉质松软、易消化。本品对产前进补或者产后身体虚弱都是极好的食物。

山药当归炖羊肉

原料：

羊肉250克，山药50克，当归30克，姜片、盐、味精、胡椒粉适量。

做法：

1. 羊肉切块，焯水。山药去皮，切滚刀块，焯水。

2. 将羊肉、当归、姜片入炖锅内，小火炖半小时，再放入山药，炖至山药熟透，最后用精盐、味精、胡椒粉调味即可食用。

功效：

羊肉含有蛋白质、脂肪、糖类、无机盐、核黄素、烟酸、胆甾醇、维生素A、维生素C等营养成分。主治肾虚腰痛、阳痿精衰、形瘦怕冷、病后虚寒、产后大虚或腹痛、产后出血、产后无乳或带下等症，还具有补气滋阴、生肌健力、养肝明目的作用。当归能补血活血，调经止痛，润肠通便。

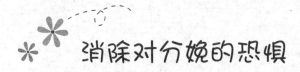

消除对分娩的恐惧

临近预产期，准妈妈对分娩的恐惧、焦虑或不安感加重，对分娩"谈虎色变"。担心发生临产先兆时来不及到医院，稍有"风吹草动"就赶往医院，甚至在尚未临产、无任何异常的情况下要求提前住院。

越是小心翼翼，就越会紧张得不得了，生怕自己的反应慢了，影响正常的分娩。这种紧张状态会越来越重，形成心理上的强大压力，弄得准妈妈吃不好、睡不着，日有所思、夜梦不断，疲惫不堪，说到底，其实是一个心理保健问题。

了解分娩原理及有关科学知识，才能克服对于分娩的恐惧，最好的办法是自己了解分娩的全过程以及可能出现的情况，进行分娩前的有关训练。现代城市医院或妇幼保健机构均经常举办"准妈妈学校"，在怀孕的早、中、晚期对准妈妈和丈夫进行教育，专门讲解有关的医学知识，以及在分娩时的配合知识。这对有效地减轻心理压力，解除思想负担以及作好孕期保健，及时发现并诊治各类异常情况等均大有帮助。因此，最好能早一些报名参加学习，还可以多交几个准妈妈朋友，相互交流。

做好分娩准备，包括妊娠后期的健康检查、心理上的准备和物质上的准备。一切物质准备的目的都为母婴平安，所以，准备的过程也是对准妈妈的一种心理安慰。如果了解到家人和医生为自己做了大量的工作，并对意外情况也有所考虑，心中就会有底得多。

把对分娩的恐惧转移到别的方面，是"船到桥头自然直"的想法。不要把分娩当作过于严重的事情，生活中避免谈论分娩话题，尽量少听"过来人"描述的分娩经历。

正视分娩的恐惧，反复讨论分娩的事情，把各种可能遇到的问题事先想清楚，找出每个问题的解决方法。做好分娩前的物质准备，就不会临时手忙脚乱，能帮助稳定情绪。

人的恐惧，大多因缺乏科学知识、胡思乱想而造成。所以，在怀孕期间，多看一些关于分娩知识的书，了解整个分娩过程，以科学的态度去取代恐惧的心理，不但效果好，还能增长知识。

妊娠后期，由于生理上的原因，多数准妈妈会变得比较脆弱，心里常会产生一些莫名其妙的失落感、压抑感、恐惧感，遇事容易发怒、焦虑、惊慌、悲伤等。不过，为了让胎儿出生后能形成稳定的性格，碰到不愉快的事情时，一定要主动及时地说出来，把不愉快的情绪早些释放掉，因为这些情绪能通过胎盘传递给胎儿。

这时候的准爸爸一定要当好"出气筒"。做丈夫的一定要明白，此时的关怀、理解和鼓励有多么重要。当然，准妈妈也一定要及时和家人多做交流，说清楚自己恐惧什么、忧虑什么、希望得到什么等，请家人帮助找出症结所在，出谋划策，及时消除心中种种烦恼。平时，还应当多和准爸爸交流胎儿的情况，一起去观察胎儿活动、一起去想象胎儿的模样……这些做法，都会使准妈妈的心情迅速兴奋和快乐起来。

还可以约上几个好朋友，一起吃饭聊天，宣泄心中的不快；或约上别的准妈妈，一起交流"妈妈经"，共渡难关。要学会一些自我排忧的方法，比如经常听听音乐、唱歌、看喜剧片或读一些轻松愉快的书刊等，这些都能使准妈妈和胎儿放松愉悦，对宝宝将来的性格培养有好处。

温馨提示

怀孕期间，许多心理和生理的变化交织在一起，会形成准妈妈独特的心理应激反应。这些心理和情绪的变化会延续到产时，并逐渐加重。准妈妈对分娩的认识，对疼痛的心理准备以及家庭成员和周围朋友的态度，都会对分娩过程产生巨大的影响。

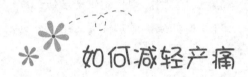

如何减轻产痛

减轻产痛，并非做不到，除了产妇有权要求使用减痛措施之外，关键还在于自我情绪反应，会影响到自身的痛阈值。

焦虑、恐惧等不良的情绪反应可使痛阈下降，加重疼痛。而疼痛又加重焦虑、恐惧等情绪，形成恶性循环。

应当正确对待产痛，学会减轻产痛的方法：增强分娩的信心，保持良好的情绪，尽可能提高对疼痛的耐受性。

❶ **想象和暗示**：想象宫缩时宫口在慢慢开放，阴道在扩张，胎儿渐渐下降，同时自我暗示："我很顺利，很快就可以见到我的宝宝了！"

❷ **有助于放松的方法**：肌肉松弛训练、深呼吸、温水浴、按摩、改变体位。

❸ **分散注意力**：看自己最喜欢的照片或图片，看书、看电视、听音乐、交谈。

❹ **微弱宣泄**：借助于哼、呻吟、叹气等动作减轻疼痛。

＊ 亲人陪产有积极作用

在产程过程中，一般鼓励准爸爸积极参与，能给予产妇心理及精神上的支持是其他人不能取代的，并在促进夫妻感情上也有积极意义。

准爸爸陪伴产妇具有独特的作用，因为准爸爸最知道妻子的爱好，可以在她疼痛不安时给予爱抚、安慰及感情上的支持。产妇在得到丈夫亲密无间的关爱与体贴时，可以缓解紧张恐惧的心理，减少了孤独感。而且准爸爸还可以在医务人员的指导下帮助产妇做一些事情，如握手、抚摸、按摩、擦汗等，使产妇感受到亲情的温暖。

自然生产的疼痛，被公认为是最剧烈的痛

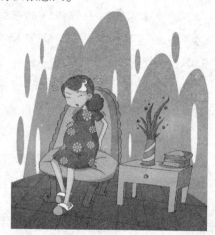

楚。因此，越临近产期，准妈妈的心情就会越紧张、害怕。现代围生医学研究成果表明，拉梅兹呼吸法是能有效减痛的方式，准妈妈如果能勤加练习，绝对有助于顺利生产，减轻分娩时令人难以忍受的疼痛。

拉梅兹生产法

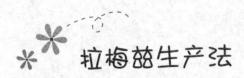

拉梅兹生产法，最早由苏联发明，苏联心理学家称之为"心理预防法"，目的在于训练产妇利用放松技巧和各种呼吸技巧，来应付子宫收缩时的痛楚。随后，法国产科博士拉梅兹又根据临床实践加以研究改进，成为目前使用广泛的"拉梅兹生产减痛法"。

拉梅兹运动法包括：神经肌肉控制运动；产前运动；呼吸技巧的运动。

其中，呼吸运动是进入分娩产程时，最广泛被使用的减痛方式。

在怀孕7个月后，就可以和丈夫，或其他陪产者一起接受呼吸技巧训练，持之以恒地练习有以下好处：夫妻共享怀孕及生产过程，培养默契，增加亲密感。

减少对生产的陌生及恐惧，并拥有足够的信心迎接生产。

生产时，利用呼吸技巧，控制子宫收缩引起的产痛，维持镇定及保持体力，使生产过程更顺利。

✱ 拉梅兹呼吸法的注意事项

想要练习拉梅兹呼吸法的准妈妈，必须先做到下列事项，才能发挥拉梅兹呼吸法的减痛功效：

胎位正常，无任何危险妊娠征兆，可自然生产，并通过产科医生同意。

建立基本生产过程（包括产兆）概念，以配合呼吸技巧应用。怀孕满7个月后开始练习呼吸技巧，需要反复练习至技巧熟练。

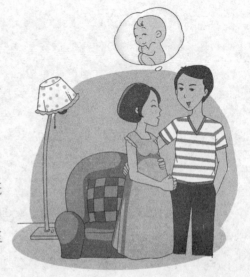

丈夫最好陪同妻子接受训练和练习。

❋ 拉梅兹运动法包括三大内容

❶ 神经肌肉控制运动。

❷ 产前运动。

❸ 呼吸技巧的运动。

下面以呼吸方法为主，因为产前运动种类众多，这里择要介绍。有需求的准爸妈们，可以边读边做。

❋ 练习前的原则

在练习拉梅兹呼吸法之前，准妈妈要遵守以下几个原则：

❶ 选择坚固的硬板床或地板作练习，避免在弹簧床或是软床上练习。

❷ 运动前先排尿，排空膀胱。

❸ 穿着较宽松的衣服。

❹ 空腹或饭后2小时做。

❺ 次数由少逐渐增多，并配合个人身体情况，避免过于疲倦。

❻ 练习环境要保持温暖。

❋ 廓清式呼吸运动

适用时间：在所有的运动开始及结束前，需做一次廓清式呼吸。

方法：鼻子慢慢深吸一口气，再以口缓慢吐出，并全身放松。

练习姿势：准妈妈如果上了产台（产床），通常身体会呈现半躺的姿势，在家中练习运动时，可采取坐姿练习，最重要的是熟悉控制身体与呼吸的方式。

❋ 神经肌肉控制运动

目的：

❶ 使产妇在产痛发生时，仍能自由自在地放松全身肌肉，不致无谓地浪费体力，还能让胎儿持续得到足够的氧气。

❷ 生产时能将产痛解释为"开始工作——呼吸"的信号，并非只是感觉疼痛和紧张。

❸ 集中精力在呼吸技巧上，控制宫缩引起的产痛，提高对产痛的忍受力。

❹ 保持体力，较轻松地度过产程。

神经肌肉控制运动原则：

❶ 选择清静、不受干扰的环境练习，才容易进入情况。

❷ 与同伴一起练习，随时检查放松情况，才容易达到效果。

❸ 每天练习，才能熟练。

❹ 须习惯同伴的指挥（口令）。

神经肌肉控制运动方法：

❶ 准妈妈平躺在地板上，头下、膝下各垫一枕头，或坐在地板上，深深地吸气和呼气，全身放松（如果只练习手部放松，站立亦可）。

❷ 进行廓清式呼吸。

❸ 缩紧身体某部位，如右臂、左臂、右腿、左腿。

❹ 放松同一部位。

❺ 进行廓清式呼吸。

❻ 轮流练习缩紧与放松四肢，亦可应用到全身任何一个部位的肌肉。

神经肌肉控制运动练习步骤：

❶ 缩紧右臂。

❷ 缩紧左臂。

❸ 缩紧右腿。

❹ 缩紧左腿。

❺ 缩紧右手右腿。

❻ 缩紧左手左腿。

❼ 缩紧右手左腿。

❽ 缩紧左手右腿。

＊ **呼吸运动**

呼吸运动是进入临产状态以后，最有效也最有利地加快产程和减轻产痛，能够为各个产程的顺利完成而充分调动产妇的能力，科学有效地保证顺产。

＊ **胸式呼吸**

适用时间： 第一产程初始阶段。

当准妈妈开始有不规则阵痛（有时伴随有腰酸）的现象，但每次阵痛的时间间隔较久，且阵痛的程度较低时，便可进行。

此时子宫颈变薄扩张，开2～3厘米，子宫收缩30～50秒，收缩间隔(两次阵痛的间隔时间)5～20分钟（持续8～9小时）。

* 胸式呼吸方法：

❶ 身体完全放松，眼睛选定一个定点凝视。

❷ 进行廓清式呼吸。

❸ 鼻子吸气5秒，再以口缓慢吐气5秒，腹部保持放松。

❹ 一次吸气吐气过程约10秒，并进行6～9次胸式呼吸，直到子宫变软、不痛为止，结束后再做一次廓清式呼吸。

❺ 每天进行5次，每次约60秒。

胸式呼吸口令："收缩开始""廓清式呼吸""吸二……三……四，吐二……三……四""廓清式呼吸""收缩结束"。

* 浅而慢加速呼吸

适用时间：第一产程加速阶段。

此时进入规则性阵痛，子宫收缩压力增大，准妈妈感受到的阵痛更强烈，准妈妈的脾气会变坏。

子宫颈变薄扩张约开4～8厘米，子宫收缩60秒，收缩间隔2～4分钟（3～4小时）。

* 浅而慢加速呼吸方法：

❶ 完全放松，眼睛选定一个固定点凝视。

❷ 先做廓清式呼吸，放松身体。

❸ 鼻子吸气，再以口缓慢吐出，腹部保持放松。

❹ 配合子宫收缩的强弱，来决定呼吸的快慢，子宫收缩增强则加速呼吸速度，子宫收缩减缓则减慢呼吸速度。由于子宫收缩程度会由弱至强，再由强至弱，因此，呼吸的速度应由慢而快，再由快而慢。

❺ 吸气吐气过程配合子宫收缩持续时间，为45～60秒，最后以廓清式呼吸结束。

❻ 每天5次，每次60秒。

* 浅而慢加速呼吸口令：

"收缩开始""廓清式呼吸""吸二……三……四，吐二……三……四，吸二……三，吐二……三，吸二……三，吐二……三，吸……吐，吸……吐，再逐渐减缓呼吸速度至吸二……三……四，吐二……三……四""廓清式呼吸""收缩结束"。

＊ 浅式呼吸

适用时间：第一产程转换阶段。

准妈妈阵痛最剧烈的时刻，会感觉到产道有东西，或有想大便的感觉，产妇可能会失去耐性，发脾气、大喊大叫。

子宫收缩最强烈，子宫颈变薄扩张开8～10厘米，子宫收缩60～90秒，收缩间隔30～90秒。

浅式呼吸方法：这个时候因为产妇已痛到无法吸饱一口气，因此要分段吸气，再一次吐完气，确保胎儿拥有足够的氧气。这个阶段无论宫缩程度大小，均维持快速吸吐的速度。

❶ 完全放松，眼睛选定一个固定点凝视。

❷ 进行廓清式呼吸。

❸ 微张开嘴巴吸吐发出"嘻嘻嘻"的声音。

❹ 连续4～6个节拍的快速吸气，再吐一次气，以一吸一吐为一个循环，并反复进行，直到子宫收缩结束。

❺ 随子宫收缩强度调整速度。

❻ 吸和吐的气的量需一样（即分段将气吸饱，再一次将吸饱的气吐完），避免换气过度，因为如果准妈妈换气过度，会使体内二氧化碳过度排出，造成手脚发麻的不适情况。

❼ 再以廓清式呼吸做结束。

浅式呼吸口令："收缩开始""廓清式呼吸""吸吸吸吸吐、吸吸吸吸吐……吸吸吸吸吐""廓清式呼吸""收缩结束"。

＊ 闭气用力运动

适用时间：子宫颈全开，胎儿随时娩出时。

产妇是否能正确地用力，将决定这个阶段的时间长短，正确方式是在子宫收缩时用力，子宫收缩时停止用力并完全放松，以便获得力量继续奋斗。

闭气用力运动方法：

❶ 准妈妈平躺在地板上，或坐在地板上，两腿跷高贴放在椅子或沙发上，两

膝屈曲，两腿分开，臀部移近椅子边缘，手握住椅子的脚。坐在地上，双腿张开的姿势也可。

② 大口吸气后憋气、往下用力将力用在肛门上，像排解较硬的大便一样。

③ 头抬高看肚脐，下巴向前缩。

④ 憋气20～30秒，吐气后马上再憋气用力直到收缩结束。

⑤ 预产期前3周每天练习2次即可，但切记在做练习时不可真的用力。

闭气用力运动口令："收缩开始""廓清式呼吸""吸一口气、憋气、往下用力、用力……吐气；然后再吸一口气、憋气、往下用力、用力……吐气……""廓清式呼吸""收缩结束"。

＊ 哈气运动

适用时间：不能用力，却不自主用力时。

① 子宫未扩张而有强烈的排便意，想要用力，用哈气运动，以避免子宫颈水肿，延迟产程。

② 当胎头已娩出2/3后，为了避免冲力太大造成会阴撕裂而要求产妇不要用力，此时可使用哈气运动，口张开连续喘气，直到想用力的冲动过去时为止，并等待医护人员再次提示。

哈气运动方法：

① 嘴巴张开像喘息式的急促呼吸。

② 不可憋气，并全身放松。

哈气运动口令：不要用力、哈气，要练习到有很快的本能反应才行。

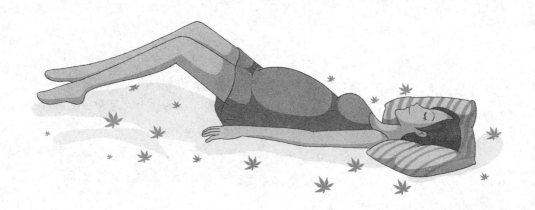

第六节 本月胎教实施方案

本月胎教要点

这个月的胎教，可以继续坚持音乐、抚摸、运动、营养、语言胎教的综合做法，多和胎儿说话，准妈妈、准爸爸对宝宝的爱意和企盼心情，传达自己和宝宝共同努力，迎接平安诞生的决心。

经过妊娠期间的胎教，采取了各种人为干预刺激训练，新生儿会具有良好的感觉器官功能和反应能力，为早期教育打下基础。如果出生后即停止训练，胎教的效果就会逐渐地消退乃至消失。因此，要特别重视把胎教和宝宝的早期教育衔接起来。

临产前胎教"加时课"

在怀胎十月期间，准妈妈已经下了不少工夫，用了不少时间来实施胎教，给胎儿音乐、语言、触摸的刺激，为胎儿输入了良性的信息，对胎儿的感觉器官和大脑产生了一定的影响，促进了神经元结构的形成，一般认为，胎教应当终结于分娩。

由于宝宝出生后的6个月之内是大脑细胞增殖的又一个高峰期，所以，新生儿和胎儿一样，也需要充分的营养供给，需要继续适宜的信息刺激，才能有利于进一步促进神经系统的发展。

从这个意义上，胎教还需要持续一段时间，直到与早期教育衔接。

＊ "加时课"的理由

宝宝出生的时候，大脑的重量和体积只有成年人的1/3，神经细胞尚未成熟，神经纤维也没有形成完善的髓鞘，而且相互之间的联系几乎没有形成。所以，在出生后的新生儿期，只有把大量的刺激信息传输到感觉器官中，再通过感觉细胞传达到大脑，才能促进神经细胞的成熟。因此，尽管胎儿根本不懂语言的意思，却也还是要给予各种声音的刺激，包括语言和音乐的刺激。当然，除了声音刺激外，还要同步提供足够的视觉、触觉刺激。及时给予胎儿较为适宜的感觉、视觉、触觉刺激，就是胎教的"加时课"。进行加时课的目的，是与早期教育做好衔接。

胎儿生长到第十个月时，已经发育成熟，自主性变强，每一个动作都能自主地做。由于胎头已经进入母体盆腔，活动减少，睡眠增多，因此，这个阶段的胎教应当以准妈妈保持良好的情绪、创造舒适的环境为主，不宜再实施过多、过重的接触式胎教。

＊ 睡眠模式

在胎儿出生前两三周里，用仪器检查脑电波，发现这个阶段的胎儿也有深度睡眠和浅睡之分。这种睡眠模式有别于成人和儿童，在医学上称为"第三睡眠"。

睡眠模式会随着婴儿成长，逐渐接近于成年人的模式。初生儿在睡眠中就会做出类似吮吸的动作。采用超声波观察胎儿，在妊娠25周左右，也曾有同样的动作，到妊娠后期后几周，这种动作会更加明显。

母体的行为大多数会传导给腹中的胎儿，为了让胎儿在母体内睡得安稳，妊娠后期准妈妈应当保持充足的睡眠，使胎儿也能睡得安稳踏实。形成良好的睡眠模式是胎教的重要内容，更是宝宝出生以后早期智能开发的基础。

＊ 怡情养性

由于临近生产，准妈妈难免心理上紧张，情绪抑郁，这种状况对胎儿很不利。这个月的胎教重点，就是要尽量调整好自己的心态，培养良好情绪，把美好的情绪传导给胎儿。怡情养性的胎教，就是要准妈妈通过欣赏音乐，阅读诗歌，鉴赏艺术作品，在自然美景中放松心情，呼吸新鲜空气来怡然性情，达到对胎儿产生良性影响的效果。

✳ 适度的语言、音乐

临产前，不必过多地采用刺激性较强的胎教方法，像光照胎教、运动胎教、游戏胎教等，准妈妈最好经常听一些平时喜爱的音乐，尤其是表现自然景色、天籁之声，还有虫鸣、鸟啼、溪流、海浪一类比较舒缓、平稳、节奏变化不强的乐曲，都有安抚准妈妈精神状态，松弛紧张情绪的作用。语言胎教以母亲喃喃自语和轻声吟咏、诵读、哼唱为主，还可以温习一些古典诗词、儿歌、童话，为未来对宝宝实施早期教育和智能开发做好准备。

在分娩前的最后一段时间中，坚持像怀孕数月以来那样，每天给胎儿讲一讲大千世界，说一说父母对宝宝的喜爱相思之情，听一听熟悉的胎教音乐，或高唱、或低吟几句心爱的歌曲，咏诵朗读几句诗词名句，一方面，继续坚持对胎儿的胎教；另一方面，也对自己在孕期中这几个月来学到的知识，做一个全面梳理回顾。别小看这些日子一点一滴的积累，等到胎儿真正降生到世间来，准爸爸和准妈妈开始正式"上任"，荣任宝宝的"第一任教师"的时候，就会发现，自己前几个月的工夫，一点都没有白费力气，儿歌、诗词名句脱口而出，音乐、运动，样样信手拈来，工夫不负有心人啊！

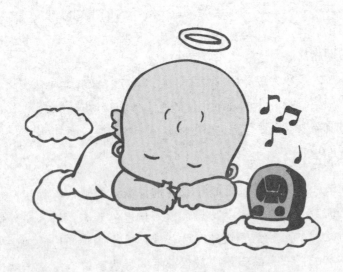

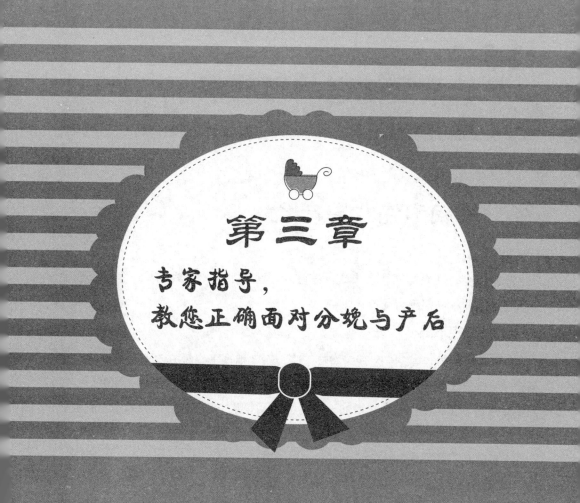

第三章

专家指导，教您正确面对分娩与产后

　　"十月怀胎，一朝分娩"，280天左右的漫长妊娠期，将要经过分娩而宣告结束。在母体内生长发育10个月后，胎儿发育成熟。一旦胎儿发育成熟后，子宫会发生强烈收缩，进入临产阶段。此时，准妈妈会感到腹部阵阵疼痛，然后，宫颈口扩张，胎儿及附属物经过母体阴道排出，这就是分娩，即临产的过程，从而结束整个妊娠期。

　　产后用合乎科学的方式，推动养生新主张。营养和运动，是产后恢复健康的两大要素。

分娩需要知道的那些事

分娩的先兆是什么

分娩前夕，准妈妈往往会出现一些症状，医学上称为分娩先兆：包括子宫底下降、子宫收缩和阴道分泌物出现。

* 子宫底下降

产妇在分娩前数周，会发现子宫底下降，到了相当于妊娠 8 个月时的高度。这种变化会使准妈妈感到上腹部不再那么憋闷，胃口也会好一些。但与此同时，下腹部会更加沉重突出，小便次数增加，走路也会显得更加笨重，经常会感觉到腰酸腿痛，还会出现小腿抽筋的现象。子宫底的下降，意味着胎儿的头下降入盆。有的胎儿头入盆较晚，要至分娩前夕。

* 子宫收缩

分娩之前数周，子宫肌会变得敏感起来，往往会出现不规律的宫缩。准妈妈能感觉到不规律的腹部变紧、变硬，这就是宫缩。这种宫缩与真正分娩时的阵缩不同，因此，医学上称为假阵缩。假阵缩持续时间短，间歇不规律，收缩大多只是在下腹部。假阵缩不会使子宫颈张开，也不伴有血性分泌物出现。假阵缩的特点是持续短，常常不足 15 秒，间隔时间长短不一，长时间行走或站立时较明显，晚上出现较白天多。

* 见红

在妊娠最后数周，子宫颈分泌物增加。在分娩开始前 24 小时内，常有一些带血的黏液性分泌物从阴道排出，血量一般很少，不超过月经量。这种带血的分泌物，俗称"见红"，是分娩即将开始的一个比较可靠的先兆。一般在见红后 24 ～ 48 小时，开始发动宫缩即临产。

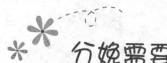

分娩需要经过3个产程

胎儿娩出要经过3个阶段，医学上称为3个产程。包括从子宫有节奏的收缩到胎儿和胎盘娩出的全部过程，完成这个过程，分娩才算结束。

第一产程：产程刚刚开始时，宫缩持续时间短，间歇时间较长，子宫收缩力较弱，产妇感觉腹痛程度较轻，能够忍受。这时，如果医生同意，可以适当下床活动。宫缩时，做均匀的深呼吸；间歇时，全身放松休息；也可以在宫缩的间歇，吃一些易消化吸收的食物。很多产妇喜欢吃巧克力，因为巧克力含热量较高，能用于补充产妇所需热量。注意要勤排小便，因为胀大的膀胱不仅影响胎儿先露部位下降，还会影响宫缩。在第一产程，如果没有禁忌证的话，医生会给产妇灌肠，灌肠后产妇要尽量排大便。

随着宫口不断开大，宫缩会越来越强，持续时间可达1分钟，间隔时间缩短到1~2分钟，产妇的腹痛会越来越严重，间隔时间逐渐缩短，往往感到连喘气的机会都没有。这时，产妇可以通过深呼吸止痛法、腰骶部压迫止痛法、按摩止痛法等来减轻一些不适感。

腹痛次数增多、强度增强，这并非是坏事。一般来说，如果产妇骨盆和胎儿没有异常的话，分娩速度和腹痛的程度成正比，腹痛越重，宫缩越强，宫口开大越快，产程进展越快。所以，产妇一定要尽力控制自己的情绪，不要大声呼叫，要和医生密切配合，以顺利度过漫长的第一产程。

第二产程：产程进入第二阶段，此时宫口已经开全。宫缩持续1分钟，间歇2分钟左右。宫缩时，胎儿先露部位压迫盆底组织，产妇会有排便感，并不由自主向下屏气用力。第二产程是最紧张、体力消耗最大的时期，也是保障母子安全的关键时期。产妇在这时一定要和医生密切配合，听从指挥，掌握正确的用力方法。在宫缩时先行深吸气，然后如解大便一样屏气向下方用力以增加腹压，在宫缩间歇期全身肌肉放松，安静休息。正确使用腹压，可以缩短产程，加速分娩。如果用力不当，徒然消耗体力，反而会因为疲劳过度造成宫缩乏力，影响产程进展。当胎头露出会阴口，助产人员告诉产妇张嘴"哈气"时，千万不要再屏气用力，可以做短促的呼吸动作，以防胎儿娩出过快而撕裂会阴部。

第三产程：胎儿娩出后，即进入第三产程。这时，产妇感到轻松，子宫底下降至脐平，宫缩暂停几分钟后又会重新开始。子宫体变硬呈球形，宫底升高达脐上，阴道有少量流血，阴道口外露的脐带自行下降变长，这些症候表示胎盘已经剥离。接产人员会轻轻按压子宫底部，牵拉脐带，娩出胎盘。伴随着一些血液流出，继而子宫收缩较紧，流血量变少，分娩过程至此全部结束。

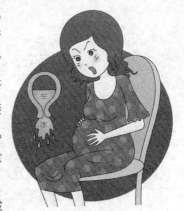

胎盘娩出后，接产人员会把胎盘盖平，仔细检查胎盘胎膜是否完整。如果胎盘胎膜完整，会检查会阴、小阴唇内侧、尿道口周围及阴道和宫颈有无裂伤。发现裂伤，会立即消毒并缝合。

＊ 各产程中产妇须配合

在不同的产程中，能够按不同的产程情况与医生配合好，有利于顺利分娩。

第一产程时间较长，产妇情绪波动也大，往往会因为疼痛、精神紧张而不能好好休息和进食。所以，在第一产程中应当打消顾虑，注意吃好、喝好、睡好，按时排便，和医护人员密切配合。饮食方面，可吃一点稀粥、鸡蛋、青菜、鱼和瘦肉等清淡的饮食，多喝一些糖水，以保证充沛的体力。因为膀胱充盈对胎头下降及子宫收缩都有影响，应当每2～4小时排尿一次。如果胎膜未破，产妇可以在室内适当活动、行走；胎膜已破则应当卧床待产，以防脐带脱出。如果宫缩时感到疼痛，可以通过深呼吸法减轻疼痛，或用两手轻轻揉下腹部或用拳头和手压迫腹痛处，缓解不适感。

第二产程能否顺利进展，要看产妇是否能密切配合，因为这时要求产妇腹部肌肉收缩的压力配合宫缩，力量才能强大，才有利于顺利分娩，因此，产妇必须学会正确运用腹压。

腹压的运用方法，是在宫缩刚一开始时，产妇便要深深地大吸一口气，然后随着子宫收缩力的加强，向下用力屏气，直到宫缩完为止。宫缩间歇时，则安静休息不再用力。这样反复的子宫收缩和腹肌压力密切配合，便能加速胎儿的娩出，并且能缩短第二产程。

第三产程胎儿生下后，子宫的体积缩小，胎盘和包绕胎儿的胎膜（俗称胎衣）就和子宫分开，随着子宫收缩而排出体外，这时整个分娩全部结束。

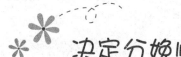

决定分娩顺利的3个要素

决定分娩是不是顺利，有3个要素，即产力、产道和胎儿。如果这3个要素都正常，并能相互适应，配合协调，那么产程会进展顺利，实现顺产，否则会造成难产。

* 产力

产力是指把胎儿及附属物从母体子宫内逼出的力量。包括产妇的子宫收缩力，腹肌和肛提肌的收缩力以及膈肌的收缩力，其中子宫收缩力是主要产力。正常情况下，子宫收缩应当有一定的强度和频率，并会持续一定的时间，随着产程的进展，强度不断加大，持续时间也相应延长，才能在第一产程中使子宫颈口逐渐开全，胎儿先露部位逐渐下降。如果子宫收缩乏力，会影响第一产程进展，需要采取措施加强宫缩。腹肌、膈肌及肛提肌的收缩，主要运用于第二、第三产程。在第二产程中，助产人员会嘱咐产妇屏气用力，使腹肌及膈肌强力收缩，有利于胎儿娩出，缩短第三产程。

* 产道

娩出胎儿的通道，分骨产道和软产道。骨产道是产道的重要部分，是指母体的骨盆。骨盆的大小、形态直接影响分娩。如果骨盆畸形，虽然胎儿和胎位正常，产力也正常，仍可能因胎儿无法通过骨产道而发生难产。软产道是指产妇的宫颈、阴道及外阴，如果宫颈口开全、阴道没有阻力，胎儿就能顺利通过，正常娩出。

* 胎儿

胎儿的大小、有无畸形及胎位是否正常，直接与分娩相关。纵产时，胎儿通过产道较易，头位较臀位易于娩出。发生臀位时，会因胎头娩出时无变形的机会，使胎头娩出困难。发生横位时，足月的胎儿也不能够经阴道分娩。胎儿过大或者颅骨过硬、可塑性差、不易变形，也常常会发

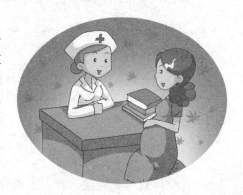

生分娩困难。正常情况下，产力推动胎儿下降，在下降过程中克服产道阻力，正常分娩；反之，如果产道或胎儿异常也可能影响产力，引起产力异常。在分娩过程中，助产人员会注意观察了解产程进展情况，发现异常会及时纠正，争取顺产。

分娩时会有哪些生理反应

曾经在产前培训班或者相关的书报杂志上了解到一些关于分娩的知识，但是，一旦身在产床上，因为生理性反应，也许会呕吐、牙齿打战甚至排便……别担心，事先了解这些，是为了消除紧张和难堪。事先有思想准备，当这些情况发生的时候，便会从容应对。

* 呕吐

呕吐是分娩过程中的普遍现象，几乎有90%的新妈妈都在产床上经历过恶心和呕吐的感觉。当然，无痛分娩中采用硬膜外麻醉会导致血压过低，也就是血压突然下降，最初的征兆就是恶心和呕吐。即使是没有进行硬膜外麻醉，分娩时的疼痛感，往往也会导致呕吐。另外，分娩的过程中，胃里的食物会停止消化，也可能导致呕吐发生。如果是自然分娩，为最大限度地避免呕吐，从分娩开始的最初阶段，应该只吃一些好消化的流食，或者完全停止进食，只喝水或饮料。

* 牙齿打战

有半数以上的女性在分娩的时候，身体会颤抖，牙齿会止不住发出"嗒嗒"的响声。发生这种现象并不是因为感到寒冷，实际上，此时的体温还会上升1～2℃，会感到热。生理解释是：颤抖是分娩过程中身体处于临时状态的直接反应。最新研究表明：还可能因为母体的血液中出现一些不相容成分的直接结果。在分娩的过程中，极少量的胎儿的血液会融入妈妈的血液当中。如果新妈妈和宝宝的血液中有不相容的成分（如妈妈的血型是 A 型，而宝宝的血型是 B 型），就会出现颤抖、哆嗦、打冷战现象。

* 排气

当宝宝通过产道慢慢下降、准备降生的时候，会挤压到直肠，促使一些气体由肛门排出。尤其是施行硬膜外麻醉后，肛门附近的括约肌会变得麻痹、没知觉，这种情况就越会发生。另外，在产床上也会有肠道的生理蠕动，排泄出大便。这种情况下排便当然会让人很尴尬，然而医生的态度会很客观，知道这只是人体器官一种正常的运动。当宝宝的头通过产道时，直肠会变得平滑，里面的内容物就会被挤出来。发生了这样的事，不用感到难堪和不好意思，这是完全正常的。

分娩的疼痛程度因人而异吗

为什么有不少产妇在分娩时大呼小叫，大喊其痛；而有些产妇却能默默忍耐，一声不吭呢？

第一，是对分娩的过程缺乏科学的了解。女性在怀孕末期，体内雌激素水平增高，孕激素相对减少。雌激素能提高子宫肌肉对缩宫素及其他刺激子宫收缩物质的敏感性，加上宫内局部压力的增加，促使子宫产生强有力的宫缩。

第二，恐惧心理和疼痛敏感因素所造成。产妇的恐惧心理，是因为对分娩过程缺乏了解，只是从一些"过来人"那里道听途说，认为分娩非常疼痛甚至痛苦不堪，对分娩异常恐惧。还有些人平时就对疼痛很敏感，又轻信一些经"过来人"添枝加叶的形容，想象着分娩时如何疼痛，势必造成极大的心理压力，在这样的心态下，肯定会加剧分娩时的疼痛。

临产分娩的疼痛程度和精神紧张因素密切相关。精神越是紧张，产痛就越厉害。过分的紧张、恐惧、烦躁，会使人对轻微的刺激也引起剧烈反应；精神紧张和不配合，常常会使子宫收缩不协调、乏力、滞产。因为精神紧张会使肌肉紧张度增强，疼痛神经末梢得到的刺激就会多，产生的疼痛感就强。人在紧张恐惧时，体内产生的紧张激素量增加，会削弱、抵消身体产生的用于促进产程进展和减轻不适的激素作用，增加神经末

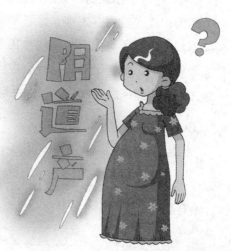

梢对疼痛刺激的敏感性，疼痛感会随之增强。

　　其实，分娩只是一个生理过程，在临盆时，体内支配子宫的感觉神经纤维数目已很少，一般不会产生强烈的痛觉。客观地说，分娩肯定是有痛感的，因为在分娩过程中，会牵拉子宫邻近的某些组织器官，产生局部疼痛感。体力劳动者平时活动量大，分娩时普遍比较顺利，痛感也相应减轻，而脑力劳动者或平时活动量较少的准妈妈，常常会因为极度紧张和恐惧而加剧疼痛。

临产前的腹痛有哪些原因

　　妊娠临近足月时出现腹痛，是常见的现象，有的人因为腹痛发生，急急忙忙地赶到医院，检查后是假宫缩，来回折腾更增加焦虑。了解常见的腹痛情况，有利于掌握去医院的时机，减少焦虑，减轻精神压力。

　　❶ 假临产的腹痛：腹痛的间隔、强度和持续不会增强，疼痛通常发生在夜间，无规则、无阴道出血性分泌物，对胎儿无不良影响。

　　❷ 临产的腹痛：腹痛呈有规律的阵痛，腹痛持续时间逐渐延长，间隔时间逐渐缩短，强度也逐渐增强。腹痛多由背部开始辐射到腹部，有规律性的腹部阵痛可能伴有少量阴道出血，通常对胎儿无不良影响。

　　❸ 胎盘早期剥离：腹痛发生常伴有诱因，如腹部外伤、性生活不当也可能成为诱因，或有妊娠并发症，如妊娠高血压综合征。腹痛表现为持续性无间隔，疼痛剧烈无规律，可能有大量阴道出血，也可能阴道出血少，对准妈妈和胎儿都是非常危险的，此属于产科急症，应当立即去医院。如果自己无法确定是哪一种腹痛，最好的选择是到医院，请医生帮助确定为妥当。

温馨提示

　　怀孕后，大家都会认真地上好每一堂产前培训课，阅读自己能找到的关于怀孕和分娩的资料。有一些令人尴尬的表现，事先知道是正常的，可以避免届时的难为情。

为什么自然分娩好处多

　　胎儿娩出母体后，到成长 28 天内称作新生儿。新生儿娩出后，助产士会为新生儿吸痰，清理口腔、鼻腔的黏液和羊水，并轻轻拍打新生儿足底引起大声的啼哭。新生儿的啼哭，是出生后的第一次自主呼吸，表示宝宝的呼吸道已经畅通，呼吸系统已经正常工作，开始提供自身需要的氧气。同时，新生儿的肺部得以扩张，吸入大量的氧气，降低肺部循环的阻力。然后，助产人员会为新生儿结扎脐带。同时，对新生儿进行出生健康评估，系上辨识手镯，在出生记录上印上脚印，并且为新生儿涂油，清除腋窝、腹股沟等处的油脂。出生半小时以后，会让新生儿与母体进行皮肤接触，让婴儿吸吮母亲乳头。做完上述处理，2 小时后，会送母婴一起回母婴病房。

　　宝宝在妈妈子宫里生活，像被装在一个口袋里一样，袋口处有扎紧的绳子，这扎紧的绳子就是妈妈的子宫颈口。子宫颈口和长长的阴道，由坚硬的结缔组织和肌肉组成，平时这些器官都紧紧地关闭着，以防止孕期的胎儿从口袋里"滑脱"出来。随着妊娠期的结束，这些坚硬的结缔组织和肌肉在临产激素的作用下，开始变松变软，以利于分娩时软产道的扩张，便于宝宝从此通过。

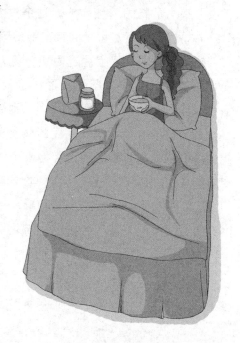

　　分娩的过程，就是把宝宝从妈妈的子宫和生殖道中挤排出来的过程。然而，在这个过程中，若没有推动宝宝前进的动力，宝宝就无法娩出。而娩出宝宝的动力，主要就是妈妈子宫的收缩力，即疼痛感。

　　子宫收缩力起的作用：促使子宫颈张开，宫颈口的完全张开，还需要靠宝宝用自己的头硬顶，才能把宫颈口撑到足够大，让自己的头和身体通过。这项艰难的工作，单凭宝宝本身是根本做不到的，只有靠引起妈妈疼痛的宫缩，一次又一次的推动才能完成。

妈妈在分娩中的痛感，是由于妈妈的子宫在收缩引起的，子宫的收缩正是在帮助宝宝扩张产道，推动宝宝前进。没有子宫的收缩力，宝宝就不能够把产道扩张开。

产道的"大门"一旦被打开，宫缩会促使宝宝尽快娩出，降临人间。因此说，新妈妈的生产的疼痛是必经的。宝宝只有通过妈妈的产道才能获得新生，由于妈妈的产道并不是光滑平直的，而是一个上宽下窄，还略微上翘的弯行"隧道"。在这个隧道中还设有几道"关卡"和"路障"。其中间的两个"路障"之间的宽度平均只约有10厘米，是宝宝降生的必经之"路"。由于产道的弯曲、狭小，当宝宝途经"隧道"时，必须要做一系列的动作，以便使自己头部的径线缩小和让身体适应隧道的形状和大小后，才能通过。

宝宝的这一系列动作，就是分娩产程介绍中所说的：衔接→下降→俯屈→内旋转→顶露与着冠→仰伸→复位→外旋转→娩出。然而，这一系列动作的完成，都不是宝宝自己主动做出的，宝宝通过妈妈产道的某个"路障"时，本身并不需要作任何动作和努力，一切都要由妈妈的子宫收缩力和妈妈产道产生的反作用力的合力来"包办"。如果不能及时变换姿势，宝宝就会被卡在此处，长时间留在妈妈产道内任何一处"关卡"，都会威胁宝宝的生命。宝宝姿势的及时变换，需要强有力的推力才能完成，这个推力就是妈妈的子宫收缩力。可以说，没有分娩时妈妈的疼痛，可爱的宝宝就不可能降生。

最重要的是，宝宝经过阴道分娩，头部必然要受到产道的挤压，并被拉长变形。但是，这种挤压和变形，是为宝宝从母腹子宫内充满羊水的"水中生活"过渡到"陆地生活"作准备。对宝宝脱离母体而独立生活十分有益。因为子宫有节律的收缩，能使宝宝的胸廓受到相应的压缩和扩张，而正是这种有节律的舒缩运动，能刺激宝宝肺泡表面活性物质（磷脂类物质）加速产生，这种物质能使宝宝出生后肺泡富有弹性，容易扩张。

子宫收缩反复挤压宝宝的胸廓，有利于把胸廓中的肺泡液及吸入的羊水挤出。随着宝宝降生的一声长啼，肺泡张开，从此开始了独立的呼吸运动，不至于因为肺泡表面活性物质缺乏而引起肺透明膜病变，导致新生儿死亡。产道对宝宝头部的挤压作用，还能刺激脑活素的释放，有利于宝宝的智力开发。因此，正常经阴道生产时，新妈妈的疼痛给宝宝带来的益处是剖宫产分娩所不能做到的。

＊ 自然分娩的时长

临床能听到一些准妈妈这样说："如果再有……小时生不出来，就剖宫产。"说明这些人对分娩过程还不了解。由于产妇产道的坚韧和曲折，宝宝的降生之路是很艰难的，宝宝在妈妈产道中，需要多次艰难地变换姿势后才能慢慢娩出，这个过程很缓慢。需要给宝宝慢慢地适应妈妈骨性产道的坚硬部分的时间。顺利分娩的过程，就是妈妈的产力、产道与宝宝身体的径线相互适应的过程。既然相互适应，就需要有一定的时间，长时间的疼痛是必需的，只有经过了长时间的疼痛，才能让妈妈产道的大门慢慢"打开"，让宝宝轻松地通过。一般来说，初产妈妈的宝宝通过妈妈的产道一般需要 12 ~ 16 小时，而经产的妈妈则只需要 8 ~ 12 小时。

疼痛的时间和强度过短过急，容易造成妈妈产道的严重撕裂，发生大出血及新生儿颅内出血及产伤。疼痛的时间和强度过慢过弱，又会造成妈妈疲劳、乏力，使产程用时过长，器械助产率增加，使新生儿窒息率、新生儿产伤率都有所增加。因此，正常的分娩不可能在短时间内完成。

宝宝从妈妈体内娩出，虽然只有 10 厘米，但前进的每 1 毫米都需要妈妈忍痛来帮助宝宝完成。为了宝宝的健康，要正确认识分娩时疼痛的意义，才能生出一个聪明、健康的宝宝。

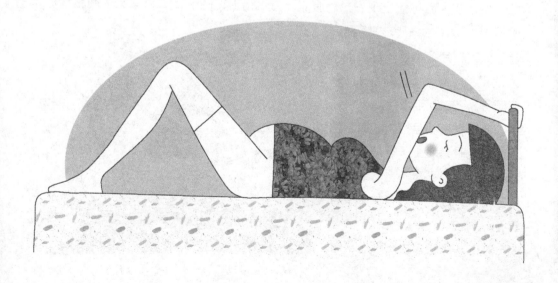

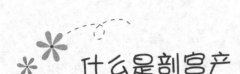
什么是剖宫产

剖宫产，是由于产妇或胎儿的原因，无法使胎儿自然娩出，医生采取的一种经腹部切开子宫、取出胎儿及附属物的手术过程。

受社会因素影响，很多家庭对分娩的要求越来越高，准妈妈及家属对分娩的要求是：既对宝宝好，又要产妇生得快，还要痛苦小，并有利于身体恢复。对医生来说，剖宫产手术不十分复杂，多数可顺利完成，而经阴道分娩则需要医生耗费很长时间去观察产程，既费时又费心。

很多产妇及家属都要求医院做剖宫产，因为社会上普遍流传着不正确的说法，认为剖宫产的宝宝聪明，剖宫产女性不用"开骨缝"，身材恢复得好，不受罪等。

无论剖宫产手术实施多么方便、手术技术多么高、技术保障多么到位，毕竟剖宫产是一种手术，对母亲和胎儿来说，都具备一定的风险和威胁，都有一定的不利因素。而且产后的康复也比自然分娩慢，产后护理也会增加难度。此外，实施剖宫产手术以后，会对以后是否可以再生产形成一定的隐患。

＊ 剖宫产对母子的不利因素

对母亲的不利因素有：手术中可能出现麻醉意外、出血、膀胱及输尿管和肠管损伤，手术后可能出现发热、腹胀、刀口出血、血肿、刀口感染、肠粘连等；腹壁刀口易发生子宫内膜异位症；剖宫产会给产妇子宫留下永久性瘢痕，医学上称之为"瘢痕子宫"，在 2 年之内如果再妊娠，容易发生胎盘植入、胎盘粘连，分娩时易发生子宫破裂、胎盘破裂、胎盘剥离不全，避孕失败进行人工流产时容易发生子宫穿孔。

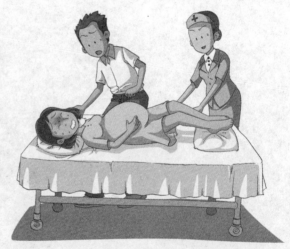

对婴儿来说，由于没有经过

产道挤压，婴儿的肺没有经过锻炼，出生后不易适应外界环境的骤变，容易发生新生儿窒息、呼吸窘迫综合征、吸入性肺炎等。另外，剖宫产手术还增加了婴儿感染的机会，使之患病率明显增加，甚至给宝宝带来危险。

是否要施行剖宫产，多数情况下医生并无法明确答复，只有少部分产妇在临产前经检查，发现存在着绝对的剖宫产指征，如骨盆明显狭窄或畸形、横位、胎儿宫内窘迫等，已经预测到经阴道分娩比较困难，或对产妇和胎儿有危险，医生才会向产妇说明需要做好剖宫产的准备。

对大多数产妇来说，只有通过试产，才能了解自己产力的强弱、胎头可塑性大小、骨盆软组织对分娩有无阻力及产力、产道、胎头三方面是否协调，再决定是否需要剖宫产。因此，是否实施剖宫产，应当听从医生安排。

温馨提示

　　剖宫产手术的实施，可以提高孕产妇和围产儿的平安率，明显减少产伤和新生儿并发症。但是，剖宫产有利也有弊，在医学上有着严格的适应范围界定，是绝不能代替经阴道分娩的。

剖宫产产后护理

实施剖宫产手术以后的产妇护理工作要比经阴道产要求高，要注意以下几个方面：

❶ **休息：** 由于手术创伤和麻醉药物的作用，产妇产后会极度疲劳，要好好休息，不宜过多交谈。

❷ **饮食：** 手术后一般不用禁食。术后一两天可以吃一些流质饮食，如小米汤、菜汤等，但不能吃加糖的牛奶类，因为会在肠道内产生气体，引起腹胀。饮食量也不宜多。术后三四天，肠蠕动恢复，肛门排气后，可以吃一些半流质食物，如面条、稀粥、蒸蛋等。术后第五天以后即可恢复正常饮食，多吃一些营养丰富、

易消化吸收、高蛋白质食物，以利伤口愈合、机体恢复。

❸ **体位：**剖宫产大多采用硬膜外麻醉，术后睡卧应当采取拿去枕头的平卧位。

❹ **止痛：**多数产妇剖宫产后，用一次止痛药即可忍住疼痛，极少数人需要用两三次。有些产妇和家属会要求多用止痛药以减轻伤口疼痛，但术后止痛药不宜多用，因为止痛药不利于伤口愈合及肠道功能恢复，还会使人上瘾。

❺ **恶露：**一般手术后血性恶露经阴道排出，量与月经量接近。如果阴道流血过多，应当及时报告医护人员。

❻ **尿液：**手术后 24 小时之内，常规下会留置导尿管，应当注意观察排尿量和尿的颜色，发现血尿或尿量少，应当及时向医护人员报告。

❼ **活动：**一般在手术后第二天，拔掉导尿管后，就应当下床活动，以促进肠道蠕动，预防肠粘连，并有利于恶露排出。

❽ **预防感染：**由于手术创伤和体力消耗，产妇手术后体质较弱，抵抗力低，应当注意饮食卫生，避免受凉，更要避免接触感冒患者或其他传染病患者。当然，更要加倍注意预防手术切口的感染。

对一个女性来说，一生能做几次剖宫产，没有确切数字。国外曾有报道，一个产妇做过七次剖宫产，但医生们建议剖宫产手术尽量不要超过三次。一般第二次或第三次剖宫产后，医生就会建议产妇做绝育术。因为三次或三次以上的剖宫产，子宫上的瘢痕在妊娠后期有可能发生自发性子宫破裂，再临产时危险性就大。

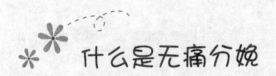

什么是无痛分娩

所谓"无痛分娩"，在医学上称为分娩镇痛，国际医学界应用最广泛的方式是由麻醉师从脊椎外层的硬膜注射麻醉药，使产妇在骨盆腔肌肉放松、产痛减少八九成的情况下，头脑清醒，活动正常，较为轻松地完成分娩过程。现在国内的一些大医院推出了多种减轻分娩时痛苦的手段，包括呼吸调整、心理暗示安慰、镇痛仪、注射哌替啶（杜冷丁）等麻醉剂，还有硬膜外镇痛式无痛分娩等。

虽然在妊娠期准妈妈就已经从医生处学到许多分娩的知识，诸如见红、破水、宫缩、用力等，但面临生育大事，准妈妈心里通常都没底。在分娩方式上，除了人们普遍了解自然分娩和剖宫产，新近推广的无痛分娩方式得到越来越多人的青睐。它在我国虽然还是一件新鲜事物，但国外已经普遍应用，是一项简单易行、安全成熟的技术。

分娩的阵痛不仅给产妇带来痛苦，对胎儿也有不利的影响。当人体感到严重疼痛的时候，会释放一种叫儿茶酚胺的物质（主要由肾上腺素和去甲肾上腺素组成），这种物质对产妇和胎儿都有不利的影响。分娩时儿茶酚胺的增多，能减弱子宫收缩的协同性，不协调的宫缩会使宫颈扩张速度减慢，新生儿的血液和氧气供应都可能受到影响。

 温馨提示

确切地说，无痛分娩的无痛，也不是绝对"无痛"，不管使用什么方法都很难做到绝对不痛，只能是设法减轻产妇的疼痛，让疼痛变得容易忍受。

 ## 无痛分娩有哪些类型

主要有两类：第一类是精神预防性无痛分娩。精神性预防有时能起到很大作用，好处是安全可靠、简便易行。临产子宫收缩的显著特点是有节律性，每次收缩后都有间歇，每次疼痛都有缓解期，掌握这点，可利用短暂的缓解期放松身心达到缓解疼痛的目的。产程中正确的呼吸，也可以起到减轻疼痛、稳定情绪的作用。还可以请专业陪产的助产士进行心理安慰，这就是俗称的"导乐"助产。

第二类镇痛方式是药物镇痛。产程中的药物镇痛方法很多，如肌内注射哌替啶或间断吸入一氧化二氮（笑气），还有硬膜外阻滞镇痛术。水针穴位注射也有一

定的镇痛作用。

镇痛效果较理想的就是在硬膜外阻断支配子宫的感觉神经，减少疼痛。由于麻醉剂用量很小，产妇仍然能感觉到宫缩的存在，但产程可能会因为使用麻醉剂有所延长。可以通过注射催产素加强宫缩，加快产程。

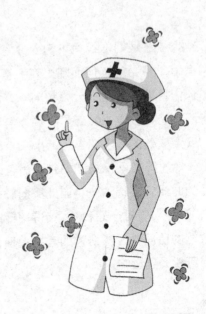

实施硬膜外阻滞来使产妇在最需要休息、时间最长的第一产程得到休息成为可能，当宫口开全想用力时，产妇因为积攒了体力而会更有力量。如果有些产妇没有向下用力的感觉，可以在医生的指导下用力，并且有能力做到。这种方法可以缓解分娩过程的过度疼痛，并同时保留产妇向下用力的感觉。实施硬膜外阻滞镇痛也存在一定的危险，如可能发生麻醉剂过敏、麻醉意外等。由于操作程序比较烦琐，整个分娩过程中，需要妇产科医生与麻醉科医生共同监督、监测产妇情况。如果产妇决定采用硬膜外镇痛，应事先向医生提出要求，最好早些时候提出而不要过晚，通常在第1产程中，当子宫口开到3～4厘米的时候比较合适。经医生检查后决定能否使用。要求镇痛和麻醉医生对产妇实施硬膜外麻醉，医生需10～20分钟进行操作。施行硬膜外麻醉方式进行无痛分娩，具有安全、方便、药效持久、适应人群广和不用进手术室等特点。

❶ 安全：无痛分娩采用硬膜外麻醉，医生在临产准妈妈的腰部硬膜外放置药管，药管中麻醉药的浓度大约相当于剖宫产手术使用麻醉药的1/5，很安全。

❷ 方便：当子宫口开到三指时，通过已经放置的药管给药，临产的准妈妈带着药管可以到处走动，很方便。

❸ 药效持久：大约在给药10分钟后，临产者就感觉不到宫缩的强烈阵痛了，能感到的疼痛好像来月经时轻微的腹痛。每注射一次药物，药效持续1.5小时甚至更长，待有疼痛感觉后继续给药，如此往复，直至分娩结束。

❹ 适合人群范围广：大多数临产准妈妈都适合无痛分娩，但产妇若有妊娠合并心脏病、药物过敏、腰部有外伤史的情况，应向医生说明，由医生决定是否可以进行无痛分娩。

5 不进手术室：无痛分娩的全过程，是由麻醉医生和妇产科医生合作完成的，正常的无痛分娩在产房中即可进行，无须进手术室操作。

全球每年有几千万人使用硬膜外腔麻醉方法解除疼痛、治疗疾病，安全性很好。但是，尽管麻醉医生会采取措施预防、避免各种意外的发生，硬膜外麻醉技术毕竟属较复杂的治疗方法，麻醉意外仍可能发生。要正确认识，无痛分娩毕竟存在一定的风险。

胎膜早破及应对措施

产妇突然感到有大量液体从阴道流出，或阵发性阴道流液，流量时多时少，说明胎膜已破，应当立即送往医院，并且要特别注意途中应尽量平卧，以防发生脐带脱垂。

胎膜在临产前破裂，称为胎膜早破，多因为孕期外因造成。有的产妇因为骨盆狭窄、畸形或胎位不正等，或其他机械性刺激使腹压骤然增加等都可能导致胎膜早破，也会因孕期营养不良、阴道炎症、子宫病变等原因引起。

胎膜早破容易引起宫内感染、脐带脱垂和早产。因此，一旦发现破水，产妇要平卧，抬高臀部，家人应立即将产妇送往医院。如果破水超过 12 小时尚未临产，医生会给予抗生素以预防感染。破膜超过 24 小时、孕期已达 38 周未临产者，医生会考虑引产，且严密观察胎心及产程进度。

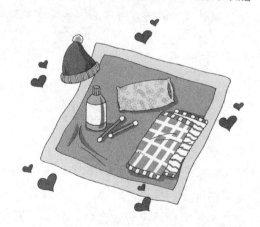

要预防早期破水一定得坚持规律的产检监测，同时可以通过卧床休息、服用安胎药、服用抗生素治疗感染、羊膜穿刺减少过多的羊水、子宫颈缝合治疗子宫颈闭锁不全等来预防早期破水。

宫缩乏力及应对措施

宫缩乏力表现为子宫收缩弱而无力，持续时间短，间歇时间长，并且不随着产程进展而逐渐好转。宫缩乏力会使宫颈口扩张及胎儿先露部位下降缓慢，产程延长或停滞。产程过长会导致产妇休息不好、进食少、思想顾虑重，还可能造成肠管胀气、排尿困难，影响子宫收缩。这种恶性循环容易导致难产，造成胎儿窘迫、产后出血及感染。

宫缩乏力，造成产程延长，医生会采取应对措施。

第一产程出现宫缩乏力，经检查如果有产道梗阻或胎位不正，医生会及时决策进行剖宫产。估计能经阴道分娩者，会消除产妇紧张心理，给予镇静药，及时补充营养，增加产力，设法加强宫缩，通过药物输液催产。

第二产程宫口已开，出现宫缩乏力，医生也会处理，以静脉滴注缩宫素帮助宫缩，若不能经阴道分娩者也要做剖宫产手术。

第三产程胎儿娩出后发生宫缩乏力，容易引起产后出血，医生在做肌内注射缩宫素处理的同时，会以腹部按摩手法促进子宫收缩。

急产怎么办

如果娩出胎儿的时间太快，全产程总共不足 3 小时，称作急产。急产，多数发生在经产妇身上，对母子平安皆有不利因素。对母亲来说，由于宫缩频繁而强烈，产程过快，会导致会阴、阴道，甚至子宫颈裂伤；来不及消毒接产，容易导致产褥感染；分娩以后子宫收缩不良，容易导致胎盘滞留或产后出血。

对胎儿来说，子宫连续强力收缩，使胎盘血液循环受阻，容易发生胎儿窘迫、新生儿窒息或死亡；胎儿娩出过快，容易引起颅内出血；若来不及接生，新生儿坠地可能导致骨折、外伤等意外。

急产通常发生在产力过大、骨盆宽大、胎儿偏小的产妇身上，多次分娩的经产妇，分娩速度会一胎比一胎快，发生急产可能性大。

预防急产，要根据实际可能出现的情况，在妊娠晚期就要做好分娩的准备工作。一旦出现强烈宫缩时，应尽快赶往医院分娩，医生会根据情况对症处理，必要时可以用药物抑制宫缩，减缓产程。产妇一旦在家里发生急产，自己和家人千万不可惊慌失措，应打急救电话请求帮助。

如果准妈妈在家出现生产的征兆，感觉快生了，但是胎头尚未出现在产道时，如果评估还可以等待，就赶紧将产妇送往医院。若胎头已在阴道口，即将娩出，不容等待时，家人就不要要求产妇忍住产程，改准备在家中先进行生产为宜。

过程中家人可与医护人员通电话，请医护人员以口头协助、指挥的方式，指引家人接生，等生产完后再送往医院。

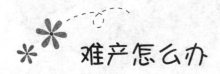

难产怎么办

决定分娩是否顺利的主要因素是产力、产道和胎儿，其中任何一个因素有异常而使分娩进展受到阻碍时，称为难产，或称为异常分娩。

产力异常会造成难产，主要是子宫收缩乏力，如果不能得到纠正，会影响产程进展，使胎儿不能经阴道娩出，造成难产。

产道异常如骨盆畸形，使胎儿不能通过产道从而造成难产。

在胎儿方面，如果胎儿过大，超过4000克，经阴道分娩常有困难。胎位异常，如横位、臀位、持续性枕横位等不能纠正也不能经阴道分娩。胎儿和产道异常可以引起产力异常，如果产力不能克服产道阻力使胎儿下降和旋转，那么也会造成难产。

临产前，产妇应了解相关难产知识，一旦遭遇难产，不要害怕、紧张，应积极配合医生，这是应对难产最好的策略。产妇及家长应当相信现代医学技术，如今围生医学和技术手段已经相当成熟，应对各种意外情况和变化的能力，是妇产科医学早已经能够解决的问题。因此，一旦遇到难产因素，作为生产的主体，产妇一定要相信现代医学技术、相信医生，能够帮助自己顺利渡过难关。

准妈妈要更加相信自己，对自己有充分的信心：一定能够渡过难关、平安生产、母子平安。

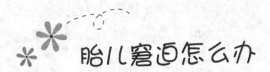

胎儿窘迫怎么办

胎儿窘迫这个词，是用来描述胎儿因为受到母亲及胎盘的影响，或子宫因为受到不同的生理及病理变化，而产生胎儿缺氧及酸血症的症状，最后在胎儿心音监测器上产生心跳迟缓的征兆，称"胎儿窘迫"。

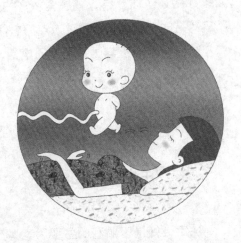

在所有的产科急症中，产科医生最担心的就是胎儿窘迫，因为胎儿窘迫意味着胎盘输送给胎儿的血液或养分已经达到不足的状况，而且已造成胎儿心跳下降，是急症中的紧急状态，有必要给予适当处置。

胎儿窘迫症，一般通过羊水中胎便的浓稠程度和胎儿心音监测器来监测和判断。在产房，遇到胎儿窘迫时，产科医生会作出适当评估。如果产妇即将临产并且胎儿窘迫属于轻度，医院儿科的设备也很好，原则上自然生产即可。但如果胎儿窘迫发生于待产早期，且属于较严重型，那么产科医生多半会建议施行剖宫产手术。

脐带绕颈怎么办

脐带缠绕在胎儿颈部，少者缠绕一周，多者可达到七周。多数是因为脐带过长或胎儿在宫内活动过多、不断翻转造成。发生脐带绕颈后，如果脐带足够长，对胎儿不会造成危害，但如果剩余的脐带过短，勒紧胎儿形成缺氧则会很危险。在妊娠期，脐带绕颈容易造成血流不足，可能会出现胎儿体重偏小。缠绕如果过紧，可能造成胎死宫内。分娩期胎儿下降，脐带绕颈剩余的脐带又较短，会勒住胎儿造成缺氧死亡。

妊娠期经 B 超检查怀疑有脐带绕颈的准妈妈，应当在妊娠期仔细计数胎动，发现胎动减少或消失要及时就诊。分娩期则应密切注意胎心变化，勤听胎心或用胎心电子仪监护，一旦发现异常应立即施行剖宫产。如果胎心正常，则完全可以正常经阴道分娩。没有人会单纯因为脐带绕颈而直接剖宫产，只要医生能随时处理，宝宝的健康不会受到影响。

温馨提示

胎儿脐带绕颈，是经常见到的一种现象，很少会造成胎死腹中或神经系统损伤的情况。只要宝宝的活动正常，不需要特别紧张与恐惧。分娩方式仍以自然分娩为主，除非遇到胎儿心音监测出现窘迫的现象并且无法矫正时，才采取剖宫产的方法。

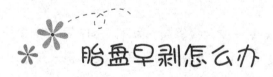

胎盘早剥怎么办

胎盘早剥全称为胎盘早期剥离。顾名思义，胎盘早剥是指在胎儿出生之前，胎盘就和子宫从着床处分离开，胎盘和子宫之间的紧密联系被破坏，母亲会因此发生产前出血，胎儿也因此而减少来自母亲正常的养分供给，以致危害胎儿的健康。

胎盘和脐带是胎儿与母亲间联系的桥梁。胎儿通过胎盘和脐带获取生长和发育所需的养分，同时通过这种联系把自己新陈代谢产生的废物由母体排出体外。因此，胎盘功能的健全与否，关系着胎儿的成长与健康。如果发生严重的胎盘早期剥离而导致严重出血，没有察觉并紧急处理时，产妇凝血功能可能被破坏而加速出血现象，进而导致产妇休克、肾衰竭及胎死腹中等严重的并发症。

医生主要根据妊娠周数以及产妇和胎儿的状况来决定如何处理胎盘早剥，如果胎儿已足月，情况允许则立刻经阴道生产，否则采取紧急剖宫产是最佳选择；如果产妇有大量出血甚至休克，采取紧急输血、尽快分娩是控制出血、挽救产妇和新生儿的唯一途径；如果胎盘早剥的诊断没有确认，而且胎儿没有窘迫情况发生，医生会密切观察，同时做好一切准备，以便能立刻采取必要的措施。

胎盘早剥是一种严重的急症，威胁到产妇和胎儿的生命。此外，胎盘早剥症状表现变化极大，有时不易察觉。因此，对产妇而言，最重要的是随时注意各种可疑的征兆，定时产检，只要怀疑胎盘早剥应立刻就医，以便尽早诊断和采取必要措施，把对产妇及胎儿的影响降到最低。

过期妊娠怎么办

十月怀胎，一朝分娩，是一件瓜熟蒂落、自然而然的事。大多数人已经知道宝宝在母体内的时间不是越久越好。因此，过期妊娠和早产一样，也成为临产时的异常情况而受到人们的普遍关注。

一般来说，正常怀孕的周数，是从最后一次月经算起，为 38 ~ 42 周。所谓过期妊娠，是指怀孕周数超过预产期 2 周以上，也就是到怀孕第 42 周仍未有阵痛、分娩的征兆，就称为过期妊娠，其发生率大约为 10%。

临床发现，胎儿脑垂体及肾上腺发育不良时，常会发生过期妊娠；也与胎盘素缺乏而导致胎盘功能不良有关；准妈妈内分泌功能紊乱、甲状腺功能低下、新陈代谢异常、服用维生素 E 过多、胎儿发育异常、胎头骨盆不对称等，都可能引起过期妊娠；第一胎发生过期妊娠的女性，怀孕第二胎时可能再次发生；年龄较大的初产妇，发生过期妊娠的比例较大。不过，过期妊娠与胎次及母亲体重的增加没有明显联系。

过期妊娠会使胎儿死亡率增加，产后容易发生并发症，通常会出现羊水过少、胎盘功能退化、胎儿窒息、胎儿过度成熟和体重过大难产。

妊娠一旦过期，需要严密注意胎儿在子宫内的情况，注意胎儿有无缺氧的危险。对于仍不适合引产者，医生会做胎儿生理活动评估，监测胎儿健康状况。如果子宫颈已经成熟或有妊娠并发症，会危及胎儿时，则会考虑引产。如果引产失败，或在引产过程中出现明显的胎心音窘迫现象，就会改为剖宫产，以确保母子平安。

有时候准妈妈无法确定末次月经日期，又没有按时产检，医生会考虑做羊膜穿刺检查，看羊水是否有染胎便，并且做羊水生化检查，看胎儿的肺部是否成熟，用以决定生产时机。

对准妈妈和家属来说，应当充分认识到过期妊娠对于母亲和胎儿可能造成的危害，与医护人员充分配合，做好产前胎儿评估，这样才能把过期妊娠带来的伤害和威胁降到最低。

准爸爸进入产房陪护

近些年来，很多产科医院都增开母子亲人病室，在一家人独处的空间中，准爸爸有机会陪同临产分娩的准妈妈共渡分娩关。

面对临产的妻子，准爸爸最重要的工作就是在精神上支持准妈妈，应当及时反映产妇的愿望和需求，比如向医务人员额外要一个枕头给产妇垫在腰下；请护士等到阵痛结束后再做检查或询问感觉等。准爸爸对妻子的支持，还表现在懂得胎动情况和产妇的血压、血红蛋白指数、阵痛间隔时间、宫口开到几指等临产知识。

如果准妈妈准备自然分娩，在分娩过程中准爸爸也会有机会在场。这种机会值得珍惜——因为准爸爸陪产的方式，只不过是最近几年才出现的事情。陪产期间，要多为产妇着想，因为她需要把精力全部集中在产程中。

通常，医务人员只是遵循常规，哪些地方需要调整，应该由陪产的准爸爸来明确指出。为了产妇和即将降生的宝宝，千万不要和医务人员采取对抗的态度，准爸爸特别应该注意保持自信，避免过激和被动。

准爸爸要有充分的心理准备承受很大的心理压力，要知道，妇产科医生最怕陪产的准爸爸心理承受能力差，因为产妇阵痛的一阵呻吟，就急于求医生想办法——在这样的影响下，产妇会对自己丧失信心，还会耗费医生和护士许多时间和精力，结果却很不愉快。

准爸爸需要了解的是，只要知道自己妻子的生理指数正常，就不必过于在意阵痛而导致的呻吟和叫喊声。如果能及时握住产妇的手，告诉妻子说宝宝正在努力出世，帮助产妇在精神上适度放松或使劲帮宝宝一把，对产妇和医生都有帮助。

准爸爸有提问的自由，有权利知道正在发生的事情，包括风险、处理意见和其他选择。准爸爸可以在同意医生的计划时，要求提供另一种选择。但在执行计划时，应密切注意，毕竟分娩计划往往会因为产妇和婴儿的原因，作出调整和改变。

陪护在产房中，准爸爸能给予产妇很大的精神安慰，也能够体贴到妻儿共同渡过分娩难关所付出的艰辛，对于呵护好产褥期的母子有益。

 温馨提示

当宝宝出生后，丈夫千万不要忘记慰问疲惫的妻子，不要忘记对辛苦的医生和助产人员表示感谢。随着现代围生医学的发达和完善，丈夫进入产房做妻子的临产陪护在越来越多的医院产科得以实现。丈夫多了解一些临产知识、做好心理上的准备，有助于帮助妻子顺利分娩。

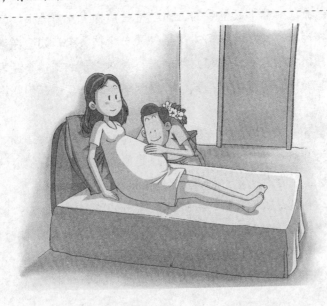

第二节
产后科学调养的方法

产后第1天的监测和护理

新妈妈产后第1天，要给予严密的监测和护理，尤其要注意以下几点：

❶ 观察出血量：产后出血是导致产妇死亡的重要原因。产妇在分娩后2小时内最容易发生产后出血，产后2小时出血400毫升，24小时内出血500毫升都可以判断为产后出血。产妇出血过多，会导致休克、弥散性血管内凝血，甚至死亡。所以，产妇分娩后仍需在产房内观察一段时间，如果出现子宫收缩乏力引起的产后出血，可以及时抢救。

❷ 多喝水、多排尿：顺产产妇要尽早喝水、排尿，因为在生产过程中，胎头下降会压迫膀胱、尿道，使得膀胱麻痹以及产后腹壁肌肉松弛而排不出尿。膀胱过度充盈会影响子宫的收缩，也会导致产后出血。因此，产妇产后要注意尽早排尿。此外，由于产程中失血，以及进食过少会导致体液丢失，因此产妇要注意多喝水补充体液。一般来说，产妇在顺产后4～6小时内就可以自己排尿了，但由于外阴创伤，新妈妈会惧怕疼痛而不敢用力排尿，极易导致尿潴留。新妈妈一

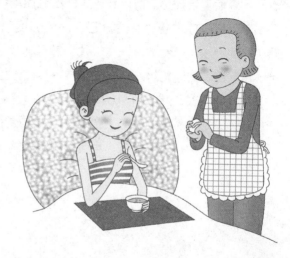

旦发生了尿潴留，细菌容易侵入尿路，引发尿路感染。

家人可以通过热敷法帮助产妇排尿，即在产妇下腹正中放置热水袋，通过热敷刺激膀胱收缩，有利于排尿。

❸ 定时测量体温：产妇产后发热是大事，不能等闲视之。新妈妈在产后一定要养成定时量体温的好习惯，如果发现体温超过38℃就要当心。在刚生完宝宝的24小时内，新妈妈由于过度疲劳，可能会发热到38℃，但体温应该逐渐恢复正常。如果发热，必须查清原因、适当处理。

产后发热最常见的原因是产褥感染，就是产褥热。引起产褥热的原因很多，包括产道感染、泌尿系统感染、乳房感染等。女性在产后体力要比平时差很多，又伴有流血、恶露排出和子宫口松弛，阴道若有细菌滋生容易向上蔓延。严重者甚至发展为慢性盆腔炎、腹膜炎或败血症。因此，新妈妈要注意观察自己的体温，多喝水，注意均衡摄入营养，如果高热连续不退就要赶紧找医生了。

❹ 坐一坐，走一走：顺产产妇可以在产后6～8小时坐起来；剖宫产的产妇在手术后24小时可以坐起。产妇长时间躺在床上不仅不利于体力的恢复，还容易降低排尿的敏感度，阻碍尿液的排出，引起尿潴留，并可能导致血栓形成。因此，如果分娩顺利，新妈妈可根据体力恢复情况下床适当活动，但要避免长时间站立、久蹲或做重活，以防子宫脱垂。产后8周可逐渐恢复正常活动，并且适时尝试做一做较轻缓的运动，有助于形体恢复。

❺ 关注初乳：新妈妈第1天会分泌少量黏稠、略带黄色的乳汁，就是初乳。初乳含有大量的抗体，能保护婴儿免受细菌的侵害，新妈妈给宝宝尽早开奶，还有利于今后乳汁分泌。所以新妈妈应尽可能地给宝宝哺喂初乳。

新妈妈还应该随时关注自己乳房的温度和硬度。如果乳房摸上去有红、肿、热、痛的硬块，同时体温升得较快，甚至到了39℃以上，则很有可能患上了乳腺炎。患乳腺炎的新妈妈应在医生指导下接受治疗，如已化脓，就可能要手术治疗。

乳腺炎往往是因为乳汁分泌不畅，在乳腺内郁积成块，再加上乳头有裂口，细菌袭入惹起的祸患。所以，新妈妈在产前就应注意乳头的清洁工作，产后要及时开奶，及时治疗乳头裂口，也可以用吸奶器帮助排乳。

出院以后应如何护理

出院以后，新妈妈还继续处于调养恢复阶段。有会阴切口缝合者，要做好切口的护理工作。

新妈妈每天可以吃五餐，品种要丰富；可以喝一些滋补汤类，不要太油腻，以免影响消化。应不吃生、冷饭菜及辣椒等刺激性食物，更不要吸烟、饮酒，以免在哺乳过程中影响宝宝的身体健康。

孕期患过妊娠期高血压疾病的产妇，产后还要继续清淡饮食，控制食盐的摄入量以使血压恢复正常。

有的新妈妈产后出汗量多，以睡眠和初醒时更多，有时会浸湿内衣，数日内自行好转，这是正常生理现象，不是体虚表现。

产后头几天内，新妈妈体温可能上升到 38℃，是正常生理反应，但如果持续高热，则一定要及时就医。

分娩时由于胎头的压迫，致使会阴部水肿疼痛，或由于胎头娩出时会阴部轻度擦伤，使会阴部疼痛，一般在数天内症状自然消失，不必处理。

* 几个须知事项

新妈妈分娩后身体生理功能要恢复到怀孕前的水平，至少需要 6 周。

新妈妈恢复期间要注意：要有充分的休息和睡眠；保持外阴部清洁、勤换卫生巾，大小便后要冲洗外阴部。新妈妈进行沐浴可维持皮肤正常排泄功能，但要避免盆浴，沐浴后应尽快擦干水、吹干头发。新妈妈如果想再怀孕，至少间隔 6 个月，让子宫及机体能获得充分的休息。新妈妈产后满 6 周，应回到分娩的医院做产后检查，若一切恢复正常，即能恢复性生活。

* 必须就医的情况

新妈妈产褥期如果有下列情况，一定要去医院：产后发热，体温超过38℃时；产后大量出血，红色恶露不止，超过 500 毫升；乳房局部红、肿、热、痛，会阴部发红及肿痛，排尿时感觉疼痛及烧灼感。

＊ 伤口护理

会阴有切口的新妈妈需要注意的是，每次更换棉垫时和大小便后，都要冲洗会阴部以保持清洁。会阴伤口在产后 1 个月内大致能长好，不过 1 个月后，多数人的伤口局部摸起来还会有较硬的瘢痕。新妈妈不妨在洗澡时，用温水做局部按摩或温水坐浴，帮助伤口软化及促进会阴部血液循环，促进会阴部缝线吸收和复原。做阴部冲洗时，以温水由上往下方向冲洗，即由尿道往肛门的方向，以避免肛门周围的大肠杆菌感染会阴部伤口，冲洗后用卫生纸轻轻擦干。产后子宫颈尚未闭合，不能做阴道内冲洗。

＊ 产后伤口的照料

会阴伤口：采取侧坐或侧卧，减少身体对会阴伤口的压迫。如果产后会阴部水肿，可将具体情况告之医生，医生会根据具体情况给予处理。

剖宫产伤口：使用束腹带固定伤口，大约 7 天，伤口表皮愈合后才可以淋浴，可以用免缝或透气胶布贴在伤口上，或使用美容凝胶促进伤口愈合，以免结痂有碍美观。

产后身体各器官变化情况

产后，新妈妈身体开始进入恢复期，下面主要为大家介绍一下产后各器官的变化。

❶ **子宫**：分娩后，子宫重量约 1 千克，到产后第 8 周能恢复到妊娠前的 60 克左右。子宫体恢复得快慢，与多方面的因素有关，如产妇的精神状态、年龄、经历生产的次数、产程长短、生产顺利与否等。哺乳能加速子宫恢复。产妇患有子宫体肿瘤会使子宫恢复迟缓。胎盘剥离娩出胎儿后，子宫壁上会留有圆形、手掌大小的创面，创面上闭锁的血管及血块会随产后恶露排出。

❷ **外阴**：分娩之后，阴道外口会有不同程度的充血、水肿，或切开术有伤口。轻者很快自愈，充血、水肿要在产后几天消失，切开处缝合一般产后 5 天拆线。

③ **卵巢**：不哺乳的产妇通常在产后6~10周月经复潮，在产后10周左右恢复排卵；哺乳产妇的月经复潮延迟，有的在哺乳期间月经一直不来潮，平均在产后4~6个月恢复排卵。

④ **乳房**：产后7天内分泌的乳汁称为初乳。最初分泌的乳汁为淡黄色、质稠。乳汁的分泌量、乳腺的发育程度与宝宝的吮吸能力成正比。产妇失眠、过度劳累、疼痛等会阻碍乳汁分泌。

⑤ **腹壁**：产后，下腹部正中线的色素逐渐消退，腹壁上的紫红色妊娠纹也会变成白色，腹壁需进行锻炼才能恢复。

⑥ **排尿**：产后尿量会增加，这是因为妊娠晚期，潴留在身体内的大量水分需要排出。另外，产后因为腹部压力降低、膀胱容量增大，对腹内张力增高敏感，膀胱常常会潴留过量的小便，加上会阴部肿痛造成的排便困难，易患膀胱炎。

⑦ **肠胃**：产后10天左右，产妇的肠胃才能完全恢复正常，要多吃容易消化吸收的食物，忌食生、冷、刺激性强的食物。产妇由于腹肌松弛，缺少运动，产褥期经常会便秘。

温馨提示

分娩以后，新妈妈的身体进入了一个逐渐生理康复的阶段，在生活上需要细心照料，因此，家人需要心中有数，做好护理工作。

产后应做好心理调节

刚刚生完宝宝，很多新妈妈心理会处在敏感期，受不得一点点委屈，听不得稍有刺激的言语，尤其是对丈夫的不当言语、家人谈话内容会更加敏感和在意，动不动就会受到刺激，感到委屈，甚至容易产生自责心理。有的新妈妈因为没有育儿经验，会对宝宝的健康、哺育问题过分担忧，其实，这时可以通过请教长辈、查阅资料、求助医生来解决育儿难题。

作为产妇的家人，尤其是丈夫，要多多关心产妇的心理康复。要对产妇由于产后引起的生理和心理因素引起的特殊脆弱状态给予无微不至的关怀和呵护；尽可能减轻产妇的精神负担，避免其患产后抑郁。

新妈妈需要调整好心理状态，可通过以下方式缓解压力。

❶ **保证睡眠**：充足的睡眠不仅能令人迅速恢复精力，也可以调整情绪和缓解心理压力。新妈妈如果睡眠不足，难免疲惫不堪、无精打采，经常感到头晕脑涨、烦躁不安。因此，新妈妈在照顾宝宝的间歇，尽量抓紧时间休息，宝宝睡觉的时候自己也小睡一会儿，为自己储备精力；不要特别在意和惦记着还有多少需要操持的事情，因为只有保证了充足的睡眠，才能让人精神饱满，情绪良好。

❷ **保持整洁**：有的新妈妈手忙脚乱地照顾宝宝，辛苦且不说，还顾不上注意自己的形象，结果经常是蓬头垢面，新妈妈应该把自己收拾得利落、精干，自然也就容光焕发，心情当然变成"阴转晴"了。

❸ **制订生活计划**：应对日复一日、铺天盖地的琐碎家务事，新妈妈成天手忙脚乱、疲于奔命地应对，情绪肯定好不了。新妈妈可以趁着宝宝吃饱睡觉后，抽出一点时间给自己，把所有的事情，整理一个次序，按照轻重缓急排出一份计划表。清理出头绪来以后，优先处理重要的事，那些次要的事没有完成也不必耿耿于怀，更不用为某些细琐小事而产生自责感，有了计划，从容应对，情绪当然会好得多。

❹ **量力而行**：宝宝的健康成长当然离不开妈妈的悉心呵护，但并不是任何事情妈妈全都必须亲历亲为，能做多少，就做多少，量力而行。新妈妈可让家人分担一些家务事，或者请保姆、钟点工来帮忙，给自己留下一些空间，就能摆脱疲劳和不如意感。

❺ **有备无患**：新妈妈在分娩前最好就做好育儿知识、技能和物质等方面的准备，以避免被分娩后琐事弄得手足无措、紧张焦虑。

❻ **关注社会**：新妈妈不必把自己的全部精力都投入到育儿之中，更不必把自己局限在家庭的小天地里，与社会生活脱节。新妈妈要关注新闻、注意社会变化、读书看报，保持对于社会生活的关注度，保持适度的进取心，不要成天把自己关在家里。

❼ **亲子乐趣**：新妈妈需要学会从宝宝的成长过程中寻找乐趣，记录下宝宝成

长和变化的每一步，留下成长影像，给未来留下珍贵的资料。每天和宝宝说说话，对宝宝唱一唱歌，做一做亲子抚触操，看一看宝宝天真的笑脸，这些都能对妈妈的情绪产生最佳抚慰作用。

8 犒劳自己： 新妈妈做一餐自己喜欢吃的食物，既营养丰富，又美味可口。当然，重要的是在为自己动手做一餐美食的过程中，会让不愉快的情绪消散。

如何应对各种生理烦恼

分娩会给女性带来许多令人难以启齿的生理性的烦恼，从而影响产后的恢复。

* 白带发黄还带有异味

出现这种异常表示新妈妈可能有阴道炎或子宫颈炎，要及时做妇科检查。女性分娩后全身器官尤其是生殖器官，需要进行大幅度调整，才能逐渐恢复到孕前的水平。一般在恶露彻底排净后，阴道分泌物才逐渐恢复到孕前状态。白带颜色发黄并且有异味，可能是因为分娩时产道受到损伤，导致病菌乘虚而入，引起阴道炎或子宫颈炎。发现白带有异常，一定要及时到医院做妇科检查，确诊病因后采取针对性治疗。

* 产后运动或大笑时溢尿

分娩时胎儿通过产道会压迫盆底肌肉、韧带，使之过度伸展或撕裂。如果胎头过大，更容易直接造成骨盆底软组织损伤，导致肌肉软弱无力，弹性下降。排尿动作不仅受神经系统的控制，同时也受盆底肌和腹肌的控制。所以，有些产妇生完宝宝后会突然出现尿频或尿失禁的现象。特别是腹压增大时，如大笑、运动、便秘或咳嗽时，更会加重。这是尿道括约肌功能失调所致，因此女性产后要加强盆底肌肉的功能锻炼。

新妈妈日常生活中注意不要憋尿，一旦有尿意要及时如厕，避免久站、久蹲，避免提重物。加强盆底肌肉功能锻炼的具体做法是：自己强有力地收缩肛门，连续做 10 ~ 20 次，休息一会儿再重复做；也可以持续收缩肛门数秒，放松以后再重复做。这种方法随时随地都方便做，坚持做下去能增强盆底肌肉的能力，还能加强阴道的收缩力，有利于产后恢复性生活。

＊ 喂奶时乳头痛，以致不敢喂奶

乳头痛可能是乳头发生皲裂，要积极治疗并加强护理。这种情况在产后十分常见，新妈妈的乳头皮肤比较娇嫩，承受不了婴儿吸吮时的刺激，常常会因为宝宝吸吮而造成乳头裂口。一旦细菌从乳头裂口侵入，会在乳房中大量繁殖，引起乳腺炎甚至脓肿。新妈妈乳房出现上述异常要及时找医生进行适当处理，以免导致母乳喂养失败。避免皲裂的关键在于预防，从孕中期开始就要每天擦洗乳头，刺激乳头表面的皮肤，使之变得坚韧、结实，哺乳时才不易破损。产后乳头一旦发生皲裂，每次喂奶前先做一下热敷，然后挤出少许乳汁软化乳头，使宝宝的口腔能更好地含住乳头和乳晕，避免咬破乳头。新妈妈每次喂完奶后，应用示指轻按宝宝的下颌，待宝宝张嘴时乘势把乳头从小嘴里抽出。喂完以后挤出一点乳汁涂抹在乳头和乳晕上，防止乳头干燥，促进破损皮肤修复。乳头很痛时，可以用吸奶器把乳汁吸出，煮沸后喂宝宝，等裂口完全愈合后再接着喂奶，不要轻易放弃母乳喂养。

＊ 睡觉时挤压乳房，出现了硬块

新妈妈睡觉时如果无意中挤压到乳房，可能会造成一部分乳腺管不通，使乳汁淤积在乳房，形成硬块并有触痛感。出现这种情况应马上进行处理，以免引起乳房炎症。可以用热毛巾或热水袋进行热敷，每次热敷后，轻轻用手指向着乳头方向做按摩，促使硬块消散，再用吸奶器吸空乳汁。当乳腺出现肿胀、摸上去发热并有触痛时，尽快去医院治疗。一旦出现高热、乳房硬块有波动感，则可能引起了化脓性乳腺炎，需要医生及时切开引流。

＊ 阴部上端很痛，影响到日常生活

新妈妈阴部上端疼痛时应注意休息，并尽量减少活动。怀孕时体内激素的变化，会使耻骨联合部位逐渐分开，韧带随之松弛，为胎儿分娩创造条件。分娩时，为让胎儿顺利通过产道，产妇猛烈的用力容易把耻骨联合撑开，使耻骨和韧带受到损伤，表现为产后蹲姿或拿重东西时，阴部上端发生疼痛，甚至排便都会疼痛，严重的会影响行走。虽然这种疼痛会随着激素的作用逐渐减弱，但新妈妈在产后一定要多注意休息，尽量减少剧烈运动，疼痛厉害时，需要卧床休息。新妈妈平时尽量少上下楼梯，行走时尽量放慢速度，步子不要迈得太大，以免加重耻骨和韧带的损伤，使疼痛加重，不利于耻骨和韧带恢复。

＊ 恶露一直不净，有少量出血

恶露一直不净可能是子宫恢复不良引起，要尽快找医生诊治。观察恶露变化不仅能了解和估计子宫复旧的情况，还能知道子宫腔内有无残留物和感染、产道伤口愈合等情况。正常情况下，产后恶露一般持续 3 周左右干净，如果是血性恶露并且一直淋漓不绝，表明子宫腔内还有部分胎盘或胎膜的残留，导致子宫收缩不良，伤口继续出血。恶露不净应该尽快去找医生进行诊治；同时，应加强产后卫生护理，经常更换卫生棉，每天换一条内裤，防止子宫发生感染。

＊ 哺乳期间生病

大多数药物能够通过乳汁进入婴儿体内。有时，尽管母体乳汁中只有微量药物，却足以对婴儿不利。还有一些药物服用的时间过久，会在婴儿体内蓄积，以致引起中毒。所以，母乳喂养的妈妈，用药前最好先向医生咨询，说明自己正在喂奶。如果生病必须采取药物治疗，尽量使用不影响乳汁的药物，也不要自己随意服药。一定需要服药时，可以遵医嘱通过调整哺乳时间，减少婴儿对药物的吸收。

＊ 手指酸痛，不敢动凉水

产后手指酸痛可能是手指肌腱受到损伤，要多注意休息，少用手指。分娩时，产妇的皮肤毛孔和关节处于张开状态，加上产后身体虚弱，容易受到风寒侵袭。风寒滞留在手指的肌肉和关节之中，会引起手指疼痛。月子里的产妇，要经常照料新生儿，喂奶、换衣服、换尿布、洗澡等，还要经常抱宝宝，更会加重手指关节和肌腱的损伤，引发肌腱炎，使日常生活中用手，如拿筷子、奶瓶、杯子等动作受到影响。因此，需要及早去找医生，不要用力按摩疼痛部位。平常要注意休息，不要让手指过劳，尽量少接触凉水，特别是气候寒冷时，否则会使疼痛更为加重。

＊ 断奶后乳房松垂、变小

产后卵巢功能恢复得比较慢，会使体内的雌激素和孕激素水平比较低，导致乳腺管和腺泡逐渐减少，皮下脂肪变薄、血流量下降，乳房变得松弛下垂并且会较产前变小。如果在产后经常进行胸部健美体操、全身负荷运动（如游泳特别是蛙泳），就能使胸大肌得到锻炼。洗冷水浴能通过低温刺激，改善乳腺组织的营养，促使胸部皮肤和肌肉收缩，有助于乳房丰满起来。另外，恢复适度的性生活，能使雌激素对乳房的刺激增强，有利于乳房发育。

❋ 头发脱落

产后脱发，是一种很正常的生理现象。产后 4 ~ 6 周以后，卵巢功能才逐渐恢复，而与毛发生长最密切的雄激素，是卵巢产生的。在卵巢功能没有完全恢复之前，雄激素代谢受到影响，毛发的生长也随之受到影响，很多人产后会头发脱落，尤其是卵巢功能恢复较慢的哺乳妈妈。不过，随着内分泌功能逐渐恢复，脱发现象大多数在数月之内会停止，新妈妈不必过于焦虑，否则，焦虑情绪反倒会影响卵巢功能的恢复。

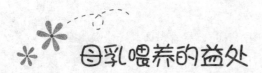

母乳喂养不仅有利于宝宝健康成长，也有利于妈妈身体的恢复。哺乳妈妈的身体为了制造乳汁，会一点一点消耗掉怀孕期间所储存的脂肪组织。身体每天要分泌乳汁需消耗 2092 ~ 3347 千焦（500 ~ 800 千卡）的热量，1 个月累计下来，会比不喂哺母乳的妈妈多消耗 62 600 ~ 1 004 200 千焦（15 000 ~ 24 000 千卡）热量，换算成脂肪的话，就是将近 2 千克左右的多余赘肉。

医学研究证明，哺乳妈妈容易早日恢复身材，并且降低乳腺癌、卵巢癌的发生率。哺乳能使乳房再次发育。有不少人误以为，给婴儿哺乳是导致乳房下垂、松弛的主要原因。其实，母乳喂养并不会影响乳房原貌，如果按照医生指导正确哺乳，女性的乳房在哺乳期后会变得更加丰满、结实。

哺乳过程中，婴儿吸吮乳头的动作

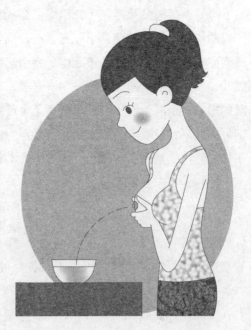

能不断刺激母亲乳房内分泌乳汁的乳腺组织，乳腺组织接受外界刺激越多，就会越发达，这和肌肉运动越多，就会越结实的道理一样。

坚持母乳喂养的妈妈在哺乳期后，乳房会变得更大、更坚挺，并不会出现松弛、下垂现象。即使个别人在给宝宝断奶后出现松弛下坠的情况，通过体操健胸等手段，乳房也可以恢复昔日的健美。

胀奶的原因及解决办法

母乳是大自然赐给宝宝最好的食物，易消化、好吸收，含有免疫物质，能帮助宝宝抵抗疾病，又能避免牛奶蛋白质过敏所造成的伤害。母乳喂养不但经济、卫生、安全，妈妈还可以通过哺乳，增进亲子间的互动，更能帮助妈妈子宫收缩。这是大自然赐给宝宝的权益，也是做妈妈应享的权利和应尽的义务。

刚开始哺乳的头几周，尤其对初产妇来说，可能会充满挫折感，其中以乳房发胀的问题最为常见。如果能在产后头几天内，给予正确的支持和指导，就能避免胀奶的发生。

* 胀奶的原因

产妇开始分泌乳汁时，乳房会变得比较热、重且疼痛，甚至发硬。乳房出现这样的肿胀，是由乳房内乳汁及结缔组织中增加的血液量和水分所引起的。如果产妇在婴儿出生后，没有及早开始哺喂母乳，或间隔时间太长才哺喂，会使乳汁无法被完全排出，导致乳房变得肿胀且疼痛难忍，乳房也因此变硬。乳房肿胀时婴儿不易含住母亲乳头，新妈妈也会因为怕痛而减少喂奶次数，使乳汁无法有效排出。

* 胀奶的解决办法

预防胀奶的最好方法，就是及早让宝宝开始吸吮，在出生2小时内开始哺喂母乳，让婴儿早一点吮吸到初乳，也有利于今后乳汁的分泌。新妈妈要勤快哺喂（两三小时一次），让乳汁及时排出，使乳腺管通畅，不易产生乳胀。新妈妈哺乳前可以先热敷乳房，哺喂时，手以 C 形握住乳房，先往胸壁压，再以大拇指及示指压住乳晕，挤出一些乳汁，使乳晕变软以后，再让婴儿吸吮。

哺喂母乳是母亲给予宝宝的第一份人生礼物，也是母爱的具体表现，新妈妈不要轻易放弃这项只有母亲才有的宝贵财富，让亲子关系在哺育母乳的过程中有一个美好的开始。及早开始哺喂、增加喂哺的次数，会使母乳喂养的过程顺利且成功。

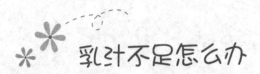

乳汁不足怎么办

* 乳汁分泌的原理

分娩以后，母体分泌的激素能促使新妈妈的乳房产生乳汁。

泌乳激素是脑垂体分泌的一种激素，能刺激乳房中的乳腺细胞分泌乳汁。婴儿吸吮妈妈的乳房时，刺激乳头的神经，这些神经会传导信息到大脑，从而制造泌乳激素，并分泌出乳汁。所以，婴儿吸吮母亲乳房的频率，直接影响乳汁分泌的量。

缩宫素能够让乳腺周围的小肌肉细胞收缩，让乳汁从乳头流出来，进而帮助婴儿得到充分的乳汁。婴儿吸吮母亲的乳房时，不仅会促使母体分泌泌乳激素，还会刺激母体脑垂体分泌缩宫素。

新妈妈的心情、想法和感觉等因素，都会影响缩宫素的分泌状况，母体有较好的情绪也会促进乳汁的分泌。反之，若新妈妈对哺乳害怕、焦虑或怕痛，则不利于乳汁的分泌。

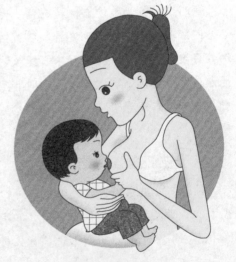

在哺喂母乳的早期，如果让宝宝接受奶嘴，宝宝很可能不再愿意吸吮妈妈的乳房。宝宝如果以吸奶嘴的方式吸吮母亲的

乳头，也会吸不到乳汁，还会让妈妈的乳房受伤。如果进行混合喂养，会减少婴儿吸吮母乳的次数，使乳房受到的刺激相应减少，因此会减少乳汁的分泌量。泌乳量减少之后，妈妈会误以为自己的乳汁不足，继续喂配方奶，甚至喂更多配方奶给宝宝，就会形成恶性循环，导致分泌不足。那乳汁不足怎么办呢？

* 乳汁不足如何处理

❶ 尽早开奶：成功进行母乳喂养，保证拥有充足乳汁，重点在于合理哺乳，要点即尽早开奶。新妈妈应当在分娩后，让婴儿尽早地学会吸吮和熟悉妈妈的气味和乳房，同时也能刺激妈妈的乳房早一些分泌乳汁。

❷ 按需哺乳：宝宝饿的时候就喂奶，不要限制喂奶的时间与次数；宝宝这一次吸吮得乳房越空，下一次妈妈分泌的乳汁就会越多。

❸ 母婴同室：新妈妈要做到按照宝宝的需求喂奶，最好能在母婴同室的医院分娩，这样才方便喂奶。同时，母婴同室还能帮助新妈妈早一些熟悉宝宝的作息规律、个性等，对于顺利哺喂母乳也很重要。新妈妈要有成功哺乳的自信。

如何判断产后恶露是否正常

产后随子宫蜕膜脱落，含有血液、坏死蜕膜等组织经阴道排出，称为恶露。恶露有血腥味，但无臭味，持续 4~6 周，总量为 250~500 毫升。

观察恶露是监测子宫复原状态的有效途径。正常情况下，产后 3 ~ 4 天为红色恶露，以血液为主，色鲜红，量较多，有小血块。产后 10 天左右为浆性恶露，血性恶露持续几天后，转为浆性恶露，颜色淡红如浆液，含有少量血液，较多成分为坏死的蜕膜组织、宫颈黏液，内有细菌。产后 1 ~ 3 周为白色恶露，色较白，质黏稠，含有大量白细胞、坏死的蜕膜组织、表皮细胞等。恶露如果有臭味，是炎症的信号，说明产道、宫颈或子宫的伤口受到细菌感染。异常恶露一般会伴有腹痛，是发生感染的信号，有导致产褥感染的威胁，唯一正确的应对办法是及时到医院就医，以防后患。

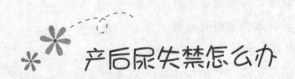

温馨提示

生完宝宝以后，以子宫为主的生殖器官康复过程会影响身体各器官的功能恢复，有一个缓和的调整过程。在产褥期这个特殊阶段中，新妈妈会有种种不适，传达身体各部位的恢复信息。如果应对不当，会留下种种后遗症，因此调理好很重要。

产后小便潴留怎么办

产后小便潴留，是指产妇经阴道分娩后，6 小时不能自排小便；或剖宫产 24 小时后，拔掉导尿管 6 小时内不能自排小便；也有产后排尿时尿不尽，膀胱余尿量在 150 毫升以上者。小便潴留的症状，主要是下腹疼痛，触摸能检查到胀大的膀胱，超声波能有助诊断。导尿一般导出超量的尿液，特别在大量静脉滴注后，有时尿量会超过 1 000 毫升。新妈妈发生产后小便潴留，自己要主动找医生解决，不能害羞、憋、忍，以免造成健康后患。对于小便潴留的主要治疗措施，一般医生会采用口服止痛药以减少伤口的疼痛、帮助产妇站立如厕排尿、提供排便措施、使用温水坐浴和双手浸冷水等方法。小便潴留对产后女性不具有健康威胁，导尿则是治疗小便潴留最好的方法。

产后尿失禁怎么办

尿失禁和阴道松弛是很多产后新妈妈常面临的问题。

在怀孕过程中，胎儿的重量会挤压膀胱，造成膀胱及尿道下垂、角度改变，而无法随意控制排尿。另外，分娩时，婴儿头部容易把阴道撑开，无法完全恢复到原来的紧度。产后，膀胱往往会出现水肿、充血的情况，膀胱的感觉灵敏度和肌肉的张力都会降低，加上产后身体的利尿作用，在产后的 12 ～ 24 小时，会排出大量的尿液，如果不及时将尿液排出，会使得膀胱过度膨胀而受到损伤。因此，产妇在产后 4 小时内最好试着下床排尿，若无法顺利排出，可用温水轻轻冲洗会阴，或是用手轻压耻骨上方。若还是无法顺利排尿，护理人员会视状况给予导尿。一般来说，膀胱会在产后 5 ～ 7 天复原。尿失禁的现象，与产后阴道松弛有关。随着时间的变化，一般都能渐渐恢复。大约在产后 3 个月内，大部分人都会复原。

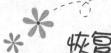

恢复夫妻性生活

产褥期结束，当身体的疼痛和种种不适感都过去之后，重新开始性生活应该毫无障碍。"久别胜新婚"，夫妻双方其实需要重新认识对方、重新探索身体的感觉。因此，在这时候更需要夫妻二人了解自身和对方的身体、心理变化，对性生活有全新的发现，并能感受到前所未有的亲密无间和快乐。

经历妻子的十月怀胎、一朝分娩，夫妻俩更亲密无间了。丈夫能了解到伴侣经受了什么样的困难，是多么的坚强、柔韧，对自己的妻子会更加着迷，夫妻之间的爱慕会得到进一步加深。

妻子经历了分娩，学会了有意识地控制布满敏感神经末梢的阴道，性生活质量会有所提高。

夫妻之间千万不要忽视对爱情和性生活的热情，哪怕抽出短短的一点儿时间，夫妻双方舒适地依偎在一起，能够维持感情、产生"性"趣，对增进夫妻感情会大有益处。

 温馨提示

有一些女性抱怨在生产后的几个月，甚至几年里缺乏"性"趣。其实，年轻的妈妈们要学会放松心情和有一颗宽容的心，要让生活顺其自然，不要过于苛刻或过分追求完美。

及时做产后运动

运动有益健康，是众所周知的事情。产后新妈妈要尽早下床走动，哪怕就是在室内慢慢地走动一会儿，活动活动身体，对于康复也很有益。

一般来说，新妈妈分娩 6 周以后，可以开始做腹肌收缩、仰卧起坐等运动。喜欢有氧舞蹈的妈妈，要等到 6 周以后才可以重新开始。在产褥期里，新妈妈虽然要避免过度用力和疲劳，但适度运动、量力而行地做一做肢体健美操，对消除腰部、臀部的赘肉、恢复体力会有很大帮助。产后运动要持之以恒，效果才能明显。

温馨提示

生完宝宝之后，能否恢复到产前的靓丽、苗条的状态，是每一个妈妈关注的大事。产后瘦身与健康恢复，是相辅相成的关系。新妈妈要适度运动并保持均衡摄入营养。

凯格尔运动助康复

收缩会阴的运动，又称凯格尔运动（即骨盆腔运动），有助于阴道、骨盆底等组织的恢复，对于提高性生活质量有帮助。做凯格尔运动的目的，是锻炼和强化支撑膀胱、子宫和肠道的肌肉，包括伸张和收缩肌肉锻炼，防止肛门失禁。

产妇正确、定期做凯格尔运动，能缓解产后漏尿症状，对提高性生活质量也会有一定的帮助。具体做法分为两个阶段：

第一阶段：站立，双手交叉置于肩上，脚尖呈 90°，脚跟内侧与腋窝同宽，

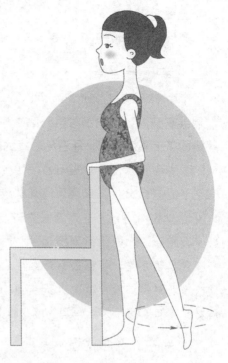

用力夹紧，保持 5 秒，然后放松。重复此动作 20 次以上。

第二阶段：平躺，双膝弯曲，收缩臀部的肌肉向上提肛。紧闭尿道、阴道和肛门，这种感觉如同尿急，却憋尿时的动作。保持骨盆底肌肉收缩 5 秒，然后慢慢地放松，5～10 秒以后，重复收缩。运动的全程要照常呼吸、保持身体其他部分的放松。

练习须注意事项：开始的时候，产妇最好在医生或是护士协助下学习正确的方式；可以利用排尿的时候练习骨盆腔肌肉的收缩，在排尿中途憋住小便，感觉是用哪些肌肉停住小便，这些肌肉就是需要训练的骨盆腔肌肉群。

收缩肌肉时，以心中默数的方式，1 秒 1 拍，从 1 数到 4，维持 4～5 秒，再放松肌肉，反复进行。原则上 1 天 2～3 次，1 次 5 分钟。其实，如果确实认真地做，就能发现做起来并不轻松，如果做一段时间以后适应了，觉得行动有余力，可以默数到 8 拍，再放松 8 拍；如果骨盆腔运动，可以再改为 1 周 3 次，1 次 5 分钟，以维持运动的成效。另外，一些研究者也发现，在固定的时间练习此运动，效果会比较好，例如早上清醒但还未起床时，以及上床睡觉前花 5 分钟做这项运动。

及时做产后健康检查

怀孕期间，为适应宝宝成长，准妈妈身体会有很多变化。分娩以后，经过坐月子和产褥期，这些变化会慢慢地恢复。产后检查就是由医生检查这些生理变化是否已经恢复到正常状况。另外，还会有一些产后可能碰到的健康问题，也是产后检查的重点。

产后检查，一般在产后 6 ~ 8 周为佳。

＊ 妇产科检查

产后 42 天左右，产妇要到医院做一次产后检查，以了解身体恢复状况。一旦发现异常情况，可以及时得到医生的指导和治疗。通过产后检查，能及时发现新妈妈的多种疾病隐患，能避免患病的新妈妈对婴儿健康造成影响。

医生会问新妈妈一些问题，如分娩时是否使用产钳或吸引器，分娩方式是剖宫产还是自然分娩，是否患有某些疾病如高血压、糖尿病等。另外，产后无乳汁或乳汁少的新妈妈，应当请医生进行饮食指导，或者给予食疗指导、药物治疗。妇产科检查时，医生需要检查盆腔器官，看子宫是否恢复正常、阴道分泌物的量和颜色是否正常、子宫颈有无糜烂、会阴和阴道的裂伤或缝合口是否愈合等。这项检查可对母体康复状况进行准确的评价，及早、及时发现因生产遗留的问题而引发的其他疾病，为新妈妈的健康保驾护航。

＊ 新生儿产后检查

新生儿产后检查，包括出生后的健康检查和满月后的检查。每一个宝宝降生后 72 小时内，医院就会为宝宝采血，筛查宝宝是否有遗传疾病、苯丙酮症等。

宝宝满月以后，爸爸和妈妈要带上婴儿去医院，进行保健检查。检查项目包括全身体格检查、脐部的愈合情况、婴儿的营养状况等方面。

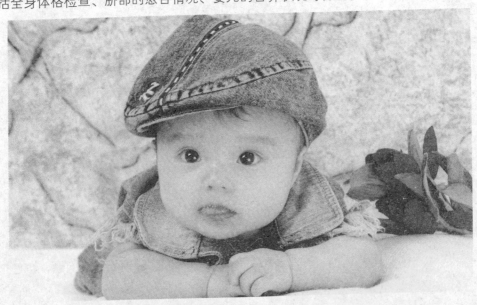

第三节 产后饮食的科学指导

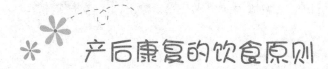

产后康复的饮食原则

产后身体康复期间，新妈妈卧床休息较多，饮水量不足，蔬菜或食物吃得较少，都会造成肠蠕动不足，有可能导致便秘。新妈妈发生便秘会影响位于下腹部的生殖器官的恢复。

因此在产后康复期，新妈妈在食物的选择方面应尽量多样化，以便获得更多的营养来源。依照哺乳期间每天的饮食指南及产后身体状况需求，把握以下饮食原则：

❶ 五谷根茎类：主要为身体提供活力及产生热量的淀粉质食物。供应的方式要多样化，如米饭、面条、面包、麦片、饼干、红薯和马铃薯等。建议每日摄取量是 3 ~ 5 小碗，每一碗白米饭（约 200 克）等于两碗稀粥，或 4 片薄片面包。尽量选用全谷类、全麦面包等，避免选用高热量的蛋糕、水果派等点心类食物和含糖高的饮料。

❷ 鱼、肉、豆、蛋类：海产品、鸡肉、猪肉、牛肉、羊肉、禽蛋类等富含动物性蛋白质；黄豆、毛豆、豆腐和豆干等富含植物性蛋白质。蛋白质能促进组织生长，帮助细胞成长再生的作用。新妈妈哺乳期间尤其要注重蛋白质的摄入，但要避免胆固醇摄取过量。

❸ 蔬菜水果类：蔬菜、水果含有丰富的维生素 C、水分、矿物质和纤维素等这些人体所必需的营养素，而且多吃纤维素能防便秘，但摄取蔬菜、水果的量均应遵循均衡饮食的原则。新妈妈最好多吃绿叶蔬菜及易消化的新鲜时令水果，

避免吃性偏冷的蔬果，如冬瓜、椰子、杨桃、西瓜、梨、大白菜、橘子、葡萄柚、黄瓜、哈密瓜、竹笋、白萝卜、茄子等。

❹ **牛奶及乳制品：** 牛奶能提供身体所需的蛋白质和丰富的钙质，新妈妈可适当喝脱脂奶或酸奶。

❺ **油脂类：** 新妈妈最好选食用植物油，不用动物油，因为多食动物油容易引起心血管方面的疾病，所以不提倡食用。

❻ **调味宜清淡：** 这里提倡的少盐并不是说完全无盐。新妈妈产后体液大量排出，易造成缺钠，从而出现低血压、头昏眼花、恶心呕吐、食欲不振、无力等症状；吃得太咸则会加重肾脏负担，产妇体内多余水分不易排出，使得血压升高。所以，要适量吃盐才能健康。

饮食要随康复进程调整

❶ **产后第1周，饮食以恢复体力为主：** 产妇由于分娩过程会消耗许多体力，所以应多加休息来调养生息，因此，产后的第1周，饮食应以恢复体力为主。应选择容易消化吸收的食物作为坐月子第1周的主要来源能量，应采取方便进食的烹调方式来烹煮食物，避免食用粗糙不易咀嚼、不易消化或是油炸的食物。尤其是剖宫产的妈妈，在手术后的头几天，肠胃蠕动的速度较慢，加上伤口正在愈合，需要较长时间卧床休养，更要避免食用这些难消化的食物，以免造成明显的肠胃不适。

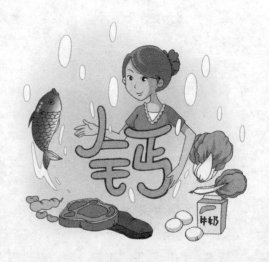

产妇肠胃蠕动较缓慢时，应根据自己的身体状况来调整食物的内容，容易引起胀气的豆类食物如红豆、花豆以及高纤维的食物、牛奶等，均应

暂时避免食用。

不论自然产或剖宫产，产妇在分娩过程中都会有大量的血液流失，所以产后第1周的饮食也须注意增加蛋白质、铁质、B族维生素、维生素C等的摄取。

② 产后第2周，饮食以促进乳汁分泌为主： 产妇产后第2周的饮食，可以逐渐恢复至正常的饮食。此时宝宝吃奶的情况已经渐渐稳定，新妈妈可以专门吃一些食物来增加泌乳量。如果乳汁分泌量不够，可以做乳房按摩来刺激乳腺分泌乳汁，也可以适量补充一些促进泌乳的食物，如花生炖猪蹄、木瓜炖排骨汤等，同时注意水分的摄取，多让宝宝吸吮乳汁，泌乳量自然就能慢慢增加。有一些食物像韭菜、麦芽等，具有退奶功效，喂哺母乳的新妈妈应避免食用。

③ 产后第3~4周，减少油脂并摄取足够蛋白质： 到了产后第3~4周时，新妈妈的饮食可以稍加调整和修改，减少油脂的摄取量，以利产后的身材恢复。例如，鸡汤不必全部喝完，可以先把浮油去掉、鸡肉去皮然后再吃，或改用以汤类取代部分高脂肪类食物的方式，这样不但可以摄入足够的蛋白质，也能明显地减少脂肪的摄取。

温馨提示

产妇经常会出现口干舌燥的现象，这是乳汁分泌所引起的正常生理反应。通常建议产妇每日饮水量约2000毫升，可以包括牛奶、肉汤或果汁等。受一些传统意识的误导，让很多人以为坐月子不能喝白开水，就喝参茶、荔枝茶之类补品，但是茶饮的选择因体质而异，并不是每个人都适合用补益类茶饮。其实，最方便安全的饮料是温开水，适合每个人。

不节食也塑身的习惯

参照下面的塑身小窍门，新妈妈甚至不用节食，就能恢复到以前的苗条身材。

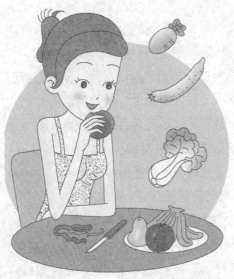

1 饭前饮1杯水： 饭前饮水，能增加饱腹感，从而自然地抑制了食欲。此外，每天应保证饮用8杯水。适当的饮水是减肥成功的关键。

2 改变饮食结构而不是少吃： 使自己挨饿的减肥塑身法，对减肥没有实际帮助。因为进食一旦减少，新陈代谢的速度也会下降，体内燃烧的热量就会变少，导致减肥失败。正确的塑身方案应该是改变饮食结构，多吃蔬菜、水果，这样做摄入的热量虽然减少了，但体内新陈代谢的速度并没有改变，从而能成功塑身。除了多吃蔬果外，还要吃富含纤维素的食物，有利于肠道的蠕动。

3 少吃多餐： 新妈妈可以试着每天吃4~6顿饭，每一次吃得少一些。采用"少吃多餐"的饮食法，可以让血糖保持稳定，还能让食欲不过分旺盛，避免因为饿过头而暴饮暴食。

4 记录自己的饮食与运动情况： 新妈妈记录下自己每天都吃了什么食物，吃了多少，以及健身运动的一些情况；不要忘记把喝下的饮料也记录下来。这样做，可以从进食记录中找出饮食上的不良习惯，以利于纠正。

5 购物时认真查看食品标签： 仔细查看标签会发现，有些食品虽然标明是脱脂食品，却可能含有很高的糖分，这一点要特别注意。新妈妈不要让自己限制饮食的辛劳白白浪费。

6 喝汤减肥： 在中餐或晚餐时试着喝一些比较清淡的鱼汤或番茄汤有益于塑身。因为，汤会使人产生饱感又不会发胖，而且营养丰富。新妈妈试一试在每顿饭前喝一碗清汤，会收到意想不到的效果。

7 备足蔬果类健康食品： 新妈妈在还没觉得饿时，事先预备好一些新鲜的蔬菜和水果，洗干净，削皮、切片。在苹果上喷一点柠檬汁，可以防止苹果因时间放得过长而变色。把蔬果盛在透明容器中放回冰箱，以备随时取用。

8 进餐应细嚼慢咽： 新妈妈每次进餐时，不要狼吞虎咽，要慢慢享用盘子里的每一份菜肴，尽可能慢一点儿进食，最好每一口都咀嚼多一些，因为细嚼慢咽有助于产生饱腹感，有利减少进食量。需要特别注意的是，新妈妈不要因为自己的塑身进程过慢而失望，更不要一天到晚称体重，要知道积极的生活方式带给自己的美好变化才是能增加自信心的。

第四节 制订一个产后塑身计划

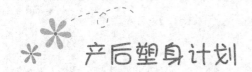

产后塑身计划

新妈妈产后塑身计划的进行，应该配合均衡营养的饮食习惯；千万不能为了恢复身材，就有意去穿太紧的束腹裤或束身裤，这样臀部与腹部的脂肪会因受到过度的压迫产生排挤效果，造成身体的变形，还会导致血液循环不良，从而影响健康，得不偿失。

在产后 6 个月内，母体的激素会逐渐恢复到原有的状态，同时新陈代谢的速度也会逐渐恢复正常，甚至会加快，使身体自然进入到最佳状态。所以，产后 6 个月普遍被视为"减重的黄金时期"。

为了帮助子宫复旧，建议新妈妈尽量挑选轻柔、舒适并可以 24 小时穿着的束腹产品，搭配弹性适中、穿脱容易的紧缩裤，给予子宫适度压力，帮助子宫慢慢恢复。同时，配合适度的产后运动，促进骨盆、阴道的恢复。

那么，应如何选择束腹产品呢？

仔细看一看包装上的说明，挑选适合自己的设计功能，并且拉一拉看，感受一下产品是否具有很好的伸缩弹力，这样穿着时才会合身而不产生束缚感。另外，因束腹产品是要长时间穿着的，产品材质要选择舒适、透气的，否则会影响到穿着时的舒适感。

另外，很多女性当了妈妈后，会出现驼背、乳房松弛、小腹微突的现象，腹部和腰部有赘肉，新妈妈可以穿着注重功能的调整型连体束身衣裤，或者长筒型的防驼背挺胸衣，搭配专业设计、高腰剪裁的束身裤，使腹部和腰部得到适当束缚，重新塑造完美的腰线和臀形。

产后塑身运动法

经过特别设计的产后运动，能帮助产妇恢复身材。但是，新妈妈在做产后运动时，务必依照循序渐进、量力而为的原则。若产后伤口较大或接受的是剖宫产，最好先咨询医生，再决定采取何种运动方式。

❶ 脚踝运动： 产后第 1 天开始做。平躺在床上，后脚跟贴床板，用力伸长脚尖向外弯曲，做几次后，再屈膝，使两脚底对碰，弯起两脚底。

❷ 呼吸运动： 产后第 1 天开始做。平躺，全身放松，膝盖弯曲，用腹肌力量从鼻子深吸气，以口缓缓吐气。

❸ 腹直肌分离矫正： 产后第 1 天开始做。同呼吸运动，吐气时把头抬高，但不要抬肩，同时用交握的双手将腹直肌向中线推挤，吸气时恢复原姿势，并松弛腹部，不要把肩抬高。

❹ 骨盆摇摆： 产后第 1 天开始做。趴在床上，稍稍弓起背部，使骨盆腔向上悬起并左右摇摆。可矫正脊柱前弯及下背痛。

❺ 颈部运动： 产后第 2 天开始做。平躺，四肢伸直，头向前屈，使下额贴近胸部，再慢慢放下头。

❻ 胸部运动： 产后第 3 天开始做。仰卧床上，身体和腿伸直，慢吸气，扩大胸部，收缩腹肌，背部紧压床面，保持一会儿后放松，重复 5～10 次。能帮助胸部肌肉收缩，预防乳房下垂。

❼ 乳房运动： 产后第 7 天开始做。平躺在床上两臂左右平伸，然后上举至

两掌相遇，保持手臂伸直数秒后，再回到左右平伸，重新开始，每天做 10 次。能帮助胸部肌肉收缩及富有弹性，防止乳房下垂。

⑧ 腿部运动： 产后第 5 天开始做。平躺在床上，轮流抬高双腿与身体成直角，待产后体力稍有恢复时，可同时抬起双腿，重复 5 ~ 10 次。帮助腿部及会阴部肌肉收缩。

⑨ 臀部运动 1： 平躺在床上，右膝屈起，使足部尽量贴近臀部，然后再伸直放回原位，左右两腿交替动作。帮助臀部肌肉的收缩，产后第 15 天开始做，每天做 10 次即可。

⑩ 臀部运动 2： 平躺在床上，双腿屈起，慢慢地把臀部向上抬起离地，以脚跟及肩部支持片刻，然后慢慢地放下还原，重复数次。产后第 10 ~ 15 天开始做，每天 10 次。

⑪ 腹部运动： 平躺在床上，两手交叉于胸前，慢慢坐起，同时保持双腿并拢，待体力完全恢复后，双手可放置在头后再坐起，似仰卧起坐的动作，重复数次，每日 2 次。帮助腹部肌肉收缩，产后半个月后开始做。

温馨提示

产前有运动习惯的女性，在产褥期结束休养后，可以继续进行自己喜欢的运动。如果平常没有运动习惯者，可以先从较静态的柔软操或散步类等较温和的运动开始。如果从事有氧舞蹈这一类较为激烈的运动，每次的运动量不宜过大，以免身体一时负荷不了，产生不良反应。喜爱游泳的妈妈，也要事先请教医生，检查伤口是否痊愈，以免下水后感染。

把握日常生活运动——塑身美体

哺乳期的新妈妈整天忙于照料宝宝，忙于琐碎的家务事，要调整出整段、大块的时间来专门塑身，显然是比较困难的事。为此，专门推荐几款日常生活中随时随地能做的塑身小动作，适合产后康复期的新妈妈来做。只要能够有效地利用日常生活中的一些时机，并且有心、有意识、养成习惯去做，就能起到塑身美体的作用。

❶ **早上醒来——伸展运动**：把枕头垫在背后，两手向后伸直并伸展身体。做伸懒腰等伸展运动时，人体会自然形成双手上举、肋骨上拉、胸腔扩大、深呼吸的态势，这样会使膈肌活动加强，牵动全身，从而引发大部分肌肉收缩，达到加速血液循环、提神醒脑的目的。

❷ **伸懒腰——拉伸肌肉倍感轻松**：仰面躺在地上或床上，双臂伸直过头顶，双腿也伸直，让自己的身体变长。尽可能地伸直手臂，同时也尽可能地向外拉抻双腿。保持这个伸展动作，做三次深呼吸，然后放松，让身体休息一下。

❸ **穿衣时——后背手扩胸**：双手在背后相握，伸直手的同时尽量向前挺胸。此外，扩胸运动是简易有效的美胸运动，对防止乳房下垂有一定效果。如果有心，随时都可以加强胸部的保养和护理，无论任何年纪开始做，都不会嫌太迟。

❹ **穿鞋时——屈膝蹲体**：穿鞋是每天都要做的事，新妈妈穿鞋时不要坐在凳子上，而应当屈膝、蹲下身体穿鞋系带。这个动作虽然小，却能锻炼小腿肚子和脚踝的肌肉，这样会觉得腿部肌肉在使劲，为形成坚实紧绷的肌肉、塑造腿形创造条件。

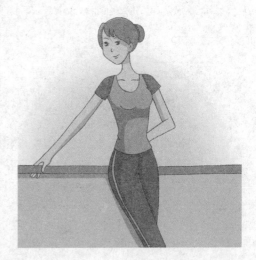

❺ **长时间坐办公室——起身拍打身体**：新妈妈上班后如果长时间坐在办公室的椅子上，懒得站起来，可以考虑做拍打身体的动作。拍打是一种很好的自我按摩，能震动身体内部的经络和器官，使之放松，避免由于肢体僵硬和麻木造成的颈椎和腰椎病，拍一拍，打一打，就不会再那么懒得坐着不想动了。

即使是日常生活中的小运动，要持之以恒才会有效，这对于辛苦的新妈妈来说，不是一件容易的事。日常生活中，这几款小动作简单易作，不会耗费太长时间，新妈妈不妨多做一做。

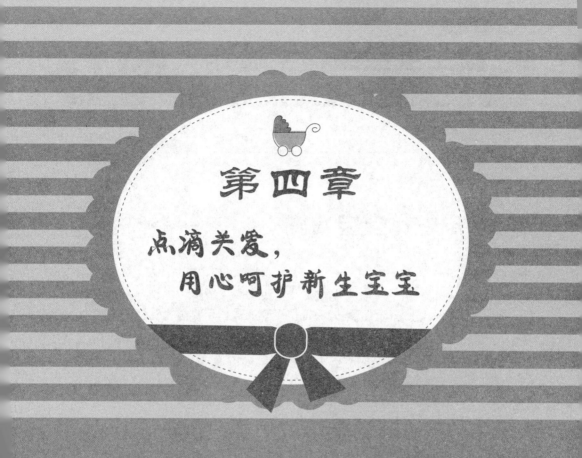

第四章

点滴关爱，用心呵护新生宝宝

　　刚荣升为父母的夫妇，都想给宝宝最好的照顾和呵护。然而，对于宝宝的喂养、日常的护理以及应对常见问题，父母光是有满腔热情是不够的。要想给宝宝最好的呵护，必须有一套科学、合理的方法，其中的学问大着呢！

尽早给宝宝喂奶

正常的足月新生儿出生后半小时内即可让妈妈喂奶,不仅可有效促进母乳分泌,而且对宝宝尽快适应子宫外生活有积极的促进作用。因为在妈妈子宫内,胎儿是通过腹部的脐带吸收营养、氧气的;出生后,要转变为靠自己的嘴吸收营养、靠排泄系统排出废物、靠肺呼吸。在妈妈乳头的刺激下,婴儿的口腔吸吮功能、肠胃消化功能、排泄系统的功能和呼吸功能都会较早进入工作状态,并强化其活动能力。

孕时、产后乳房会分泌出一些液体或乳汁,加上出汗等原因,可能乳头上会积有垢痂。在第一次给婴儿哺乳前应该用食用植物油涂抹在乳头的干垢痂上,使垢痂变软,然后用温性肥皂(碱性小的)水清洗,再用温开水洗净乳头,以免将不洁物带入宝宝嘴内。喂奶前妈妈应选择舒适正确的姿势,妈妈感觉舒适乳汁分泌会更顺畅,宝宝感到舒适吸吮会更有力。

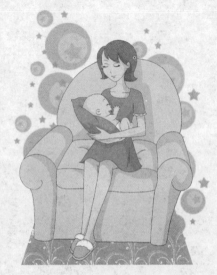

健康的新生儿有 3 种反射可帮助其吃奶:一是根反射,该反射能帮助小婴儿找到乳头。如果触碰一下小婴儿的口周,婴儿若饥饿时会向触及他的方向张嘴。二是吸吮反射,如将一些东西放入婴儿口中并能触其上腭,婴儿即可有吸吮动作。在产后的第 1 小时,吸

吮反射可能很强烈。三是吞咽反射，如果婴儿口中充满了乳汁即可吞咽。这3种反射可以帮助婴儿找到乳头，帮助其吸吮，但是不能帮助婴儿将乳头含到嘴中，这是婴儿需要学习的，也是需要妈妈帮助的。因此，妈妈需要观察婴儿的吸吮姿势是否正确，正确的吸吮姿势应该是：婴儿的整个身体面向妈妈并靠近妈妈，脸贴近妈妈的乳房，下巴触及乳房，嘴张得较大，含住妈妈的乳晕和乳房的皮下组织，而不是只含住妈妈的乳头。这些皮下组织都有乳窦，有敏感的泌乳神经，宝宝舌头周围的气浪压迫乳窦可促使乳房流出乳汁，将乳汁挤到婴儿口中以便婴儿可以吞咽。妈妈能看到婴儿慢而深地吸吮，能听到婴儿吞咽的声音。在喂养结束时表情放松、快乐、满足，妈妈没有感到乳头疼痛。

　　一般婴儿吃饱了会主动松开乳头，但有时婴儿还会咬住乳头，这时要注意不要硬拉，否则容易拉伤乳头。正确的方法是：当婴儿吸饱乳汁后，妈妈可用手指轻轻压一下婴儿的下巴或下嘴唇，这样做会使婴儿松开乳头；也可将食指伸进婴儿的嘴角，慢慢地让他把嘴松开，这样再抽出乳头就比较容易了。

　　宝宝在喂奶前哭闹，或吃奶时常常会吸进空气到胃里，所以在喂奶后经常打嗝，有时随着打嗝会把奶带出来。为避免这种情况，在喂奶前尽量不要让宝宝哭太长时间，吃奶时乳头或奶嘴都要填满宝宝的口腔，避免吸入太多的空气，喂奶后还要帮助宝宝打出嗝，将胃里的空气排出。妈妈可以一只手托住宝宝的头及后颈，一只手搂住宝宝的后腰及屁股，托起宝宝后将托宝宝头的手慢慢抬高，让宝宝的头靠在妈妈的肩上，这时托宝宝头的手就可往下移至宝宝的后背，用手掌轻轻拍宝宝的后背，直到宝宝打出嗝。这里需要注意的是，妈妈给宝宝拍嗝的手的后掌部不要离开宝宝，以防宝宝万一后倾。除拍嗝外，尽量不要让宝宝过多

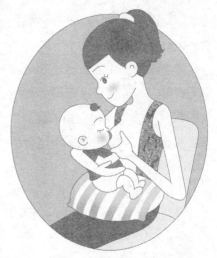

地活动，如洗澡、换尿布等，都应在喂奶前做完。为避免意外情况，喂奶后最好让宝宝侧睡，以防吐奶、溢奶呛入气管，或流入耳道。婴儿三四个月后，随着胃肌肉功能和神经调节功能的逐步加强，溢奶现象会自行消失。

　　给婴儿喂完奶后用温水擦洗乳头、乳晕及其周围部分，以清除婴儿吸吮乳房时可能由口腔传播出来的细菌，保证乳房的清洁。

应该按需哺乳

在刚开始的两天里，乳房也许只分泌几滴初乳，但是初乳的营养成分相当高，而且含有很多抗体，能增加宝宝胃肠道抵抗细菌的能力。所以，初乳绝对不应该浪费，宝宝醒着的时候一定要让他多吸吮。

在最初几天母乳分泌量较少时，只要按需哺喂就可以，即婴儿一醒来想吃就让他吃。此时最好母婴能同室，妈妈的泌乳量会逐渐增多以满足婴儿的需要。此时不要怕母乳不够而给宝宝喂牛奶或其他乳制品，否则会影响母乳分泌。婴儿的食量大小因人而异，不用拘泥于每天几次，食量大的，可多喂几次，也可间隔时间短些；食量小的，可少喂几次，或间隔时间长些。

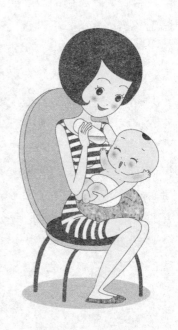

母乳喂养的宝宝在出生6个月之内都不用喂水。因为妈妈一开始分泌出来的母乳很稀，可以给宝宝解渴；然后宝宝越吃奶越浓，是给宝宝解饿的。夏天特别热的时候妈妈会分泌稍稀的乳汁，以适应宝宝对水分的需求。6个月以内的婴儿胃容量很小，过早给宝宝喂水很容易使宝宝减少摄乳量，这样就会导致宝宝营养不良。

让宝宝一次吃饱

每次喂奶要让宝宝一次吃饱，如果宝宝吃一小会儿就睡了，可以揉揉耳朵、挠挠脚心逗醒宝宝，或把乳头撤出再放进嘴里，以保证让他一次吃饱。没有必要规定宝宝吃奶的时间，有些婴儿吃得慢，有些婴儿吃得快，可以让婴儿自己决定何时停止。宝宝如果真的吃饱了，再怎么逗他也不会再吸吮，有的宝宝会自己松开妈妈的乳头，有的则喜欢继续含着妈妈的乳头，这时应把乳头轻轻从宝宝的口中撤出，要避免养成新生儿含妈妈乳头睡觉的习惯。宝宝吃饱了之后会有满足、愉悦的表情，很少哭闹，睡得很好，醒后精神很愉快，体重也能正常增长。

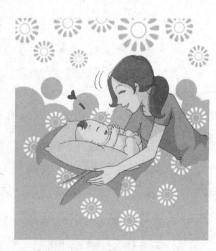

　　有些婴儿食欲旺盛，在每次哺乳时都需喂两侧乳房，而其他一些婴儿可能吃了一侧乳房就满足了，或对另一侧乳房吃得很少。许多妈妈和婴儿都有最习惯的一侧乳房，然而如果婴儿总是在一侧乳房吃奶较另一侧多，那么吸得多的一侧乳房就会增大，婴儿可能会从这侧乳房得到足够的乳汁，但这会使妈妈的乳房变得一大一小。为了避免这一问题，有些妈妈在婴儿未吸完一侧乳房时就让他吸另一侧乳房，婴儿吃到了太多的前乳，而后乳则吃得不足，这样也会引起许多问题。如果每次都能吸空，就能促使乳房分泌更多的乳汁；如果一次只吃掉乳房内一半的乳汁，下次乳房就会只分泌一半乳汁，经常这样会使乳汁分泌越来越少，甚至全部消失。所以，应该尽量让宝宝将一侧乳房吸空，然后再吃另一侧；下次哺喂时让婴儿先吸上次未吃空一侧的乳房，这样可使每侧乳房都被吸空，可保证乳汁充分分泌，使婴儿获得充足的母乳。这种方法也可使乳腺保持畅通，减少宿乳淤滞，有效防止乳腺管堵塞，避免乳腺炎的发生。

宝宝为什么拒吃母乳

有时婴儿会拒绝吃妈妈的奶，原因一般有以下几种：

＊ 宝宝可能生病了

体重少于 1.8 千克的婴儿可能没有吸母乳的能力。解决办法是帮助妈妈挤出母乳，并将挤出的乳汁喂给婴儿，直至婴儿有能力自己吸吮。

如果婴儿患感冒，鼻子会堵塞，从而妨碍其吸吮母乳。解决办法是妈妈在每次哺乳前先用消毒棉签将宝宝鼻子里的分泌物清理干净，如果分泌物太干燥，可将棉签用水浸湿。

鹅口疮等造成的口腔疼痛会使婴儿不思母乳。妈妈应积极配合医生为婴儿治疗，直至鹅口疮消失，其间可先挤出母乳用瓶喂婴儿。

鹅口疮多见于周岁以内的婴儿或新生儿，多由于乳具消毒不严、妈妈乳头不洁或喂奶者手指污染所致。注意宝宝的口腔卫生及妈妈和看护人员的个人卫生、乳具勤消毒，可以预防鹅口疮的发生。

＊ 宝宝曾用奶瓶喝奶

如果婴儿已习惯了奶瓶喂养，他可能会拒绝吸吮妈妈乳房，因为吸奶瓶比吸妈妈的乳房更省力。所以要先查看一下婴儿在开始母乳喂养前是否用过奶瓶，遇到这种情况只有一点点耐心地喂，直至婴儿习惯母乳喂养。

＊ 宝宝和妈妈分开过

如果婴儿在出生后没能及时吸吮妈妈的乳房，或妈妈因生病或其他原因离开过宝宝，他可能会拒绝母乳喂养。如果婴儿是因为这种情况拒绝母乳喂养，只有妈妈改进自己，多与婴儿相处并坚持母乳喂养，婴儿会慢慢习惯吃母乳的。

＊ 妈妈限制哺乳次数

妈妈对哺乳的限制可以导致喂养的失败，如妈妈每天只喂固定的次数而拒绝婴儿的额外需求，每次喂一定的时间就停止哺乳，婴儿想吃奶的时候妈妈让其等候的时间过长。解决办法是妈妈改进自己的喂养方法，让婴儿逐渐喜欢母乳喂养的方式。

＊ 妈妈做了让宝宝不开心的事

如家庭常规被打扰，外出访友或搬家，妈妈没有时间给婴儿哺乳；妈妈在吃了蒜或用了新型的香皂、香水后，身体有异味；在妈妈患病、月经来潮或患乳腺炎时，婴儿也可能拒绝母乳喂养。妈妈是否贴身抱孩子，是否愿意感受与孩子在一起的温馨愉悦，这些也很重要。有时婴儿拒绝母乳喂养是因为他觉得妈妈对他并不温情。

影响母乳分泌的因素有哪些

有些妈妈可能因为自身健康状况、运动或情绪的原因，产后奶比较少甚至没有奶。出现这种情况后，信心非常重要。对于绝大多数的妈妈来说，只要坚持催乳、坚持让婴儿吸吮、积极调整自己的心情是完全可以胜任母乳喂养这一重任的。

∗ 母乳分泌的多少与体质有关

中医认为，气虚的人身体总体功能较弱，容易乳汁分泌不足；血虚胃弱的人营养吸收较差，身体易弱，乳汁分泌也会不足；产时失血过多，一时身体营养不足、体力恢复较慢，容易影响乳汁分泌；40岁以上、血气渐衰的高龄妈妈，由于身体机能开始衰退，会有乳汁分泌不足的现象；有些身体壮实显胖的妈妈，会因痰气太盛而造成营养运送不畅，导致乳汁稀少；过食咸味会让妈妈少乳，还会发生咳嗽痰堵，影响泌乳。

因体质原因造成的少乳可通过饮食调养得到改善，并成功实现母乳喂养。比如一时气堵造成的少乳，可用丝瓜5两或莲子5两烧灰并研末，用绍兴酒调服，再盖被安睡，出汗就可通乳；气虚造成的少乳可用猪蹄加木通5～7钱、黄芪1两、当归5钱、白芷1钱，炖后吃肉喝汤，或用黑芝麻炒熟研碎，调红糖冲开水喝；血虚、产时失血过多、贫困营养不足、40岁血气渐衰的，也都可多吃猪蹄炖汤、黑芝麻红糖水，同时加强饮食营养。

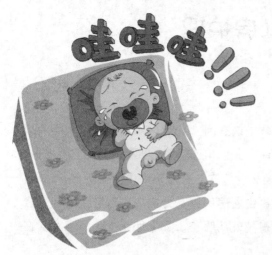

∗ 母乳分泌的多少与营养有关

哺乳妈妈营养要全面均衡，尤其要多喝有利于泌乳的肉汤、鱼汤，多吃炖鱼、炖肉和蛋奶类食品，还需要增加新鲜蔬菜、水果和其他营养食物的摄入。有些妈妈由于害怕发胖、体形改变，不敢多吃，尤其是不敢多吃鱼肉类食物，这样做是不科学的。哺乳对妈妈的身体也是一个慢性消耗过程，吃得过少肯定会影响身体的健康，也会影响婴儿的身体健康，一定要放弃顾虑，该吃的就要坚持吃。

✳ 母乳分泌的多少与休息有关

婴儿出生后，由于需要哺喂或换尿布的间隔时间很短，妈妈往往在夜间得不到较好的休息，白天还得时不时地料理婴儿的吃喝拉撒，有些妈妈此时会觉得精疲力竭，甚至到了难以应对或支撑不下去的地步。此时亲友们也会纷纷上门来探视新生儿和新妈妈，如果此时再忙于其他家务事或工作，妈妈会非常劳累，体力的透支现象会很重。过度的疲劳和睡眠不足都会影响乳汁的分泌，造成乳汁减少或营养欠缺，甚至会造成回乳。所以，要特别注意这一点，产后3个月内妈妈最好能减除其他事务，专心于婴儿的哺喂和料理，并尽量找时间休息，婴儿睡时马上跟着睡，亲友探视能让家人接待就让家人接待，能推脱掉的就推脱掉，这样可以使自己获得较充足的睡眠时间，这对增加母乳、保持乳汁充足和营养的稳定性、对婴儿的成长是很重要的。

母乳不足的判断方法是，每次哺乳前妈妈乳房没有肿胀感；宝宝每次把妈妈的两个乳房都吸空后，还在使劲吸；喂完奶后不到1小时宝宝又在找奶吃或哭闹；宝宝尿少，生理体重下降多，不恢复，皮肤弹性差，烦躁或不精神等。以上症状有1~2条就可以证明母乳不足，应尽快采取措施。

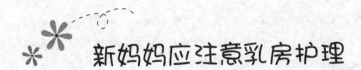

新妈妈应注意乳房护理

✳ 减轻肿胀感

产后三四天，新妈妈会感到乳房肿胀，这是因为乳汁分泌刚刚多起来而造成的。可以在喂奶前稍微做一些热敷：用消毒热毛巾把乳房全部覆盖，使乳房发热，以促进血液循环。毛巾凉后再换热的，换2~3次。在湿热毛巾覆盖5分钟以后，沿乳头四周从内向外轻轻地按摩乳房，再由乳房四周从外向内对着乳头方向轻轻地按摩。喂奶时要让宝宝充分吸吮，尽量把乳房吸空。如果奶量太多，宝宝实在吃不完，可以用吸奶器将其吸空。新妈妈在睡觉或抱宝宝的时候注意不要挤压到乳房，避免形成乳块。不哺乳时应戴上合适的胸罩，将乳房向上托起，防止乳房下垂阻塞导管，以保证乳房血液循环的通畅。

＊ 预防乳头皲裂

乳头皮肤比较娇嫩，尤其是初产妇的乳头更加薄嫩，开始哺乳时容易发生皲裂。喂奶前先挤出几滴乳汁，涂在乳头周围，可以起到滋润的作用。乳头长时间受婴儿唾液浸泡也容易皲裂，因此每次喂奶时间不宜过长，一般以 15 ~ 20 分钟为好，更不要让婴儿含着乳头睡觉。喂奶后滴几滴奶涂在乳头上，让其自然干燥，可以减少发生乳头皲裂的机会。如果乳头发生皲裂应及时治疗，防止感染。最好能暂停哺乳，待皲裂伤口愈合后再喂奶。

＊ 扁平、内陷或内翻的乳头

乳头扁平、向内凹陷会导致婴儿无法含住乳头，不能吸吮，造成哺乳困难，乳汁分泌旺盛的就容易造成乳汁淤积，导致乳腺炎。可在平时清洗时用手夹住乳头向外牵引，时间长了乳头就可能会向外凸出；也可用吸乳器将乳头向外吸出。

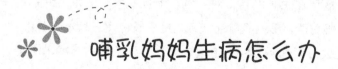

哺乳妈妈生病怎么办

一般妈妈如果自我护理得当，在哺乳期间不易得病，有些小病自身会很快调理过来，身体似乎比以往还健康。但也不能排除得病的可能性，妈妈得病了怎么办？

＊ 哪些病不能给宝宝哺乳

严重贫血的妈妈，哺乳可能会增加自己身体的负担，要适当考虑不哺乳或减少哺乳。应对婴儿采取混合喂养（一半母乳喂养，一半配方奶喂养）或人工喂养（完全配方奶喂养）的方式。

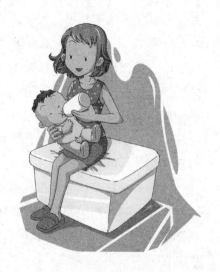

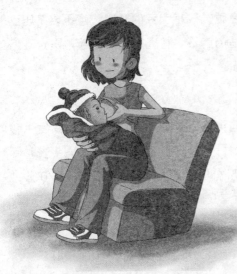

如果妈妈患有活动性肺结核、严重的心脏病或肾脏病、糖尿病、肝炎等消耗性疾病和严重的急慢性疾病，均不宜给婴儿哺乳；患癌症、精神病也要终止哺乳；患有艾滋病或 HIV 呈阳性的产妇，由于病毒可能会通过乳汁传染给婴儿，禁止给婴儿哺乳。

＊ 哪些病应暂停给宝宝哺乳

一旦患了感冒、急慢性传染病或急性腹泻，乳头开裂严重、乳腺炎、乳腺脓肿，可在患病期间暂停哺乳，但每日应按时挤出乳汁，以免造成母乳分泌减少。乳头开裂、乳腺炎或乳腺脓肿者，最好稍一缓解就让婴儿吸吮乳汁，以免乳汁淤积更加重乳腺炎症。婴儿频繁有力的吸吮或用吸乳器将乳房内的乳汁吸空可以有效防治乳腺炎。

＊ 哺乳妈妈生病怎么用药

婴儿体质稚嫩，许多脏器还在生长发育，对各类药十分敏感。比如妈妈服用四环素类药会影响婴儿的肾脏功能，影响其骨骼和牙齿的生长，使牙齿永久着色；服用青霉素、卡那霉素可能会对婴儿听觉神经造成永久性不可逆转的损害，使婴儿耳聋；服用红霉素、氯霉素、合霉素，可能会抑制新生儿的造血功能；服用磺胺类药如复方新诺明等，可能会使新生儿出现贫血或黄疸；服用美沙酮会使出生4 周内的婴儿出现抽搐；服用阿司匹林等水杨酸类药会影响婴儿骨骼、血管、肾脏健康，致使新生儿血小板减少，甚至严重出血；服用乙醚类药会使新生儿出现神经抑制状态，严重的可致死亡；服用香豆类衍生物药可使新生儿出血、脑出血；服用安定类安眠药会使婴儿全身出现瘀斑、高铁血红蛋白血症、生长迟缓；服用阿托品类药如颠茄等可使婴儿出现呼吸抑制；服用六甲溴铵可使新生儿出现麻痹性肠梗阻、骨骼生长抑制，或得血液病；服用降压药会使婴儿出现嗜睡、鼻塞现象；服用避孕药不仅会减少乳母的乳汁分泌，还会使女婴以后易患阴道癌和子宫癌。因此，哺乳妈妈原则上最好不服药，必须服药时一定要慎重，要在医生的指导下服用，要考虑药物在乳汁中的浓度及可能对婴儿带来的影响。如果患急性或严重疾病需大量用药时，最好考虑暂停哺乳。如果妈妈患有严重慢性病需长期服药，则最好向医生咨询看是否能继续哺乳。现在新药层出不穷，有些药对婴儿是否有不利影响，尤其是是否会有远期不利影响，往往连医生也不能确定，那就最好暂停母乳哺喂。

何时需要人工喂养

一般情况下，妈妈产后都会有乳汁分泌，只要坚持让婴儿吸吮、加强营养并保持信心，即使开始乳房不胀、没有泌乳的妈妈也可以进行母乳喂养。但如果妈妈身体极其虚弱、营养不良或产时失血过多，经过调养和加强营养身体仍然很虚弱，泌乳仍然很少，给婴儿哺乳会使妈妈身体难以支撑，这种情况下就只好采用人工喂养了。妈妈如果有结核病、活动期肝炎、艾滋病或其他急性慢性传染病、严重的心脏病、肾炎、贫血等也不宜进行母乳喂养。

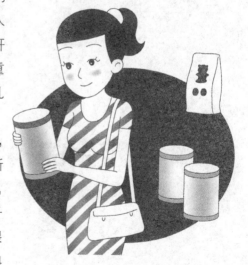

人工喂养的最佳食物是婴儿配方奶，其营养成分与母乳最为接近。刚开始喂新出生的宝宝，不知道宝宝什么时候饿了，每次喂多少合适。一般一个出生体重3千克的宝宝，在出生到两周内，每次可喂60～100毫升，每天7～8次；在3～4周内，每次100～150毫升，每天6～7次。这里需要强调的是，因每个宝宝都有个体差异，妈妈应该根据宝宝的哭闹、用嘴找奶头及作出吸吮的动作来决定何时给宝宝喂奶。奶量可以参照上次宝宝吃的量及这次间隔的时间确定，比如，上次宝宝吃60毫升的奶，间隔了3小时再找奶，那基本上就够了，可根据宝宝的年龄逐渐增加奶量。

奶嘴的孔既不要太大也不要太小，孔太大会呛着宝宝，孔太小宝宝吸着费劲，没吃饱就累了。奶嘴的大小，以奶嘴朝下奶液一滴一滴地滴下来为适度。喂奶前先滴几滴奶在妈妈的手腕或手背上，试一试温度，以不烫、不凉为宜。要绝对避免用大人嘬一口

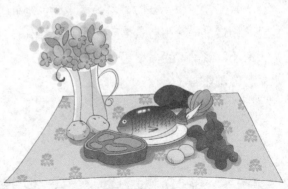

奶的方法来试奶温，因为大人与新生儿的口腔对温度耐受不同，也会污染奶嘴。奶液要填满奶嘴，尽量不要让宝宝吸进空气。

虽然是用奶瓶喂宝宝，妈妈还是应把宝宝抱在怀里，让宝宝感受到妈妈的肌肤温暖，听到妈妈的声音，闻到妈妈的气味，更清楚地看到妈妈亲昵的眼神。一般每次喂奶要在 10 ~ 15 分钟喂完，有的宝宝边玩边吃，还有的吃一点儿就睡了。出现这种情况时，可以用把奶嘴从宝宝嘴里抽出来，再放进宝宝嘴里的办法，逗引宝宝一次把奶吃完。

新生宝宝的科学护理

如何护理宝宝的脐带

脐带是宝宝在子宫里吸收营养、维系生命的纽带。出生后要剪断脐带，脐根部会形成一个创面，加上脐部凹陷，容易积水、积垢，又不易干燥，致病菌有可

能从这个创面侵入新生儿的机体，使宝宝患上破伤风、新生儿败血症等。因此，新生儿的脐带护理非常重要。

＊ 保持脐带的干燥与清洁

在脐带脱落前，每天都要用浓度为 75％ 的酒精清洗、消毒被剪断的脐带周围和脐带的根部。方法是先用一根酒精棉棍沿脐周擦一圈，然后再换一根新的酒精棉棍擦拭脐带的根部。如果脐带已结痂，将结痂轻轻掀起，再换一根酒精棉棍擦脐带的根部，然后涂一点脐带粉，或上一点诺氟沙星粉，以预防出血的伤口被感染。需要注意的是，用酒精棉棍擦洗脐带的次数每天不要超过两次，酒精使用多了会烧坏新生儿健康的皮肤。每天给新生儿洗澡后，要尽快用消毒的棉花棍蘸干脐带的根部，不要让脐带的根部存水。

＊ 不要包裹脐带

有些新妈妈怕弄脏了和碰疼了宝宝的脐带，就用纱布等围绕在宝宝的腰部，将脐带包裹起来，或用一块厚厚的纱布盖在脐带上，再用胶布粘在宝宝的肚皮上。其实，这样根本起不到保护脐带的作用，相反会有很多弊端。如大面积包裹的纱布更易被汗及尿液等污染；新生儿娇嫩的皮肤易对胶布发生过敏现象，在撕掉胶布时还有可能撕伤宝宝的皮肤；在宝宝被包裹住的脐带内，湿热而且不透气，细菌很容易繁殖而引起炎症；因为有严严实实的包裹物，宝宝的脐带内发生什么情况不容易及时发现，甚至脐带长了肉芽或化了脓都没发现，后果是很严重的；由于包裹住的脐带内不通风，使脐根不易干燥，而脐带被结扎以后要等干燥才能够脱落。所以，我们经常看到，有些宝宝出生都十几天了，脐带仍未脱落，多数是因为包裹住脐带，脐带内密不通风，使脐根不易干燥而造成的。

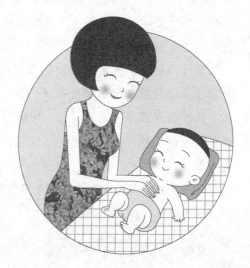

＊ 不要怕碰宝宝的脐带

新生儿的脐带剪断结扎后，会形成一个创面，可能有渗血，创面和所渗出的血会结成一个痂块，结痂后如果不去管它，痂块会严严实实地盖住脐带根部。这是细菌很好的生存环境，因为，很多细菌是厌氧的，它们在无氧的条件下会很快繁殖。因此，不要怕碰宝宝的脐带，尤其是结痂后，每天都应该用酒精棉棍掀起痂块，擦一擦脐根部。

有的时候，一夜间宝宝的脐部就出现了红肿，脐根部有臭味并有流水、流脓性分泌物的现象，这就是脐炎了。应尽快找医生来处理。处理的方法一般是：局部用3%过氧化氢清洗，撒少量的诺氟沙星粉，再用抗生素给予全身抗感染治疗。

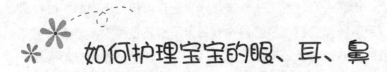

如何护理宝宝的眼、耳、鼻

* 眼睛的护理

新生儿的眼睛，不论在解剖学还是生理学上，都没有发育完善，大约一年后才能获得正常的视觉功能。因此，一定要注意眼睛的卫生。洗脸用具，包括毛巾、脸盆等，一定要专用。给宝宝洗脸的人一定要先洗净双手再给宝宝洗脸。洗头、洗澡时注意洗发液、肥皂液等不要进入宝宝的双眼。

有时因护理不当，新生儿患了结膜炎，或给宝宝捂盖得太多使宝宝"上火"了，致使宝宝眼屎增多、眼结膜有充血等现象，这时可以给宝宝用眼药水。用法一般是每只眼每次各滴一滴眼药水，每天4次。

宝宝出生后，爸爸、妈妈都想给宝宝拍照片，留下珍贵的纪念。有时居室里光线不是很强，有的爸爸、妈妈就会打开闪光灯给宝宝拍照，这对宝宝的视觉发育是十分不利的。新生儿在出生前经过了漫长的子宫"暗室"生活，因此对光线的刺激十分敏感。宝宝出生以后多是以睡眠的方式来逐渐适应外界的突然变化，刚刚出生的宝宝白天睡眠比夜间多，这正是对外界环境中的光照不适应的表现。新生儿的视网膜发育尚不完善，眼睛受到较强光线照射时还不善于调节，遇到强光可使视网膜神经细胞发生化学变化，可能引起眼底视网膜和角膜的灼伤，甚至有导致失明的危险。因此，为新生儿拍照时最好利用自然光源或采用侧光、逆光，切忌用闪光灯及其他强光直接照射宝宝的面部。

* 耳部的护理

新生儿的耳道上下壁很接近，使耳道几乎成缝隙状，羊水、脱落的上皮、皮脂腺分泌物及细菌等，都极易存留在宝宝的耳道深处，形成耳耵或造成外耳道炎。因咽鼓管短，平卧喂奶易呛奶至鼓室。以上因素均能诱发中耳炎等病。因此，护理好宝宝的耳朵非常重要。

给新生儿洗脸、洗头时一定注意不要让水流入耳道，万一进了水应立即用消毒棉棍蘸干。给新生儿喂完奶或水后要让宝宝侧身睡，以防宝宝吐奶后流进耳道。

一般新生儿都易患湿疹，尤其是头面部。在头面部发生湿疹后，很可能蔓延到宝宝的耳道，从而诱发宝宝的外耳道炎，也极易使耳耵形成。耳耵经奶、水等液体浸泡后膨胀，使宝宝感到不舒服，严重者可引起感染。如果发现宝宝的外耳已经患了湿疹要给予及时治疗，治疗方法是将宝宝的耳道清洗干净，用消毒棉棍将湿疹膏轻轻捻入宝宝的外耳道内，一般每天上午和下午各一次。

＊ 鼻子的护理

新生儿因面部颅骨发育不全，鼻及鼻腔相对短小，容易产生鼻屎且不易清除。发现宝宝有了鼻屎千万不要去掏和抠，因新生儿几乎都没有下鼻道，掏鼻屎时很可能不但掏不出来，反而将鼻屎捅进鼻咽管或气管。可以往宝宝的鼻孔里点一滴植物油，几秒钟后将宝宝的头抬高，鼻屎可自己滑出来；也可在宝宝的鼻梁上敷一块温热的小毛巾，一可使宝宝的鼻腔湿润，二可软化鼻屎，使其自然滑出宝宝的鼻腔。

新生儿的鼻黏膜血管丰富，特别易受感染，即便是普通感冒也可使鼻黏膜感染。在鼻黏膜感染时会充血肿胀，使已经非常狭窄的鼻腔更加狭窄，严重时可使鼻腔闭塞，而造成宝宝呼吸困难。这时候宝宝会烦躁不安，吃奶时宝宝会因喘不上气而拒乳。当宝宝因感冒有鼻涕时，可以用吸鼻器帮助宝宝及时清理，以保持宝宝呼吸的通畅。

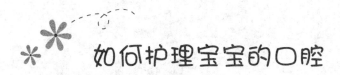

如何护理宝宝的口腔

新生儿的口腔黏膜上皮非常细嫩，血管丰富，唾液分泌少，所以口腔黏膜比较干燥，容易破溃而感染。破溃的原因主要有被奶及水烫伤，被硬东西硌伤，擦口腔、挑马牙等不良行为造成的擦伤等；还可能因奶瓶、奶嘴消毒得不好或抗生素的滥用等原因引起鹅口疮。新生儿的抵抗力非常低，来自任何一方的致病菌都会威胁宝宝的健康，尤其是口腔。

预防新生儿口腔感染的措施有：

＊ 喂奶前洗手

不论是母乳喂养还是人工喂养，护理宝宝的人在给宝宝喂奶、喂水的前后一定要洗手。洗手时注意手上不要有残留的肥皂液。因为洗手后要马上接触新生儿，所以最好用温水洗手。

＊ 哺乳妈妈注意清洗乳头、乳房

母乳喂养的宝宝，妈妈的乳头是宝宝口腔接触最多的地方。而妈妈乳头被污染的机会特别多，如妈妈产后体虚会出汗，妈妈要分泌乳汁哺育小宝宝，妈妈的乳房、内衣上都会被乳液、汗液污染，尤其是有漏奶情况时，乳房、乳头被污染的机会就更多。所以在喂奶前一定要用温水清洗乳房和乳头。清洗乳头一方面可以保证乳头的清洁，避免对宝宝造成感染；另一方面，用温水洗乳头能增加乳头、乳晕皮肤的柔韧度，使宝宝在吸乳时减少妈妈乳头的疼痛，也可避免乳头皲裂的发生。

＊ 注意奶瓶、奶嘴的消毒

凡是接触新生儿口腔的各种物品都不能不经过清洗消毒就给宝宝使用，也不能重复使用，尤其是宝宝所用的奶瓶、奶嘴。清洗、消毒的方法如下：

❶ 奶嘴在使用后要用清水冲洗干净，看看奶嘴的孔是否通畅，不要有奶皮等物的残留。

❷ 奶瓶要用瓶刷清洗干净，注意奶瓶壁不要有残留的奶液。

❸ 将清洗过的奶瓶、奶嘴放入清水中煮沸2分钟或蒸10～15分钟。

❹ 消毒后的奶瓶、奶嘴如不马上用要用消毒的纱布盖好保存，以防再污染。

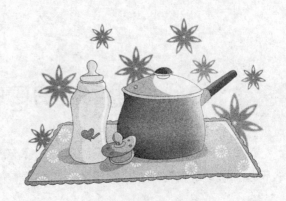

* 不要随便给宝宝使用抗生素

有些新生儿在患病后过量服用抗生素，尤其是广谱抗生素，使宝宝身体内的正常菌群被抑制或杀死，真菌趁机迅速生长繁殖，导致宝宝患上真菌感染性疾病。比如，真菌中常见的白色念珠菌，可以使宝宝患鹅口疮，轻者给宝宝带来痛苦，并因口腔疼痛而影响宝宝吃奶，重者可全身真菌感染，如腹泻或呼吸系统的感染，以及皮肤的真菌感染等。

* 保护宝宝的口腔黏膜

新生儿的口腔黏膜非常细嫩，口腔黏膜干燥，稍稍擦拭就可以将宝宝的口腔黏膜擦破。有些新生儿的家里，按老人的习惯，用纱布蘸上茶叶水给宝宝擦舌苔和口腔，这是很不科学的，万一擦破宝宝的口腔黏膜很容易造成感染。如果宝宝的舌苔黄而厚，就给宝宝在两次喂奶之间喝点水，不要给宝宝包裹得太多。如果为了去掉吃奶后口腔中残留的奶皮，喂完奶后给宝宝喝一两口水即可。

* 正确对待"马牙"

新生儿的口腔内，上腭的中线旁及牙龈边缘上常常可见黄白色的小点，有芝麻粒大小，这是上皮细胞的堆积或黏液腺的潴留、肿胀所致，俗称"马牙"。这是正常的生理代谢过程，数周后会自然消失。有时因新生儿先天不足或身体衰弱，马牙不能及时脱落，也没有关系，不需要处理。马牙并不会给宝宝造成什么痛苦和危害，也不妨碍宝宝吸吮的动作，更不会影响日后乳牙的萌出，所以千万不要硬擦或去挑破。擦破、挑破后都容易感染，甚至出现败血症而危及宝宝的生命。

注意观察宝宝的大小便

* 新生儿的大便

健康的吃牛乳的婴儿大便呈淡黄色或土黄色，且多为成形便，易发生便秘。母乳喂养的宝宝多是金黄色的糊状便，有的有少量白色的奶瓣，每天排便次数多少不一，有时一天 1～4 次，有时一天 5～6 次，甚至更多些。有的新生儿常与之相反，经常 2 ~ 3 天或 4 ~ 5 天才排便一次，但粪便并不干结，仍为软便或呈糊状，排便时要用力屏气，脸涨得红红的，好似排便困难，这是母乳喂养常有的现象，俗称"攒肚"。每个宝宝的大便都是不一样的，只要食欲好、精神状态好，体重在生理性体重下降恢复后逐渐增加，就不用太担心大便次数多一次或少一次，也不用过多地担心大便是糊状还是条状。

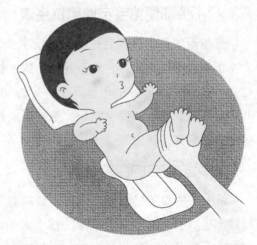

　　母乳喂养的宝宝出现"攒肚"现象，家长不要过分紧张。可以为宝宝按摩腹部，一天 2 ~ 3 次，刺激宝宝肠蠕动，有利于排便，来帮助改善"攒肚"现象。

＊ 什么样的大便是不正常的

　　粪便很稀，且有臭味，同时伴有呕吐、不吃东西等异常情况，这是新生儿腹泻了。腹泻对宝宝的威胁很大，甚至可危及生命，不可耽误，要立即请医生诊断、治疗。

　　如果在新生儿的尿布上见到血，可能是消化系统有问题或是有其他疾病，这种情况也不能耽误，要及时去医院检查治疗。

　　如果粪便中有其他不正常的东西令妈妈无从判断时也要去医院检查，以免错过治疗疾病的最佳时机。

＊ 新生儿的小便

　　新生儿第一天的尿量较少，约 10.3 毫升，出生后 36 小时之内都属正常。随着哺乳摄入水分，宝宝的尿量也会逐渐增加，每日可达 10 次以上，日总量可达 100 ~ 300 毫升，满月前后可达 250 ~ 450 毫升。

＊ 从出生开始训练宝宝识把

　　先观察宝宝排泄的规律，出生后第 2 周就可以发现宝宝常在早上第二次喂奶之前排便。排便前把宝宝抱起，背靠自己前胸，便盆放在小凳子上，大人用双手托扶宝宝双腿，在方便排泄的体位上用声音"唔"示意宝宝向下使劲。如果宝宝睡着了或者身体向后挺起，表示没有便意，马上将宝宝放下。

从出生后第 2 周起宝宝可逐渐建立起条件反射，如果某一天宝宝在把的时候真的排尿或排便了，排完之后要亲亲他并说："真乖，学会大便啦！"这种表扬能使宝宝感知"这样做会让妈妈高兴"。大多数经过训练的宝宝在满月前就能识把了。

自从各种品牌的纸尿裤畅销以来，许多年轻的妈妈已不再费心给宝宝把屎把尿了。但是定时把大小便对宝宝确有好处：早日识把可使宝宝体验内脏充盈感，刺激内脏感受器上升到大脑而支配大小便。识把的宝宝有大小便要求时会用动作或声音发出信号，便于大人及时把他。这种信号是有益的，如同逗笑一样是促进神经回路网建立的一种益智行为，时机不可错过。如果怕费事让宝宝整天穿着纸尿裤，宝宝的膀胱会失去闭锁功能，可以随时排尿而不被发现。孩子长大不认识便盆也不认识厕所，穿着沉甸甸的纸尿裤妨碍走路，甚至到入幼儿园前才发现孩子不会如厕、大小便缺乏自理能力，那时就为时已晚。

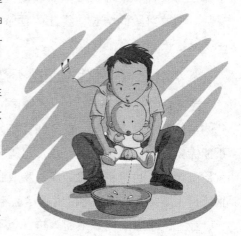

妈妈要善于观察宝宝作出的表示，不必把得太勤，双方能达到默契最好。

让宝宝睡个好觉

　　刚刚出生的宝宝大部分时间都在睡觉，这是因为新生儿大脑发育不健全，易疲劳，而疲劳后就需要睡眠来调整。另外，新生儿需要能量来保证自己快速生长发育，睡眠是节省能量最好的办法。睡眠时全身肌肉松弛，活动减弱，呼吸心率减慢，脑组织等耗能均减少。所以，新生儿期是一个人一生中睡眠最多的时期，每天要睡 16 ~ 17 个小时，约占 24 小时的 70%。新生儿睡眠周期约 45 分钟，包括浅睡和深睡，在新生儿期浅睡占 1/2，以后浅睡逐渐减少。浅睡时有吸吮动作，面部有很多表情，有时似乎在做鬼脸，有时微笑，有时撅嘴，眼睛虽然闭合，但眼球在眼睑下转动，所以浅睡也称"眼动睡眠期"。四肢有时有舞蹈样运动，有时伸伸懒腰或突然活动一下；偶尔嗓子发出些声音，呼吸不规则。在成人和儿童期，浅睡时是在做梦的时候，但新生儿是否在做梦仍然是个谜。深睡时新生儿很少活动，面部显得安详、平静，眼球不转动，呼吸规则。随着月龄的增长，婴儿的睡眠周期会逐渐延长。

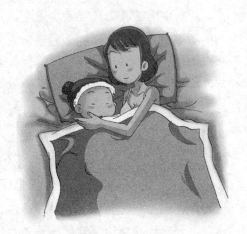

* 为什么有些宝宝总是睡不踏实

宝宝睡觉时一惊一乍的，好像是被大的声音惊吓了似的，其实这是因为新生儿的神经系统发育不全，自身调节能力差，又刚刚离开妈妈的子宫，对外界环境不能完全适应。有这种情况时，妈妈可将双手放在宝宝的胸前或两臂外侧，给宝宝以安全感，也可将宝宝的双臂及双腿包裹在包被里，有近似子宫内的感觉，但捆绑得不要太紧，能不捆的时候尽量不要捆。

宝宝的居室温度既不能太热，也不能太冷，一般在 20 ~ 24℃为适宜。如果新生儿睡觉时鼻尖等部位出汗，就说明宝宝太热了，宝宝会睡不安、烦躁、手脚乱蹬乱舞、哭声略哑，这时应该给宝宝减少一点包被，或将屋子开窗通通风，也可用空调降降温。但要注意，包被不要一下子撤掉太多，要慢慢地减少，屋子降温也不要降得太快。另外两者不要同时进行，以免矫枉过正。在冬季，屋内温度不够，或新生儿包被内温度不够，会使新生儿体温太低，宝宝睡不安，表现为哭声无力、手脚冰凉、全身皮肤青紫。这时应该采取保暖措施，用空调、电暖气等提高室内温度，宝宝感到温暖了也就睡安稳了。

刚出生的宝宝没有吃饱就会睡不踏实，表现为哭闹，嘴有吸吮动作，头转来转去找奶吃，这也许是母乳不足，也许是妈妈没有掌握好喂养方法。有时宝宝吃一点就睡了，这时妈妈应该揉揉宝宝的耳朵，挠挠脚心，让宝宝吃饱再睡。如果母乳实在不够，要加配方奶，以保证宝宝吃饱，宝宝吃饱后就会踏踏实实地睡大觉了。

新生儿吃的是流食，每天可以有十几次尿和几次大便，如果宝宝拉了、尿了不及时更换尿布，不给宝宝洗净屁股，宝宝就会睡不安，总在哭闹，给奶也不吃，抱起来后可稍停哭闹，一会儿还是闹。这时要打开包被，看看宝宝是否拉了、尿了或已经有臀红，要及时洗净屁股，抹上鞣酸软膏或宝婴药膏，换好尿布，宝宝就会舒服地睡觉了。

家里新生了宝宝，一家人都很高兴，尤其是妈妈，尽管身体未恢复体力，也总是抱着宝宝，左看右看，喂时抱，睡时还抱，没有几天宝宝就会养成抱着睡的习惯。一旦不抱着睡了宝宝就会没有安全感，睡不安、哭闹，抱起来拍拍、摇摇就又睡得很踏实，这就是坏习惯已经养成了。要纠正这个坏习惯，在宝宝要睡觉时妈妈可以靠近宝宝，低音调地哼哼着，也可将宝宝的双手放在他自己的胸前，渐渐地就可以引导宝宝入睡了。

有的新生儿睡觉时会出现抽搐现象，惊醒后烦躁、哭闹，睡觉时头部有大汗珠，这可能是因为胎内缺钙引起的。因此，宝宝从出生开始，就应当在医生指导下每天补充维生素 D400~800 国际单位。正常足月出生的宝宝在出生后 6 个月内一般不用补充钙剂。

腹胀也可使宝宝睡不安，有时是喂养不当或对奶不适应，造成宝宝腹胀、腹痛。大便有时也不正常，宝宝肚子鼓鼓的，一敲嘣嘣响，有的宝宝屁特别多。这种情况下宝宝就会睡不安，总是哭闹。这时要及时调整喂养方法，如果是因为对配方奶不适应，就要换其他品牌。宝宝如果还是哭闹、睡不安就应请医生来处理了。

宝宝如果患了肺炎、脐炎、皮炎、败血症等，都会睡不安。因新生儿机体反应不敏感，不一定有了感染就会发热，如果宝宝总是烦躁、哭闹、精神不好又睡不安，找不到上述的原因就应该到医院检查，避免感染性疾病加重。

✱ 宝宝睡颠倒了怎么办

有的新生儿白天睡觉，晚上则哭闹或睡不踏实，这种情况不算是病态，而是出生后环境给宝宝造成的时间错觉，也就是宝宝睡得黑白天颠倒了。有的新生儿家里，把宝宝住的屋子弄得暗暗的，又不让出一点声音，晚上这样可以，如果白天也这样就让新生儿区分不出来白

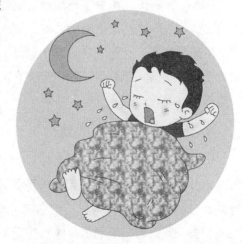

天还是晚上。如果宝宝在白天吃饱后就睡了，到了晚上，宝宝的睡眠已经够了，而屋内没有声音、没有光亮，宝宝就会烦躁、哭闹。

遇到这种情况，就要把宝宝的时差再调整过来。白天，让宝宝的房间光线明亮，在宝宝吃饱后放点音乐，或是爸爸妈妈多跟宝宝说话，拿一些颜色鲜艳的球及花环，或带声响的拨浪鼓等逗逗宝宝，这样做有两方面好处：一方面，在新生儿睡醒时，有吸引他的东西，避免白天总在睡觉；另一方面，对宝宝的智力发育有很大促进，对听力、视力都有良好的刺激。到了晚上，要避免宝宝太兴奋，不要这个抱抱宝宝，那个跟宝宝说说，屋里的光线也不要太亮。采取上述措施后就可以避免新生儿睡眠"黑白颠倒"了。

＊ 宝宝睡觉需要用枕头吗

刚出生的婴儿，平躺睡觉时，背和后脑勺在同一平面上，头几乎与肩同宽，侧卧时头与身体也在同一平面，可以不使用枕头，或将婴儿床一端抬高 15°～20°，以增加婴儿的视野。

＊ 开灯睡觉对宝宝健康不利

为了照顾婴儿方便，有些妈妈习惯在晚上开着灯睡觉，这样不利于宝宝的健康成长。日出而耕、日落而息是自然赋予我们的法则，按自然规律生活，人则表现出规律的生理节奏，形成自己的生物钟。夜里长时间处于人工光源的照射，婴儿不能正常地体验昼明夜暗的自然规律，生物钟就会受到干扰，导致睡眠时间缩短、睡眠深度变浅、易于惊醒等问题的发生。

机体的新陈代谢和生理机制也会受到影响，时间久了可能导致某些疾病的发生，比如长时间在灯光下睡觉会影响婴儿视力的正常发育。熄灯睡觉能使人的眼睛获得充分休息，长时间在灯光下睡觉，光线对眼睛的刺激会持续不断，眼肌长期处于疲劳状态，眼睛得不到充分休息，极易对婴儿的视网膜造成损害，影响其功能的正常发育。

＊ 新生儿不能睡电热毯

有的妈妈担心宝宝睡觉时会冷，尤其是在冬季，就给宝宝铺上电热毯，这样做是十分危险的。电热毯的温度一般不能自动控制，刚出生的小宝宝又无法及时反映自己的感受，如果妈妈一旦忘记关电源，温度持续升高、保暖过度对宝宝的健康和安全都会带来不利的影响。在高温情况下，宝宝身体内的水分丢失会增多，若不及时补充液体就会造成新生儿脱水热、高钠血症、高胆红素血症，甚至引起呼吸暂停，严重时可致死亡。给宝宝保暖的正确方法是调节室温，可在床上再铺些棉褥，整个小空间提高温度要比局部高温安全得多。

如何给宝宝洗澡

新生儿每天都要受到乳汁、汗液、大小便的污染，因此皮肤清洁十分重要，而皮肤清洁最好的办法就是洗澡。洗澡能促进血液循环和新陈代谢，可以丰富对皮肤的刺激，以利于感知觉的发展。洗澡的过程也是建立亲子关系的过程，洗澡时妈妈温柔的话语、轻轻的抚摸、亲昵的眼神、水的滋润和波动都会让宝宝得到全身心的满足。

* 洗澡前的准备要充分

将室温调到 28 ~ 30℃。升高室温可用空调，也可用电暖器。关好门窗，不要有对流风。

准备宝宝洗澡时所需的物品：浴盆、婴儿皂、擦洗用的小毛巾或海绵块、包裹用的大浴巾、擦鼻孔及耳道用的药棉、爽身粉、鞣酸软膏、75% 的酒精（处理脐带用）、换洗的衣服和包裹用的单子或小被、尿布等。

浴盆内先加冷水再加热水，水温可以用手背或手腕测试，感觉温暖不烫即可。

操作者要摘掉手表、戒指、手镯等金属类物品，以防伤到新生儿。为避免弄湿操作者的衣服，可以准备一条围裙。

从理论上讲，应每天给新生儿洗澡。但有时由于条件有限，洗澡时室内温度难以保证，特别是在寒冷的冬季。所以，应根据气候变化来选择两次洗澡间隔的时间。

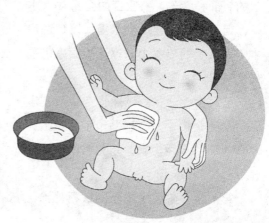

＊ 给新生儿洗澡的步骤

第一步：给宝宝脱去衣服，用浴巾包裹住宝宝的下半身。

第二步：将宝宝抱到浴盆边，如浴盆放在地上，就将宝宝放在大腿上；如浴盆放在高处，就将宝宝的身体托在前臂上，置于腋下。用手托住宝宝的头，手的拇指和中指分别压在宝宝的两个耳朵前，以避免洗澡水流入耳道。也可用左肘和腰部夹住宝宝的臀部和双腿，并用左手托起宝宝的头。

第三步：洗脸。用小毛巾或海绵块蘸上水由内向外轻轻擦洗，具体顺序是：额头→眼角→鼻根部→鼻孔→鼻唇沟→口周→颌→颊部→外耳道。需要注意的是，一定不要用任何香皂，包括婴儿皂。因为新生儿的面部皮肤非常敏感，所以给新生儿的宝宝洗面部只用清水即可。

第四步：洗头。先用清水把宝宝的头发打湿，再涂上婴儿洗发液轻轻揉洗，最后用清水冲洗干净。要注意清洗耳后的皱褶处。

第五步：洗身子。脐带未脱落的新生儿要上、下身分开来洗，洗上身时要包住下半身。洗的顺序是：先胸腹部再后背部。要重点清洗颈下、腋窝皮肤的皱褶部分。

洗完上身后用浴巾包好，将宝宝的头部靠在左肘窝，左手握住宝宝的大腿，开始洗下半身及双下肢。洗的顺序仍是由前至后，重点部位是腹股沟及肛门。女婴的外阴有时有白色分泌物，应用小毛巾从前向后清洗，男婴应将阴茎包皮轻轻翻起来洗。脚趾缝也要分开来清洗。

脐带已经脱落的新生儿，可在洗完头面部后撤去浴巾，用手和前臂托住宝宝的头部和背部，将宝宝的全身放入水中，但头颈部不要浸到水里，以防洗澡水呛入宝宝的口鼻中。擦洗的顺序仍是先上后下、由前至后。

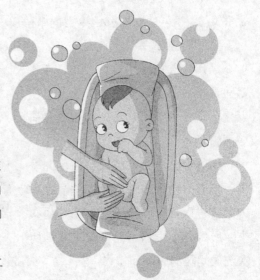

第六步：洗完后迅速将宝宝放到准备好的干浴巾中，轻轻蘸干宝宝身上的水，千万不要用力擦，以免擦伤宝宝的皮肤。

第七步：在宝宝皮肤的皱褶处涂上

薄薄的一层爽身粉，绝对不可过多，以防爽身粉受湿后结成块而硌伤宝宝的皮肤。

第八步：脐带用75%酒精擦拭，先擦外周，再换一根棉棍擦脐带里边，最后用干棉棍蘸上脐带粉撒在脐带中。

第九步：臀部用鞣酸软膏薄薄地抹上一层。

第十步：把宝宝抱入小被中，包好或穿上衣服。半小时之内尽量不要打开包裹，以利于给宝宝皮肤保湿，防止水分丢失。

第十一步：用药棉轻轻蘸干宝宝的鼻腔和耳道，以防有水进入后存留。

至此，已经完成了给新生儿洗澡的全部过程，妈妈不要看到这些步骤觉得给宝宝洗澡很困难，实际上操作起来很简单，尤其是熟练以后。洗完澡后就可以给宝宝喂奶了，然后让宝宝舒舒服服地睡一觉。

* 给新生儿洗澡的注意事项

洗澡的时间应选择在吃奶前半小时左右，这样可以避免喂奶后洗澡的反复体位变化而使宝宝吐奶。

新生儿洗澡的用具要专用，不和其他人混用，以防交叉感染。

洗澡前一定要仔细检查所需的物品是否准备齐全，不要在洗澡过程中抱着湿漉漉的宝宝东找西找。

宝宝皮肤有湿疹时只可用湿疹洗剂或清水，以防对皮肤的刺激。

如果洗澡过程中需要再加水，要在另外一个盆中调好水温，再倒入宝宝洗澡的浴盆中，以防烫着宝宝。

洗澡时要避免洗澡水或浴液等流入宝宝的眼、鼻及耳道中，如不小心有洗澡水或浴液进入要马上用药棉蘸干。

给新生儿洗澡的时间不要过长，一般在5～10分钟内完成最好。

洗澡时要观察宝宝的全身有无异常，如皮肤有无小脓包，四肢活动有无异常等。

如新生儿头部有脂溢性皮炎，要单独用一盆水给宝宝洗头，再换另外一盆洗澡水给宝宝洗澡。还有，宝宝的脂溢性皮炎如已结痂，应先用煮过的植物油放凉后涂抹在结痂处，用小帽子捂半小时左右，然后再洗掉。一次无法将结痂彻底洗干净时不要去硬刮或抠，多洗几次就可以全部洗干净了。

应对新生宝宝的常见问题

第三节

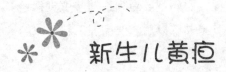

新生儿黄疸

新生儿出生时小脸呈粉红色，2～3天时面色变黄，少数新生儿的胸腹部和大腿皮肤也有些黄，眼巩膜轻度发黄。第4～5天更加明显，不经治疗7～10天自然消退，这种现象称为"生理性黄疸"，不是病。主要是因为新生儿红细胞数量比成人相对多，出生后红细胞大量破坏，产生较多胆红素，但他们的肝脏不成熟，处理胆红素能力低，加上胎便排出慢，许多胆红素被肠道吸收，导致胆红素在血中过多，而出现黄疸。随着新生儿生理功能成熟，黄疸会渐渐消退。

发现新生儿有没有黄疸，要到自然光线下仔细观察。如遇以下几种情况要考虑可能是病理性黄疸：

❤1 黄疸出现过早，生后24小时内出现。

❤2 程度过重，全身皮肤发黄，包括手心和足心，血胆红素大于12毫克/分升。

❤3 持续时间长，足月儿持续到第二周末，早产儿持续到第三周末。

❤4 消退后又出现。

引起病理性黄疸的原因很多，如溶血、肝炎、感染和头颅血肿吸收等，应及早找医生诊治。

还有一种黄疸是吃母乳引起的，叫"母乳性黄疸"，暂停母乳喂养几天改为人工喂养，待黄疸消退后再继续母乳喂养。

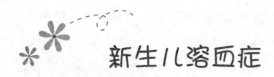

新生儿溶血症

就新生儿溶血症问题前来咨询医生的朋友很多，尤其以 O 型血的女性为多。她们大多从不同的渠道听说 O 型血女性容易发生新生儿溶血症，感到十分害怕而就诊。当我们了解了其中的道理，知道了真实发生的情况后，就不必为此担心了。

常见的新生儿溶血症有 ABO 血型溶血和 Rh 血型溶血两种，其中 85% 以上为 ABO 溶血症，14% 为 Rh 溶血症，其余的是其他罕见血型的溶血症。

ABO 溶血是由于 O 型血的红细胞带有天然的抗 A 和抗 B 抗体，当 O 型血的女性与 A 型或 B 型血男性结婚，胎儿血型为 A 型或 B 型时，第一胎怀孕时母体内的天然抗 A 或抗 B 抗体就会经胎盘进入胎儿血液，如果胎儿为 A 型或 B 型血，抗体则与胎儿红细胞发生免疫溶血反应，从而导致新生儿溶血性黄疸发生。如果胎儿为 O 型血则不会发生溶血反应。

但是，真正会导致新生儿溶血的比例不到 1%。因为大多数溶血尽管可以发生，但程度大多很轻微，一般表现不出来。而这种轻微的溶血很快就会被清除干净，危险就不会存在了。所以真正发生需要治疗的新生儿溶血症就很少了。

Rh 血型溶血是 Rh 阴性血型的女性与 Rh 阳性血型的男性结婚引起的新生儿溶血。Rh 阴性血型者没有天然抗 Rh 抗体，第一胎怀孕时 Rh 阳性血型胎儿不会发生溶血症。但胎儿的 Rh 阳性血会经过胎盘进入母体，刺激母体产生抗 Rh 抗体，当再次生育时抗体会经过胎盘进入胎儿血液，引起严重的溶血反应。

Rh 阴性血型与人种有关，在白种人中可达 30%，而在我国由于 Rh 阴性血型者不到 1%，所以 Rh 型新生儿溶血症发生概率很低。

为预防新生儿溶血症发生，需要做到：

❶ 孕前检查夫妇血型，包括 ABO 和 Rh 血型，甚至可以了解祖父母的血型。

❷ 孕前或孕期母亲检查血型抗体，如抗 A、抗 B 或抗 D 抗体，根据抗体水平进行必要的处理。

对可能发生胎儿溶血的高危母亲注射特异性免疫球蛋白，孕期服用中药治疗。

孕期加强 B 超检查，如发现有胎儿水肿、胎儿心脏扩大、胎儿腹水等征象及时进行治疗。

与 Rh 溶血病比较，ABO 血型不合溶血临床症状较轻，以黄疸为主要症状，易被忽略为"生理性黄疸"。若胎儿出生后黄疸出现早并较快加深，血清胆红素≥15mg/ml，且准妈妈血型为 O 型，胎儿血型为 A 型或 B 型，就要警惕是否发生了新生儿溶血，应做血清检查以确诊。

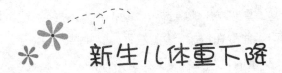

新生儿体重下降

减轻的程度一般不超过出生时体重的9%，在出生后7～10天又恢复到出生时的体重。这是新生儿的一个特殊的生理状态，为生理性体重下降，俗称"脱水膘"，主要由以下原因造成：

❶ 水分的蒸发：宝宝在出生前是泡在羊水里的，出生后水分随皮肤蒸发，呼出的气体里也带有水分。

❷ 胎粪和尿的排泄：宝宝一出生其各个脏器便开始工作，所以就有胎粪及尿的排出，个别的新生儿还有羊水的呕吐。

❸ 摄入不足：刚出生的宝宝奶及水的摄入量都不大，也就是说，刚出生几天的新生儿其摄入量没有消耗量大。

宝宝的体重下降超过出生时体重的10% 即为异常了，例如：一个出生体重为3千克的新生儿，体重的减轻超过了270克就是异常的，宝宝出生后已经两周仍未恢复到出生时的体重也是不正常的。造成新生儿体重下降过多或不能正常恢复的原因主要是喂养不当，如母乳量不足又未及时增加代乳品，也可能是没有按需哺乳，喂奶时间间隔太长。如果是喂养的原因要及时纠正，做到按需哺乳；如发现母乳量不够，要及时增加奶粉或其他代乳品。如果是疾病的原因，如腹泻等，就要请医生帮助查找原因，及时治疗。

1岁以内婴儿正常体重增加应该是：前半年平均每月增加0.6kg，后半年平均每月增加0.5kg，5～6个月时体重增至出生时的2倍，1岁时增至出生时的3倍。

生理性呕吐

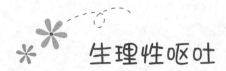

　　婴儿出生后1～2天内常会吐出黄色或咖啡样的黏液，多由于通过产道时咽下的羊水，由黏液或血液刺激所引起，称为"生理性呕吐"。症状较轻，一般不需特殊处理。若新生儿不能正常进食，能量和液体供应不足，易发生脱水、血液浓缩、高胆红素血症、低糖血症等。另外，由于新生儿吞咽动作协调差，易发生误吸，引起吸入性肺炎。因此，对于呕吐较重者，应及时到医院检查处理，缩短病程，减少并发症的发生。

生理性乳腺肿大

　　新生儿在出生3～7天左右，不论男婴还是女婴，都有可能出现两侧乳腺肿大的现象。这多数是一种正常的生理现象。一般在出生15天左右最为明显，两侧肿大的乳腺对称，表面不红不肿，不发热。有时有色素增多现象，还有的有少量灰白色的乳汁流出来。男婴在数周后肿大的乳块即可消失，而女婴则在生后6个月左右才消失，一般不需要治疗。

　　新生儿出现乳腺肿大的原因主要是：宝宝在出生时体内有一定量的雌激素、孕激素及催乳素。由于雌激素与孕激素来自母体，宝宝出生后这两类激素中断并很快降低浓度，而催乳素在1个月内仍维持一定的水平而使乳腺肿大。

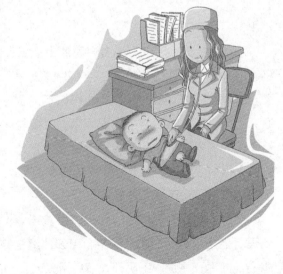

新生儿出现乳腺肿大后必须保持局部清洁，妈妈每天要给宝宝洗澡，要换质地柔软的内衣。用温度适宜的热毛巾外敷，切记不能挤压。如患了乳腺炎的新生儿伴有高热，乳腺化脓，要及时送医院，进行抗感染治疗及乳腺周围的处理。

脐疝

在脐带脱落后，个别新生儿的脐带部有一个软的像小气球状的、凸出脐窝的东西，在宝宝哭时或有腹胀、咳嗽时，会明显地鼓起来，这就是脐疝。脐疝是在脐带的表皮愈合后，因新生儿脐带的肌肉和鞘膜发育不良，腹部深部肌肉层里原来脐带的血管通道仍未闭合，在新生儿腹压升高时，腹部胀了起来，小肠的一截会被挤进这条通道内，使脐带部凸起，便形成了脐疝。发现宝宝出现了脐疝不要紧张，一般不用处理。随着宝宝肌肉的发育，在1岁左右就可以自然痊愈。

假月经

有的新生女婴出生后会有短暂的阴道出血现象，一般是在出生后3～7天从阴道内流出带血性的分泌物。持续时间一般不超过一周。这种阴道出血称为假月经。出现这种情况后，新生儿的妈妈不必着急，更不要害怕，也不需要给宝宝治疗。因为这是一种正常的生理现象。主要原因是，在胎儿分娩之前，通过胎盘接受了妈妈的雌激素，也有一部分是胎儿自身的分泌。在宝宝出生后，来自母体的雌激素很快中断，新生儿本身受雌激素的影响，增生的上皮和子宫内膜发生脱落，使阴道出血，几天后会自然停止。

新生儿出现假月经后，如果流血量不多，又无其他部位的出血，不必做任何处理。但是应勤换尿布，保持会阴部的清洁与干燥。最好每次换尿布时，用温开水由前向后，冲洗一下阴部，然后用软的、干的毛巾蘸干就可以了。

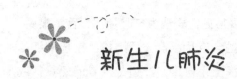

新生儿肺炎

新生儿肺炎为常见病，是新生儿死亡的主要原因之一，与新生儿呼吸道发育不成熟有关。新生儿呼吸道黏膜柔嫩，血管丰富，很容易受感染，加上气道内的"清道夫"——纤毛运动差，不易将侵入的病原和黏痰清除出来。另外，呼吸道狭小，缺乏弹力组织，咳嗽无力，气道内痰液不易咳出，很容易阻塞气道引起呼吸困难和缺氧。

按发病早晚将肺炎分为两类：一类是生后不久发病，常常是由于胎儿在子宫内时细菌或病毒通过胎盘感染胎儿，或在分娩时经产道感染；另一类是出生1周后发病，大都由于环境中的病原感染，如接触呼吸道感染的病人，或是全身感染的一部分。

新生儿肺炎表现常不典型，多数不发热或只有低热，甚至低体温（<35℃）。主要表现为不爱吃奶或拒奶，吃奶时呛咳，咳后呕吐或口吐白沫，面色苍白或灰白，口周发青，精神不好或烦躁不安。正常新生儿呼吸每分钟40～50次，患肺炎时在安静状态下每分钟呼吸60次以上。严重时呼吸困难，表现为随呼吸点头、呼吸暂停，甚至可出现吸气时锁骨上窝、肋间隙和心窝部的凹陷（三凹征），并可有鼻翼翕动。

预防新生儿呼吸道感染要从产前开始，孕期母亲有感染要及时治疗，出生后卧室内要经常通风（避免过堂风）。保持空气清新，有呼吸道感染的成人要避免进入新生儿卧室，母亲若咳嗽在护理或喂奶时应戴口罩。如果发现宝宝吃奶不好、呛奶、口吐白沫、呼吸增快时应立即送医院治疗，但护送途中要注意保暖和呼吸道通畅。

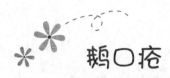

鹅口疮

如果新生儿的口腔内有白色凝乳块样物附在黏膜上，说明新生儿有可能得了鹅口疮，又称"雪口病"。这种病在新生儿中很常见，表现为口腔颊部、舌、上腭、唇内和咽部黏膜上黏附着乳白色斑点，重的融合成片，擦去后则露出粗糙潮红的黏膜。它是由白色念珠菌感染引起的疾病，病菌来自母亲产道或污染的奶具，或是由于某种疾病长期服用抗生素，多见于营养不良或腹泻的新生儿。一般无全身症状，如感染向下蔓延会引起食管炎，可出现呕吐，严重的会影响食欲；抵抗力差时可蔓延到胃肠，引起真菌性腹泻，严重者可发生肠道溃疡及穿孔；向下呼吸道蔓延可引起真菌性肺炎，这些情况虽较少见，但需提高警惕。

治疗可用制霉菌素研成粉末与鱼肝油滴剂或水调匀，用棉棒涂搽在口腔内所有黏膜上，在喂奶后使用，以免吃奶将药物冲掉。每4小时用药1次，每天3～4次，直到白色斑点消失后再用1～2天。同时每次喂奶后要煮沸消毒奶具，母亲喂奶前要清洗奶头，防止重复感染。

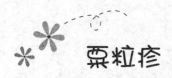

粟粒疹

粟粒疹是新生儿出生3周内在鼻子和脸颊长出的小、白或黄头的斑疹。这是因为宝宝的汗腺未发育健全所引起。汗腺成熟后会自然消失（3个月内），这种麻疹不会痒，而且也不会给宝宝带来不舒服的感觉。粟粒疹并不严重，而且可以不加处理就自然消失。妈妈不要对疹子进行挤压，不可给宝宝患处涂任何药膏或洗剂。妈妈也别认为它使宝宝变丑，这是新生儿常有的，放轻松点，让它自然消失。

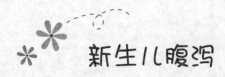

新生儿腹泻

由于新生儿胃肠道发育不够成熟，消化能力差，免疫功能比成人低，生长发育迅速，营养的需求相对较多，胃肠道的负担很重，因而容易发生腹泻。母乳喂养的新生儿一般每天大便 2～6 次，大便呈金黄色糊状或稍稀。人工喂养的新生儿大便颜色为浅黄色，成形，每天 1～2 次。如果大便次数增多、变稀或呈水样，有时带脓血，就有可能是腹泻了。

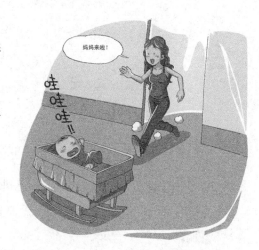

腹泻常见的病因是喂养不当，如人工喂养儿奶量增加太多或突然由母乳改为人工喂养，牛奶内加糖过多或不定时喂养。环境过热或过冷也可引起肠道功能紊乱。少数患儿腹泻是对奶制品过敏引起的。

腹泻的另一类病因是感染，如母亲喂奶前不洗手，不注意个人卫生和奶头清洗。人工喂养儿奶嘴和奶瓶不注意清洁消毒，就可能被细菌污染，特别是夏天奶容易变质污染，如喂了已变质的奶可引起肠道感染。此外，新生儿肠道以外的感染如呼吸道感染或败血症等也可以引起腹泻。

新生儿腹泻主要在于预防。母乳是无菌的，而且母乳中有抗体尤其在初乳中抗体很多，对肠道感染有一定的抵抗力，因此母乳喂养可以减少腹泻发生。人工喂养时注意喂养方法和做好奶具清洁消毒，这是预防新生儿腹泻的根本措施。

一旦发生腹泻要及时处理，如腹泻不重，由喂养不当所致，应及时调整奶量，1～2 天内减少奶量或把奶稀释，但不要过度稀释，以免婴儿营养不良。适当口服补液，可用世界卫生组织推荐的口服补液配方。如腹泻较重或大便有脓血，伴有食量减少、呕吐、尿少等，应及时找医生诊治。

腹泻减轻已进入恢复期的，喂奶量可逐渐增加，但不能加得太快，以免再次引起腹泻。一般完全恢复原有喂奶量最好要经过 5～7 天。每次排便后，最好能用温水清洗婴儿的臀部，以防臀红发生。如已出现臀部发红、糜烂，应将糜烂发红部位暴露在空气中使之干燥，然后涂以 20％ 鞣酸软膏或凡士林油。

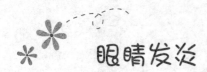

眼睛发炎

新生儿眼睛发炎是一种轻度的感染，在出生1周以内十分普遍。这几乎都是因为新生儿出生时眼睛沾上异物，如羊水或血液所引起的。眼睛会流脓，而且睡醒后会粘住眼睛。新生儿眼睛发炎并不可怕，对宝宝的眼睛危害也不大。但是新生儿眼睛发炎要立即处理，以防变成严重的结膜炎。可以用温开水洗宝宝的眼睛。每只眼睛各用一块干净的消毒棉花，由眼睛的外角向下擦。如果宝宝的眼球发红或发炎在24小时内没有改善要立即送医院，可能是患结膜炎了。

新生儿也容易得泪囊炎。泪囊开口在眼内眦部下缘，眼的内下角皮肤可发红，压之可见泪囊口流出脓液。病原有化脓性细菌或衣原体，其中淋球菌感染最危险。在滴眼药水前先用棉棍头挤压泪囊处，使脓液从泪囊口排出，擦去后滴眼药水，同时用棉棍头向鼻泪管方向对泪囊进行按摩，每日2～3次，有助于疏通泪管。

新生儿眼睛发炎应及时找医生治疗。常用药物为0.25%氯霉素眼药水。衣原体感染可用0.1%利福平、0.5%金霉素或1%红霉素眼药水，每1～2小时滴眼1次，晚上可涂金霉素或红霉素眼药膏。对于淋球菌结膜炎有人主张除局部用药外，加肌肉注射头孢曲松一次，早产儿25～50毫克/千克，足月儿100毫克/千克。

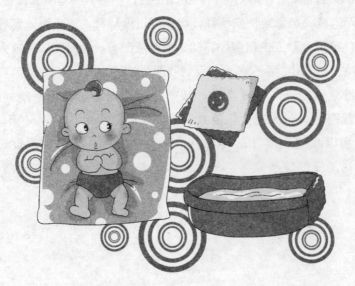

附录1

孕期必做的常规检查项目

检查时间	检查时间	检查内容
第1次检查 （6~13^{+6}周）	1. 建立妊娠期保健手册 2. 确定孕周、推算预产期 3. 评估妊娠期高危因素 4. 血压、体重指数、胎心率 5. 血常规、尿常规、血型（ABO和Rh）、空腹血糖、肝功能和肾功能、乙型肝炎病毒表面抗原、梅毒螺旋体和HIV筛查、心电图等	1. HCV筛查 2. 地中海贫血和甲状腺功能筛查 3. 宫颈细胞学检查 4. 宫颈分泌物检测淋球菌、沙眼衣原体和细菌性阴道病的检测 5. 妊娠早期B型超声检查，妊娠11~13^{+6}周B型超声测量胎儿NT厚度 6. 妊娠10~12周绒毛活检
第2次检查 （14~19^{+6}周）	1. 分析首次产前检查的结果 2. 血压、体重、宫底高度、腹围、胎心率 3. 妊娠中期非整倍体母体血清学筛查（15~20^{+6}周）	羊膜腔穿刺检查胎儿染色体
第3次检查 （20~23^{+6}周）	1. 血压、体重、宫底高度、腹围、胎心率 2. 胎儿系统B型超声筛查（18~24周） 3. 血常规、尿常规	宫颈评估（B型超声测量宫颈长度，早产高危者）
第4次检查 （24~27^{+6}周）	1. 血压、体重、宫底高度、腹围、胎心率 2. 75gOGTT 3. 血常规、尿常规	1. 抗D滴度复查（Rh阴性者） 2. 宫颈阴道分泌物fFN检测（早产高危者）
第5次检查 （28~31^{+6}周）	1. 血压、体重、宫底高度、腹围、胎心率、胎位 2. 产前B型超声检查 3. 血常规、尿常规	B型超声测量宫颈长度或宫颈阴道分泌物fFN检测
第6次检查 （32~36^{+6}周）	1. 血压、体重、宫底高度、腹围、胎心率、胎位 2. 血常规、尿常规	1. GBS筛查（35~37周） 2. 肝功能、血清胆汁酸检测（32~34周，怀疑ICP准妈妈） 3. NST检查（34周开始） 4. 心电图复查（高危者）
第7次检查 （37~41^{+6}周）	1. 血压、体重、宫底高度、腹围、胎心率、胎位、宫颈检查（Bishop评分） 2. 血常规、尿常规 3. NST检查（每周1次）	1. 产科B型超声检查 2. 评估分娩方式

附录2

新生儿测评标准

宝宝出生后5分钟之内，可以对宝宝做出生检查，并进行评分。每一项的分值为0分、1分和2分，最高分是2分。一般来说，分数越高宝宝就越健康。

* **评分的主要内容如下：**

胎心率

无法听到宝宝心跳	0分
胎心率 < 100 次 / 分	1分
胎心率 > 100 次 / 分	2分

宝宝的呼吸情况

宝宝的呼吸微弱	0分
宝宝的呼吸缓慢而且没有任何规律	1分
宝宝呼吸良好	2分

宝宝的肌肉伸展能力

宝宝的四肢软弱没有力气	0分
宝宝的四肢不能全部弯曲，较少运动	1分
宝宝活泼好动	2分

宝宝对外界事物刺激后所作出的反应

宝宝对刺激毫无反应	0分
对刺激，宝宝只是表情有所改变	1分
受到刺激后，宝宝大声哭闹	2分

宝宝的皮肤颜色

宝宝脸色苍白或是青紫色	0分
宝宝只有四肢为青紫色，身躯还是粉红色	1分
宝宝全身淡粉红色	2分